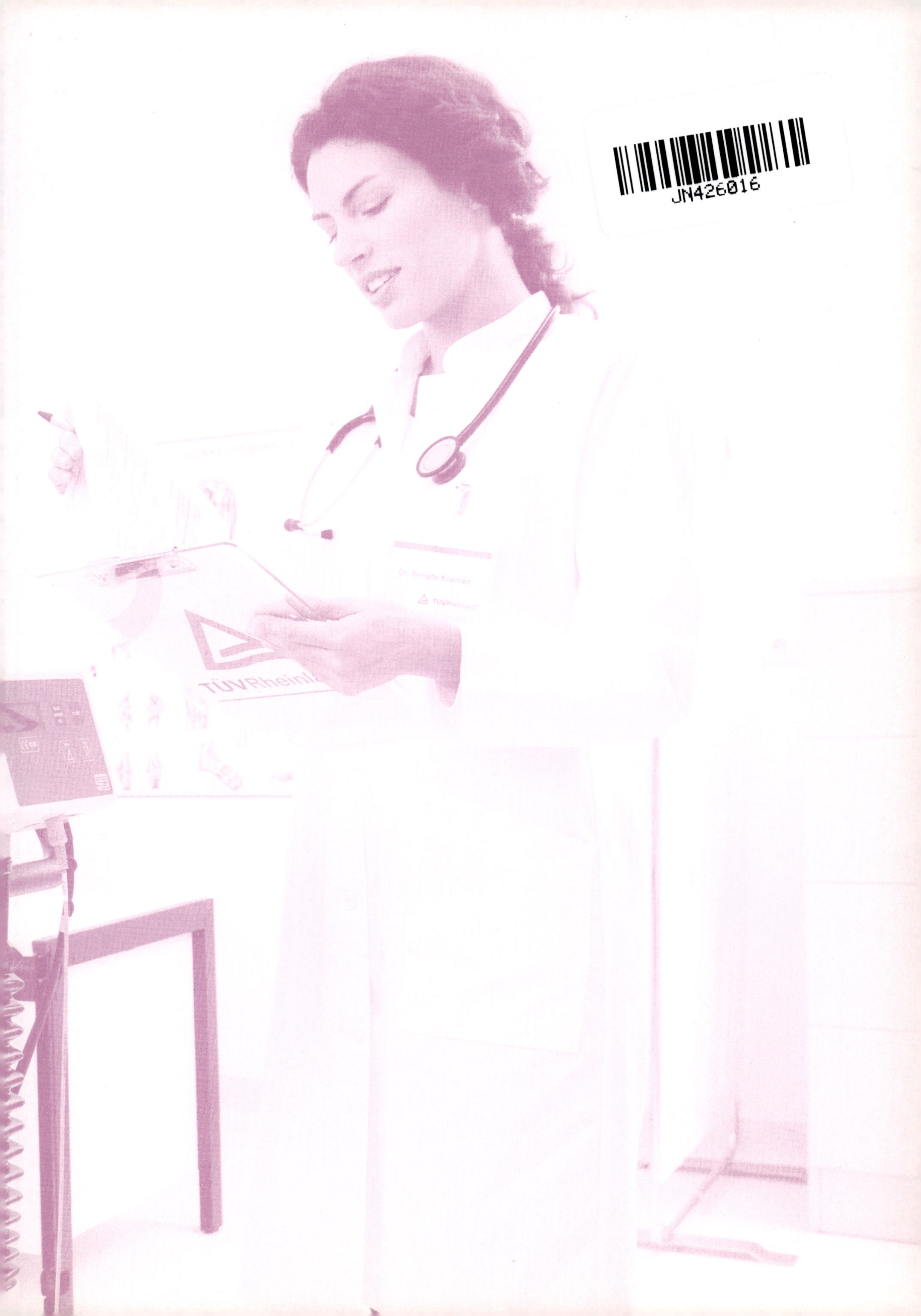

NEW

[개정판]

적정진료 보장

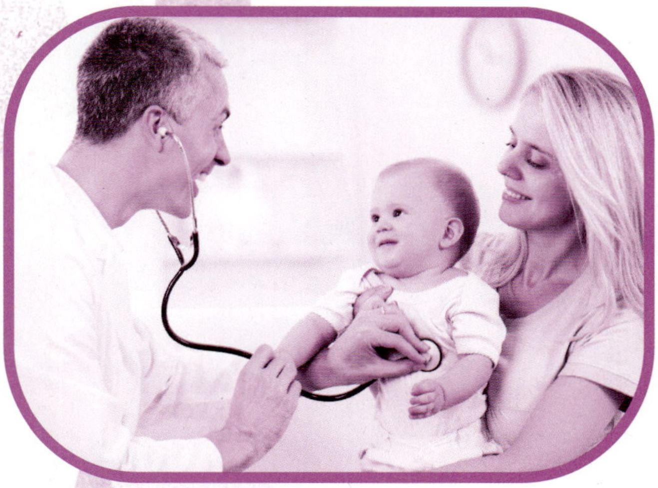

Medical Important for Quality Assurance

메디시인

머리말

의료기관의 질 관리 활동은 이용고객의 요구도 증가, 다양한 의료기관 평가제도, 의료 환경의 변화 등 시대적 변화에 말 맞추어 그 중요성이 더욱 부각되고 있습니다. 따라서 의료의 질 관리에 대한 체계적이고 지속적인 활동은 모든 의료기관의 절실한 당면과제가 되었으며, 또한 보건의료 setting은 인간의 생명을 다루는 무형의 서비스로 업무가 수행되고 있기 때문에 그 중요성이 더욱 강조되고 있습니다. 그러므로 조직 내 의료 질 관리 활동은 특정인의 업무가 아닌 조직 구성원 모두가 함께 풀어가야 할 문제로 보건의료관련 분야로 전출하고자 하는 예비 보건인 누구나가 숙지하여야 할 학문분야입니다.

이 교재는 10여 년간의 강의를 통하여 정리해 둔 파일과 지금까지 출판된 참고문헌, 최신 의료 질 관리 정보 등을 총 망라하여 집필하였습니다.

교재의 구성은 적정진료보장의 개념부터 역사, 필요성, 질 관리기법과 도구, 이용도 관리, 주 진료경로 및 임상진료 지침, 위험관리의 개념과 이론, 환자만족도 수행업무, 의료기관 평가제도, 기초 통계 등 총 11장으로 이루어졌습니다. 특히 11장은 학생들이 질 관리활동의 사례를 통하여 직접 질 관리활동을 수행해 볼 수 있도록 가이드라인을 제시하고 있어서 이론적인 내용뿐만 아니라 그동안 학습한 내용을 최종적으로 실무에 적용해 볼 수 있도록 구성하였습니다. 더불어 이 교재를 처음 접하는 교수님이라도 무리없이 사용할 수 있도록 각 장(chapter)의 시작과 끝부분에 학습목표와 학습정리 및 문제를 수록하여 내용의 이해도를 높일 수 있도록 했습니다.

본 교재의 저자들은 빠르게 변화하는 의료분야의 질 관리 활동을 적극 반영하여 이번 교재를 집필에 임하여 열심히 노력했습니다만 미흡한 부분에 대해서는 언제든지 질책과 더 좋은 교재로 거듭날 수 있도록 많은 격려와 조언을 바랍니다. 앞으로도 지속적인 개정과 보완으로 교재의 제목이상으로 양질의 교재로 만들기 위한 노력을 끈임없이 하겠습니다.

여름방학동안 미흡하나마 적정진료보장 교재를 출판할 수 있게 많은 도움을 주신 지구문화사(메시디언) 관계자 여러분께 깊은 감사를 드리며, 이 교재를 채택해 주신 질 관리 담당 교수님 및 모든 학생들에게 진정으로 도움이 될 수 있기를 기대해 봅니다.

병신년 가을에

필자 대표

차례

Contents

Chapter 3 적정성 평가제도

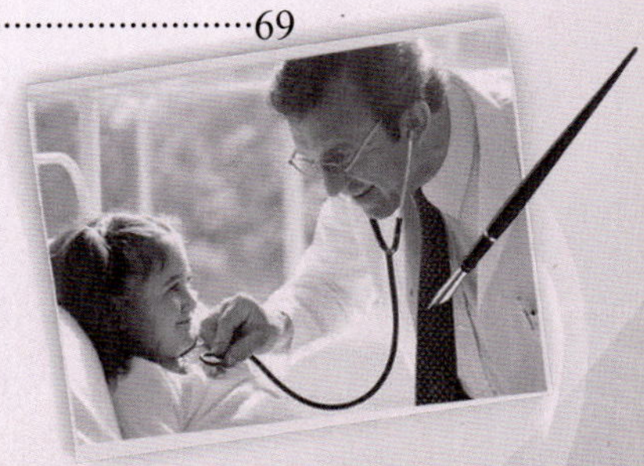

Chapter 4 적정진료관리의 접근방법

Contents

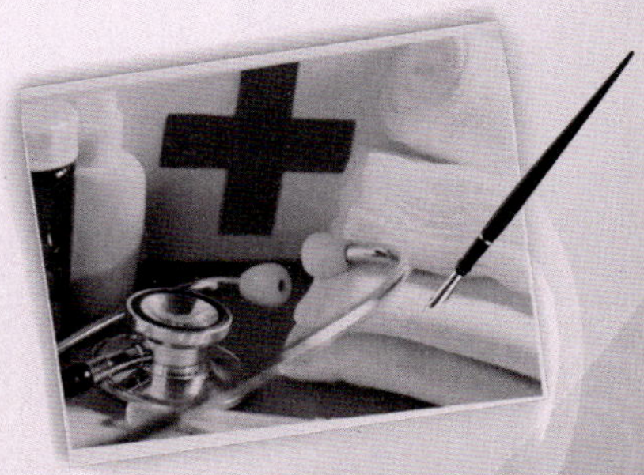

Chapter 6 임상 질 지표

Contents

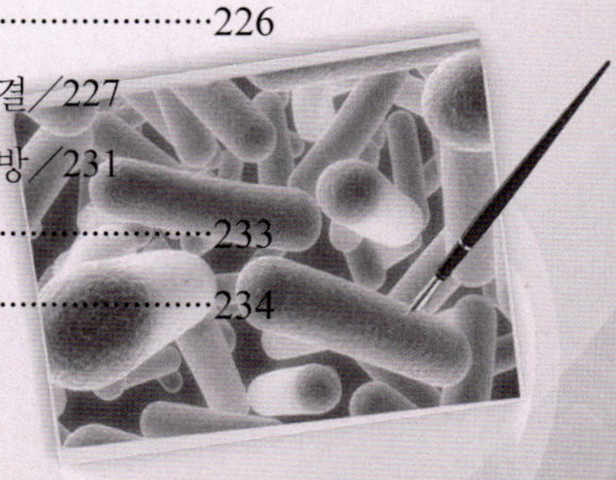

Chapter 8 환자만족도 관리

Chapter 9 의료의 질 평가제도

Contents

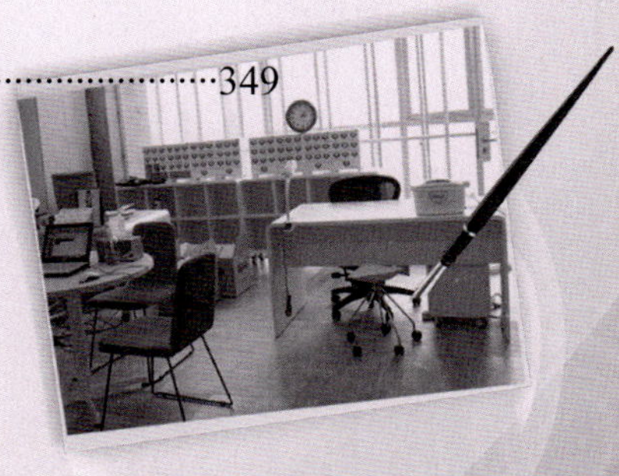

부록 *Appendix*

Chapter 1

적정진료관리

학습목표

1. 의료의 질 관리 개념(QA, QI, CQI)을 파악한다.
2. 양질의 의료개념을 주장한 학자별로 특성을 파악한다.
3. 의료의 질 관리 목적과 필요성을 파악한다.
4. 의료환경(병원경영환경)과 의료 질이 어떤 관계가 있는지를 파악할 수 있다.

1-1 정 의

1. 의료의 질 보장(QA, Quality Assurance)

의료의 질 보장(QA)이란 의사에 의한 전문적 진료를 중심으로 그와 관련되는 주변 행위일체를 종합적으로 평가하는 것을 말하며, 의료 수준의 향상은 물론, 경영적인 측면에서도 중요한 연구과제로 대두되어 각국의 의료계는 이 평가문제를 중점적으로 연구하여 새로운 형태의 평가 및 관리방법이 계속 적용되고 있다.

우리나라의 의료의 질 보장(QA, Quality Assurance)은 1980년대 초반부터 거론되기 시작하여 대한병원협회에서 1982년 적정진료보장 안내서와 적정진료보장 관리를 출판하였다. 이것이 우리나라에서 의료의 질 분야에 대한 본격적인 첫 기술로 볼 수 있다.

대한병원협회에서는 1982년 병원표준화사업을 위한 지침서를 번역 출판하면서 Quality Assurance를 '적정진료보장'으로 번역하였다. 그러나 내용면으로 볼 때 Quality Assurance가 적정진료를 보장하는 것과는 개념상 일치하지 않으므로

'양질의 의료관리' 라는 표현을 사용하거나 '의료의 질 관리,' '의료의 질 보증' 으로 사용하자는 의견도 있었다.

한편, 산업계에서는 이미 1950년 무렵부터 공업화에 따른 대량생산이 보편화됨에 따라 제품을 생산하는 기업에서는 품질의 중요성으로 인하여 품질관리(QC, Quality Control)방안들이 개발되기 시작하였다.

품질관리(QC)란 고객에게 만족을 줄 수 있는 품질의 제품을 가장 경제적으로 생산할 수 있도록 조직 내 각종 집단의 품질유지와 품질개선을 위한 노력을 통합·조정하는 하나의 순환과정이다. 즉, 품질표준의 설정, 품질관리 활동의 실시, 그 결과의 검토 및 수정조치 등 일련의 순환활동이 계속되는 것이다.

의료서비스는 일정규격의 생산품이 아닌 환자 개개인에 대한 서비스로서 인간의 생명과 사망에 직접적으로 관련되어 있기 때문에 더욱더 서비스의 질에 대한 관리가 필요하다. 그러므로 의료에서는 QC가 아닌 QA로 사용하게 되었다.

우리나라에서 적정진료라는 용어가 막연하게나마 개념이 싹트기 시작한 것은 1977년 의료보험이 실시된 이후부터라 할 수 있다. 의료보험기관은 의료인이 제출한 진료비 청구명세서에 기재된 내용을 심사하면서 같은 종류의 질병에도 불구하고 각 의료기관에 따라서, 의료인에 따라서 진료 내용에 현저한 차이가 있으며, 또한 같은 의료인이 같은 종류의 질병에 대한 진료에서도 그 진료내용에 현저한 차이가 있다는 것을 알게 되었고, 그 진료내용의 차이가 의료의 특성을 염두에 두고라도 너무 큰 경우가 종종 있어, 이 큰 차이를 어느 정도 타당한 것으로 인정해야 하는가 하는 의문을 품게 되면서부터 시작되었다고 할 수 있다.

의료보험자 측에서 인식하고 있는 적정진료의 개념은 적정진료가 되기 위해서는 불필요한 의료서비스, 즉 불필요한 진단검사, 방사선 촬영, 수술·처치 및 입원, 그리고 과잉 고가 투약 등의 제공이 없어야 하고 같은 진료효과를 얻는 데 가장 저렴한 가격으로 진료되는 것으로 정의하고 있다.

이것을 다시 요약하면 어떤 질병의 진료에서 과하지도 부족하지도 않으면서 반드시 필요한 진료만을 하되, 가장 경제적으로 실시한 진료라고 해석된다. 따라서 이 개념 속에는 진료내용의 질과 타당성, 그리고 진료에 대한 경제성의 두 가지 개념이 포함되어 있다고 할 수 있다.

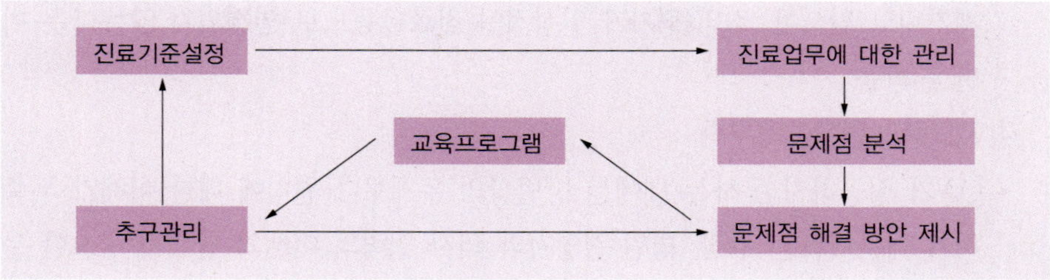

그림 1-1 QA 개념

이렇게 볼 때 QA는 의사나 의료기관이 하고 있는 의료서비스에 대하여 언제나 자체평가를 하고 문제점과 개선방안을 찾아내어서 교육프로그램을 통해 의료서비스의 수준을 향상시키고자 하는 의료계 내부의 노력이라 하겠다.

QA를 실시하는 첫 단계는 의료의 질을 평가(quality assessment)하고 다음 단계로 이를 향상시킬 수 있는 방안(quality improvement)을 마련한 다음에 이러한 것이 정착, 제도화됨으로써 성취될 수 있다. 즉, 의료의 평가를 통해서 문제점을 발견하고 이에 대한 개선은 교육프로그램을 통하여 질을 향상시키는 일련의 과정으로 임상적 활동을 대상으로 진료의 적절성 평가에 초점을 두며, 의료의 최종 산출보다는 과정을 중심으로 기준에 미달하는 점을 찾아내어 시정하는 후향적 관점의 활동이다.

그러나 최근 들어 전통적인 QA접근법에 대한 의문이 제기되고 있다. 그것은 근본적으로 종래의 QA의 개념과 방법론이 의료의 질을 향상시키는 데 한계가 있다는 주장에 근거하고 있다.

(1) QA(Quality Assurance)의 한계

① 제한된 범위

- QA 활동을 특정한 사람들의 기능이나 부가적인 기능으로 이해
- QA 접근법은 매우 정태적이어서 QA의 목표는 미리 정해진 기준을 충족시키는 것

② 규제와 감독 중심

- 전통적 QA는 잘못된 진료행위를 골라내고, 일정 범위를 벗어난 예외적 행위(outlier)에 초점을 맞춤, 즉 감시를 통하여 질을 향상시키는 것

③ 낭비와 중복

- QA 활동에 드는 비용이 생산적으로 활용되고 있는지에 대해 심각한 의문이

제기되고 있으며, 질의 평가가 일상적인 진료활동으로 연결되지 않는다는 비판을 받음

④ 지도력과 헌신성의 부족

- QA가 성공하지 못하는 데에는 방법상의 문제보다 원칙에 대한 이해가 부족하기 때문이라는 주장, 병원 경영자와 의사 인력의 이해와 참여가 중요한 문제

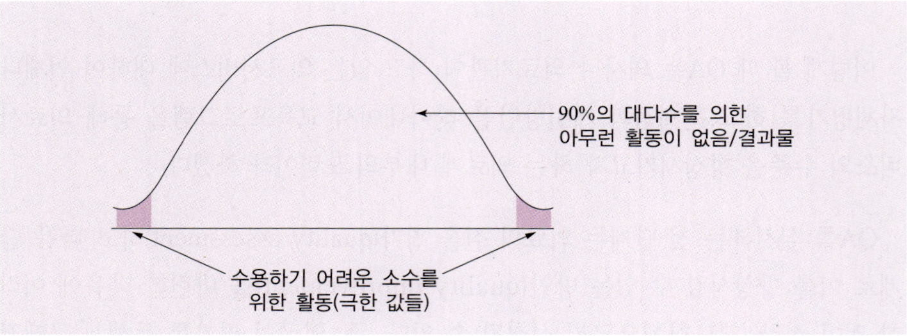

그림 1-2 수용하기 어려운 소수를 위한 QA

의료 질의 주된 관심사	
의료제공자/의사	기술적인 측면, 진료의 내용
수혜자/환자	의료인의 관심도, 쾌적한 병원시설, 치료결과
정부/보험자	의료비 상승요인 억제, 의료서비스의 효율성

2. 의료의 질 향상(QI, Quality Improvement)

의료의 질 향상(QI)이란 환자진료와 의료서비스의 질을 지속적으로 향상시키기 위한 목적으로 병원 전체 구성원들이 계획적이고 체계적인 방법으로 측정·평가하고, 개선 방안을 모색하는 지속적 시도를 말하며 병원 전체 구성원들의 태도, 병원내부, 외부사업에 대한 사항들이 포함된다.

의료의 질 향상은 현재 제공되고 있는 의료의 질적 수준이 어떠한지를 파악하는 활동과 사전에 설정한 기대수준(목표)에 도달하지 못한 경우 이를 개선하는 활동을 수행하는 것을 말한다. 즉, 의료의 질 평가를 기반으로 평가결과에서 나타난 문제점을 개선하는 의료의 질 향상 활동을 하여 지속적·체계적인 예방활동, 의료의 비용절감, 의료서비스 전달체계의 효율성 극대화를 포함하는 전향적인 관점의 개념이다.

(1) QI 기획을 위한 과정 원리

QI 과정은 장기적인 비전에 함묵적으로 질 향상 활동이 전개되도록 하기 위해 광범위한 조직적 차이를 유도하고, 부서를 서로 연계시키도록 조직 전략의 방향과 개선 등을 통합시키는 절차라고 할 수 있다. 이에 대해 Ernest & Young의 질 관리 컨설팅 그룹(Quality Consulting Group)에서는 다음 10가지 요소를 제시하였다.

① 최고 경영층은 비전을 개발하여 조직전체에 알리고, 비전이 달성될 때까지 조직 차원의 헌신을 이끄는 데 책임이 있다.

② 비전은 연간 정책의 개발과 시행을 통해서 전개된다.

③ 모든 직원들은 비전을 달성하기 위한 전략과 행동 계획을 내는 데에 활발하게 참여한다.

④ 각각의 단계에서 점진적으로 연간계획을 달성하기 위한 상세하고 구체적인 방안을 결정한다. 즉, 생산자에서부터 최고층까지의 활동들이 공통의 목표 달성과 명확히 연결되어 있어야 한다. 계획은 최고 경영층의 계획에서부터 아래로 순서적·연속적으로 이어진다.

⑤ 우선 순위를 설정하고, 가장 중요하게 질 향상을 추진해야 하는 영역을 정하고, 비전과 가장 밀접하게 연관되어 있는 활동으로 자원을 집중하는 데 파레토 원칙(Pareto principle)을 써야 한다.

⑥ 업무 추진 책임, 실행경과표, 업무의 진전도 척도를 정한다.

⑦ 정기적인 감사를 통한 빈번한 평가와 수정이 가능하여 수시로 환류가 가능하다.

⑧ 단지 증상의 처방보다는 문제상황의 근원적인 원인 분석에 기반을 둔 계획화 조치를 개발한다.

⑨ 계획은 업무 실행시 예상되는 문제를 포함한 아주 상세한 사항을 내포하고 있다.

⑩ 단순한 결과 지향이 아닌 과정의 개선에 강조점을 둔다.

(2) 의료의 질 향상 목적

의료의 질 향상 목적을 정리하면 다음과 같다.

① 양질의 진료를 제공하여 환자만족도를 증진시키는 것이다.

② 병원의 자원을 적절하게 배치하여 효율성을 높이는 것이다.

③ 효과적으로 병원재정을 운영하는 것이다.

④ 병원감염률을 감소시키는 것이다.

⑤ 병원에서 발생하는 사고를 즉시 파악하여 적시에 대처하는 것이다.

⑥ 다양한 용도로 사용되는 의무기록의 질을 향상시키는 것이다.

(3) 의료의 질 활동 영역

조직 내 핵심 목표 전개를 위한 각 부서별 세부목표의 수립은 조직 변화를 위한 가장 기본적이고 중요한 단계이다. 조직의 목표를 '질 향상'에 두고 QI 활동을 할 때 다양한 영역이 강조되고 있다. 의료기관의 질 향상활동에 있어서 기관이 두는 중요도에 따라 고객만족(Customer Satisfaction) 부분이 강조될 수도 있고 위험관리 영역이 확대될 수도 있다. 통합적 QI 활동 영역은 아래 표와 같다.

표 1-1 QI 활동 영역분류

통합적 질 향상 활동	Quality Assurance	• 질 지표조사 • 질 평가사업 { 의료기관 서비스 평가 / 표준화 심사 / 기타 병원 평가사업 • 환자만족도 조사
	Utilization Management	Discharge planning • 병상이용효율화 • 장기재원환자 현황조사 • 보험진료비심사 Drug utilization review
	Risk Management	의료분쟁관리 및 민원처리
	Infection Control	감염관리활동
	Nutrition Management	영양관리
	Medical Record	의무기록감시

표 1-2 QA와 QI의 특성 비교

구분	적정진료보장/의료의 질관리 (QA)	의료의 질 향상(QI)
개념	• 의료의 질평가 • 협의의 질 관리 • 최소한의 질적 수준 • 소극적인 질 관리	• 평가를 기반으로 교정이 필요한 부분 개선 • QA보다 발전된 질 평가 • 지속적 · 자발적인 요소 포함 • 적극적 · 체계적인 질 관리
초점	• 진료의 적절성 평가 –임상적 활동 평가	• 의료의 질 향상
목적	• 의료의 산출보다 과정중심	• 고객중심의 사고 • 업무과정 개선을 통해 지속적 의료의 질 향상
관점	• 후향적(retrospective) 관점	• 전향적(prospective) · 예방적인 관점
위원회	• QA위원회: 의무기록사 보조역할 감염위원회, 약사위원회, 의무기록위원회, 사고관리위원회, 조직위원회	• QI 위원회 : 감염관리, 약품사용평가, 의무기록, 위험도 관리, 의료의 질 관리, 영양관리, 이용도 관리

3. 총체적 질 관리/지속적 질 향상(TQM, Total Quality Management/CQI, Continuous Quality Improvement)

TQM은 과정, 결과, 서비스 전반에 지속적인 향상을 추구하는 질 관리 기법으로 질 향상추구 시 조직 내 분야별 계층의 전 직원 참여, 변화와 관리를 강조하며 의료 이용자 중심의 서비스를 제공하는 것이고, CQI는 TQM과 동시에 쓰이는 용어로 질 평가와 질 향상이 일시적인 활동이 아니라, 지속적으로 시행해야 함을 강조하는 것이다.

점진적인 변화를 추구하는 접근 방법으로 TQM이 이용되고 있으며 혁신적인 변화를 추구하는 방법으로 리엔지니어링(Reengineering)을 도입하고 있다. TQM은 일반 산업관리에 근거를 두고 있어 산업기반프로그램(Industry based program)에 사용되며, CQI는 의료분야에 근거를 둔 임상기반프로그램(Clinical Setting Program)에서 사용된다. 최근에는 직접적인 업무수행 향상(Performance Improvement, PI)까지 강조하고 있다.

총체적 질 관리란 조직의 변화를 추구하는 두 가지 방법이다. 첫째, 점진적인 변화로 기존의 업무를 발전시켜 품질을 향상시키고 효율성을 높이려는 것이다. 둘째, 혁신적인 변화로 기존의 업무를 고려하지 않고 조직의 목표를 달성할 수 있는 새로운 방안을 모색하는 것이다.

TQM의 어휘적 개념은

Total : 조직의 모든 부서·구성원의 전원 참여에 의한 모든 역할과 활동

Quality : 모든 기능·시스템·산출결과에 대해 고객이 만족하는 품질개선

Management : 모든 활동에 적용되는 원칙·기법과 관련된 시스템관리

(1) 보건의료분야 TQM의 특성

보건의료서비스에 대한 가치는 소비자에 의해 결정되고 소비자가 질을 평가하는 주체라는 소비자 중심적 사고이다. TQM은 조직목적(가치관·임무·목표) 달성을 도와주는 수단으로 접근방법론을 제공한다. 고정된 목표의 달성이 아니라 지속적인 개선 및 향상에 초점을 두고 있다. 모든 조직구성원이 적극적으로 참여함으로써 문제해결과 개선에 기여한다.

(2) TQM의 보건의료분야 적용 10원칙

버윅(Berwick) 등이 주장한 TQM을 보건의료분야에 적용하는 경우 다음과 같은 원칙을 토대로 한다.

1) 구성원이 각자의 역할(업무)을 잘 이해한다면 다른 관련 업무의 질 향상을 도울 수 있다.
2) 건전한 질 관리를 위해서는 건전한 소비자와 공급자 관계가 필수적이다.
3) 질적 결함의 주요원인은 대부분 과정(process)에 있다.
4) 잘못된 수행이나 낮은 질에는 관리비용이 부과된다(Cost of poor Quality).
   ① 질적 수준이 낮을 경우, 내부적 결함비용(Internal failure costs: 업무반복·불량생산품·원가상승 등)이 발생하고 외부적 결함비용(External failure costs: 의료분쟁·환자만족도 저하·평판악화·이용자 감소 등)도 감수해야 한다.
   ② 그 밖에 질 향상을 위한 관리비용으로는, 결함예방비용(Prevention costs: 질 향상 계획비·자료분석비·교육훈련비·모니터링비 등)과 평가비용(Appraisal costs: 질평가비·조사비 등)이 있다.
   → 외부적 결함비용 10%, 내부적 결함비용 20%, 평가비용 25%, 결함예방비용 45%
5) 과정의 변이를 파악하여 표준에서 벗어난 변이를 줄이는 것이 질 향상에 필수적이다.

6) 가장 핵심적인 과정에 질 관리의 초점을 맞춰야 한다.
7) 과학적, 통계적인 사고로 자료에 기초한 조사 설계와 측정에 초점을 두어야 한다.
8) 조직구성원 전체의 참여가 이루어져야 한다.
9) 새로운 조직구조(팀, 위원회, 외부 자문가 등)가 질 향상을 이루는 데 도움이 될 수 있다.
10) TQM은 질 계획(Quality Planning) → 질 관리(Quality Control) → 질 개선(Quality Improvement)의 3단계과정으로 이루어진다(Juran's Triology).

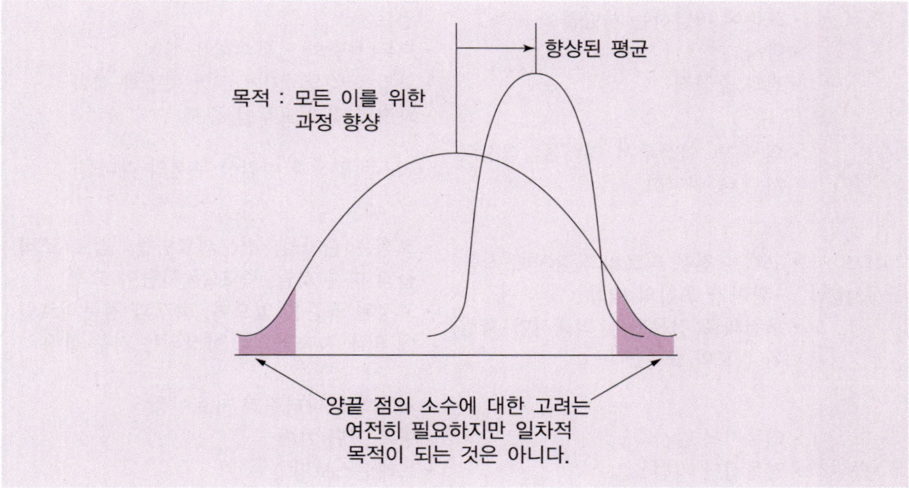

그림 1-3 TQM은 분포이동을 위한 과정개선

(3) QA와 TQM의 특성 비교

QA접근과 TQM/CQI 접근의 중요한 특성을 비교해 보면 다음과 같이 정리된다. CQI는 보건의료분야의 지속적 질 향상이라는 의식의 변화와 개인이 아닌 모든 체계와 과정에 초점을 맞추는 환자 중심의 진료를 제공하고자 하는 노력으로 국가 차원에서의 의료 질 향상의 동력이 되었다.

또한, 의료기관 실무자에 대한 지속적인 교육의 성과도 있었다. 그러나, 제조업에 비해 커다란 질 향상의 변화를 이끌어 내지 못했다는 비판의 목소리도 있다.

표 1-3 QA와 TQM의 특성 비교

특성	의료의 질 보장(QA)	총체적 질 관리 (TQM)
목표	• 환자진료의 질 향상 • 문제해결 • 특정 범위를 벗어난 결과를 초래한 개인과 특별한 원인 규명	• 환자와 고객들을 위한 모든 서비스와 진료에 대한 질 향상 • 지속적인 질 향상 • 특별한 것과 일반적인 원인 모두를 강조하나 대부분 일상적인 원인에 주의를 기울임
영역	• 임상의료의 과정과 결과 • 환자에게 취해진 활동	• 모든 체계와 과정들: 임상, 비임상을 포함한 프로세스 개선 지향적 조치 행동들 • 진행과정 향상을 위해 취해진 모든 활동
초점	• 임상 진료과별 수직적인 검토 • 표준에 미달하는 사람들을 교육 • 감사 • 결과 중심적	• 결과에 영향을 주는 모든 진행과정과 사람을 향상시키도록 수평적으로 초점을 두고 검토 • 모든 사람의 업무수행을 개선 • 과정을 향상시키기 위한 예방과 계획 • 과정과 결과 모두를 중시
리더십	• 의사 및 임상부서 리더들: 임상의사, QA 위원회	• 모든 임상과 비임상 부서의 리더들
고객의 요구사항	• 고객은 전문 의료인과 감사 조직들 –환자가 초점의 대상 • 보건의료 전문가에 의해서만 확립된 척도와 표준들	• 고객은 환자들, 전문의료인들, 검토 조직들과 다른 것들, 즉 모든 사람이 고객 • 고정된 표준은 없으며, 고객과 전문의료인에 의해 지속적으로 향상되는 기준 설정
방법	• 의무기록 감사 • 명목집단 기법 • 가설 검정 • 지표 모니터링	• 지표의 모니터링과 자료이용 • 명목 집단 기법 • 브레인스토밍 • 흐름도, 체크리스트, 히스토그램/파레토차트, 런차트/관리도 • 지도/감시
참여자	• QA프로그램, 임명된 위원회 • 제한된 참여	• 과정에 관련하는 모든 사람 참여 • 전 병원적인 참여
결과	• 측정과 모니터링 포함 • 지적된 소수개인의 업무수행개선 • 방어적 태도	• 측정과 감시 • 과정에 참여한 모든 개인의 성과 향상 • 과정개선에 초점: 팀 정신을 강조
지속적인 활동	• 역치/표준에서 이탈한 것 감시 • 특별한 원인에 의한 이탈이 있을 경우 계속함	• 기준에 이탈한 과정을 감시(QA), 지속적으로 표준을 개선(QI) • 특별한 원인 또는 공통된 원인의 이탈이 있을 때 지속함

(4) 업무수행 향상(PI, Performance Improvement)

1990년대 말에는 의료의 질은 조직 내에 있는 개인들의 업무수행과 밀접하게 관련되어 있다는 중요한 사실을 인식하게 되었다. 제조업의 생산품과는 달리, 의료기관의 생산품은 의료전문인에 의해 제공되는 서비스이므로, 이러한 전문인들의 업무수행이 서비스의 질을 결정하게 된다.

업무수행이란 다차원적 개념으로써 시행된 일과 그 일들이 잘 수행되었는가 하는 성취 정도라고 할 수 있으며 다차원적인 접근으로 평가될 수 있다. 업무수행 향상은 진료시행상의 체계와 과정들을 개선하여 진료를 향상시키는 것이라고 정의할 수 있다.

업무수행의 다차원적 접근은 다음의 9가지를 기준으로 하여 성취정도를 평가하게 된다.

1) 업무수행 성과의 척도

– 올바르게 하고 있는가?

① 효능성(Efficacy)

치료나 중재적 시술이 예상한 결과의 성취도

② 적절성(Appropriateness)

치료나 중재적 시술이 임상적 요구와 연관된 정도

– 올바른 일을 잘 하고 있는가?

③ 이용가능성(Availability)

적절한 중재적 시술이 이용가능하고 접근가능한 정도

④ 효과성(Effectiveness)

치료, 자원, 중재적 시술이 예상한 결과의 성취정도

⑤ 적시성(Timeliness)

치료나 중재적 시술이 가장 효과적인 시간에 수행된 정도

⑥ 안전성(Safety)

주변 환경, 중재적 시술과 관련된 위험이 최소화된 정도

⑦ 효율성(Efficiency)

성취된 결과들 간 관계와 이용된 자원이 최대화된 정도

⑧ 지속성(Continuity)

치료나 중재적 시술이 의료기관 사이에서 조정되는 정도와 시간의 경과에 따라 조정되는 정도

⑨ 존중과 돌봄(Respect and Caring)
치료방향의 결정에서 환자의 참여도 및 환자 개개인의 요구와 기대를 보여주는 민감도

2) 업무수행 향상을 위한 단계

① 계획(Planning)
② 설계(Designing)
③ 측정(Measuring)
④ 평가(Assessing)
⑤ 진료 향상(Improving Patient Care)

3) 업무수행의 주요 측정 대상

① 임상적·비임상적 진료과정 및 그 결과
② 업무 수행 측정의 포괄적 지표
③ 고난이도 수술이나 특수 조작 등과 같이 위험성이 높거나 과다한 노력을 필요로 하고 문제를 일으킬 소지가 많은 진료
④ 약품이나 혈액의 사용

1-2 양질의 의료개념

1. 마이어스(Myers)의 정의

의료체계의 궁극적인 목표는 지역 내 모든 주민이 이용할 수 있는 좋은 의료를 만드는 것이라는 전제하에서 Myers(1969)는 양질의 의료 구성요소를 접근성(accessibility), 질(quality), 지속성(continuity), 효율성(efficiency)이라고 하였다.

(1) 접근성(accessibility)

환자가 의료를 필요로 할 때 쉽사리 의료를 이용할 수 있어야 함을 말한다. 개인은 어떻게 치료를 받아야 할지 모르고, 또한 의료가 전문화되어서 어느 의사에게 가야 할지 결정하기 어렵다. 그러므로 소비자가 필요로 하는 시간에 그가 필요

로 하는 장소에서 합리적인 가격으로 충분한 양의 서비스를 받을 가능성이 어느 정도인가 하는 것이 접근성이다. 여기에는 지리적인 접근성, 경제적인 접근성, 문화적인 접근성이 포함되며, 그 질병을 위하여 가장 적절한 의사를 찾을 수 있는 용이성까지 포함된다.

(2) 의료의 질(quality)

전문적인 능력(professional competence)이 문제가 된다. 의사는 지식과 기술을 충분히 갖추기 위하여 각종 연수교육, 학술잡지, 각종 학술 모임 등을 통하여 나날이 발전하는 의학을 계속 공부하여야 할 것이다. 1950년대부터 미국, 캐나다, 영국 및 유럽을 중심으로 의료인의 면허를 유지하기 위한 조건으로 CME(continuing medical education)라는 프로그램을 운영하고 있다. 즉, 현재 가능한 의학지식과 기술(current professional knowledge)을 진료에 적용하는 정도를 말한다.

(3) 지속성(continuity)

전인적인 치료(person centered care)를 위하여 통합적인 치료(coordinated care)를 하는지 여부이다. 예방, 치료, 재활, 사회로의 복귀가 연결되어야 하며 육체적 치료뿐만 아니라 정신적 안도감을 갖게 하는 전인적 서비스가 이루어져야 한다. 예를 들면, 한 환자가 어느 병원에서 진료를 받다가 큰 병원으로 이송되는 경우에 그 동안 진료한 기록을 첨부하면 큰 병원에서 중복된 서비스를 배제하고 신속·정확한 환자관리를 할 수 있을 것이다. 이러한 협조는 비단 의료분야에 국한된 것이 아니라 관련자들의 유기적인 참여도 필요하다. 예컨대 초등학생이 폐결핵에 이환된 경우 담당의사와 교의, 양호교사, 담임선생님, 보건소 결핵요원 등 각 분야 사람들이 공동 참여하게 되면 더욱 효과적인 치료를 할 수 있다.

(4) 효율성(efficiency)

투입량 대비 산출량은 한 서비스나 프로그램의 생산비에 대한 관계로서, 건강에 실제적 또는 예상되는 호전과 이에 대한 비용의 비율로 표현된다. 그러므로 효율성은 치료효과(effectiveness)를 높이거나, 비용을 줄임으로써 더 나아질 수 있다. 효과(effectiveness)는 하나의 서비스나 프로그램이 이상적인 상황에서 잠재적인 영향을 모두 발휘했을 경우와 비교하여 운영체계 내에서 실제적으로 어느 정도의 영향을 주었는가 하는 것이다.

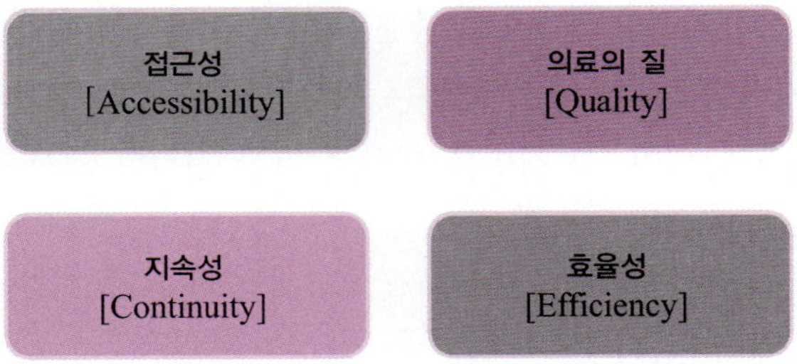

그림 1-4 B.A. Myers의 양질의 의료 요소 4가지

2. 리와 존(Lee & Jones)의 정의

Lee & Jones(1933)는 "양질의 보건의료란 그 시대의 사회, 문화 및 전문지식의 발전 정도에 따라 내용이 결정된다."라고 정의하였다. 또한 양질의 보건의료를 위한 조건으로 의과학에 근거한 합리적인 의료행위, 예방의 강조, 의료제공자와 소비자 간의 긴밀한 협조, 각 개인에 대한 전인적인 치료, 환자와 의사 간에 긴밀하고 지속적인 인간관계의 유지, 사회복지사업과의 연계, 다양한 보건의료서비스의 통합·조정, 주민의 필요 충족에 요구되는 모든 보건의료서비스의 제공 등을 제시하였다.

3. 도나베디언(Donabedian)의 정의

Donabedian(1980)은 근대적 의미에서 의료의 질 관리에 대한 개념과 이론을 정립하였으며, **양질의 의료란** "진료의 모든 과정에서 예상되는 이익과 손해의 균형을 맞춘 상태에서 환자의 복지를 가장 높은 수준으로 높일 수 있는 것으로 예상되는 의료"로 정의하였다. 또, Donabedian은 의료의 질에 대한 정의를 몇 가지 종류로 구분하였는데, 그 중 '**절대적 정의**(absolute definition)'란 비용에 상관없이 현재의 의학기술이 제공할 수 있는 최대한의 서비스를 제공하는 것이며, '**개인적 정의**(individualized definition)'란 소비자 개개인의 편익, 위험 및 비용이 함께 고려된 입장으로 언급하였다.

한편 '**사회적 정의**(social definition)'란 자원의 사회적 배분의 정당성이 감안된 것으로서 사회적인 가치와 개인을 상대로 하는 제공자 사이에 갈등을 가진 제공자의 입장을 말하였다. 이에 따라 양질의 의료는 과학적/기술적 요소(technical domain)와 대인관계 요소(interpersonal domain), 그리고 진료의 편의나 쾌적함(amenity) 등의 요소로 구성된다고 언급하였다.

(1) 기술적 부문(technical domain)

의학기술을 개인의 건강 문제에 적용하는 것이다.

(2) 대인관계의 부문(interpersonal domain)

환자와 치료자 간의 사회적·심리적 상호 작용을 관리하는 것이다.

(3) 쾌적함(amenity)

쾌적한 대기실, 편안하고 따뜻한 진찰실, 깨끗한 입원실 침대 및 침상 곁의 전화, 좋은 음식 등으로 묘사될 수 있으며, 이러한 쾌적함은 의료의 질을 결정하는 독립된 구성요소이기보다 대인관계의 한 부분으로 보는 것이 타당하다는 것이다.

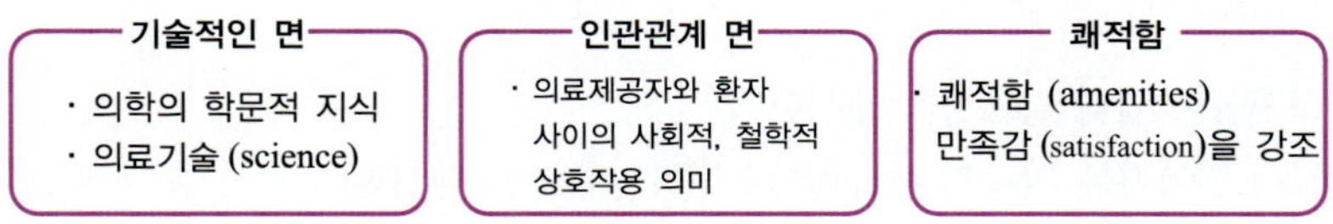

그림 1-5 Donabedian의 구성요소

4. 부리(Vouri)의 정의

Donabedian의 정의와 함께 널리 알려진 것은 Vouri(1982)의 정의다. 질의 구성요소를 효과성, 효율성, 적합성, 과학·기술적 질로 규정하였다.

(1) 효과성(effectiveness)

한 서비스가 이상적인 상황에서 잠재적 영향을 모두 발휘했을 경우와 비교하여 운영체계 내에서 실제로 양향을 미친 정도를 보는 것이다.

(2) 효율성(efficiency)

한 서비스가 생산비에 비치는 실제적인 영향의 관계를 나타낸 개념이다.

(3) 적합성(adequacy)

인구집단의 요구와 이용 가능한 서비스와의 관계로서 수적(numerical) 요소와 분배적(distributional) 요소의 두 측면을 갖는다.

(4) 과학·기술적 질(scientific technical quality)

현재 이용 가능한 의학지식과 기술을 실제에 적용하는 정도를 말한다.

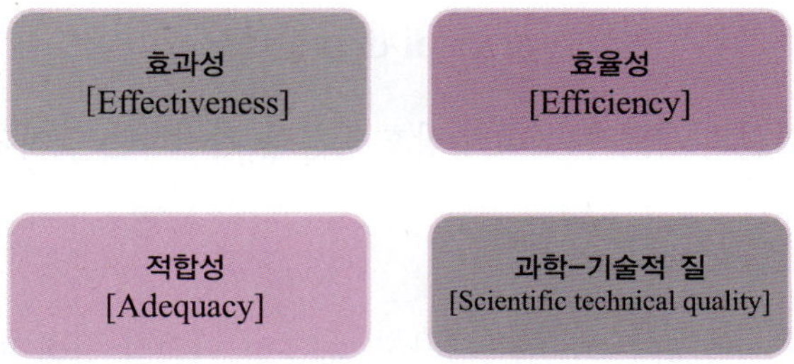

그림 1-6 Vouri(1982)의 구성요소

check point

부리(Vouri)의 성공적인 QI 활동을 위한 기본 전략

① 질 향상사업의 필요성을 제시한다.
질이 떨어지는 의료가 존재한다는 증거(data)를 제시하여 보여 주어야 한다.
[예] 수술 후 창상감염률의 데이터를 제시, 타 병원과 비교 등을 통한 현실성 제시

② 작은 것에서부터 출발한다.
크고 어려운 것보다는 해결 가능한 것부터 시작한다.

③ 전문가들이 주도하게 하고, 관련된 모든 사람들을 참여시킨다.
[예] 의무기록 미비율 개선 QI활동 시 의무기록 미비 담당자를 반드시 팀에 포함시키는 등 실제 개선하고자 하는 업무에 관련된 사람을 질 향상 활동에 참여시키는 것이 중요하다.

④ 처벌하기보다는 보상한다.
의료의 질 향상의 결과에 대해서는 처벌하고 규제하는 것보다는 보상하는 방식으로 이루어져야 한다.
[예] 의무기록 미비율이 높은 진료과 담당의사를 처벌하기보다는 현재의 미비율이 개선되었을 때 보상을 통하여 미비율을 최소화할 수 있게 해준다.

⑤ 기구나 법을 만드는 것은 서두르지 않아야 한다.
포괄적이고 체계적인 질 향상활동을 하려면 의료인들을 중심으로 자발적인 활동을 하는 데에서 출발해야 한다. 흔히 어떤 사업을 하기 위하여 기구부터 만드는 예를 쉽게 찾아볼 수 있는데 이것은 바람직한 접근법이라고 하기 힘들다.

5. 미국 국립의학원(IOM)의 정의

미국 국립의학원(Institute of Medicine, IOM, 1990)은 의료 질을 현재의 의학적 지식 수준에 부합하면서 바라는 결과의 가능성을 높일 수 있는 의료서비스의 정도로 정의하였다.

질의 구성요소로는 안전성, 효과성, 환자중심, 적시성, 효율성, 형평성이 있다.

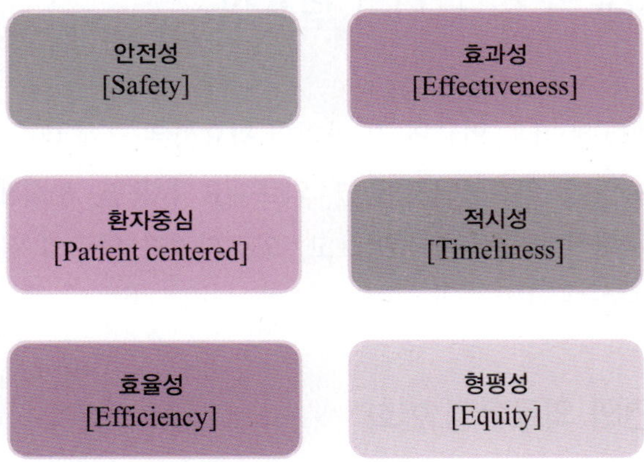

그림 1-7 IOM (Institute of Medicine)의 구성요소

(1) 안전성(Safety)

진료과정에서 상해를 피하는 것

(2) 효과성(Effectiveness)

과학적 지식에 근거한 의료서비스를 제공하는 것
환자에게 해가 되는 의료서비스를 하지 않는 것

(3) 환자 중심(Patient centered)

환자의 선호도, 요구도 및 가치를 존중하는 진료
환자의 가치가 진료의 모든 의사결정 과정에서 우선시 됨

(4) 적시성(Timeliness)

대기시간 감소 및 위해가 되는 진료지연 감소

(5) 효율성(Efficiency)

장비, 물자(소모품), 아이디어, 에너지 등의 낭비를 피하는 것

(6) 형평성(Equity)

성별, 인종, 지역, 사회경제적 수준과 같은 개인특성에 의해 제공되는 의료의 질을 차별화하지 않는 것

1-3 의료의 질 관리의 필요성

의료환경의 변화에 따른 의료의 질 관리의 필요성은 크게 다음의 3가지 측면으로 요약해 볼 수 있다. 의료공급자 측면, 의료수요자 측면, 사회제도적 측면이 있다. 이에 대한 구체적인 내용을 살펴보고, 의료환경과 의료의 질 사이의 관계에 대해 기술하고자 한다.

1. 공급 측면의 의료환경 변화

(1) 의학지식 및 IT기술 융합에 따른 의료기술의 혁신

의학지식의 발달로 인해 의학지식의 양은 매 15년마다 2배로 증가, 새로운 의학논문은 매 26초마다 1편씩 발간되고, 매년 신간 의학학술지는 약 2만 종, 신간 의학도서는 약 17,000권, Medline 등재논문수는 약 400,000편 등이 발간되고 있다. 새로운 의학지식 습득이 의료종사자의 필수적인 과제로 부각되고 있다. 첨단의료장비 및 의료기술의 발달로 인해 진료내용 및 진료형태가 변화고 있다. 새로운 의료기술을 수용하는 방향으로 의료기관 운영구조 변화가 필수적인 병원경영환경이 되었다. 또한, 의학적 타당성과 효율성을 고려한 근거 중심 의료서비스 제공이 필요하게 되었다.

(2) 보건의료인력 다양화 및 공급과잉에 따른 의료기관 경쟁 심화

의사인력의 양적 증가로 인해 의사 간 경쟁이 심화되고 있다. 전국 41개 의대 및 12개 한의대에서 매년 4,150명의 신규 의사가 배출되고 있다(2009, 대한의사협회). 또한 의료제도 및 의료기술의 발달로 인해 다양한 보건의료인력(직종) 등장 및 수평적 의료분업이 확대되고 있다.

의료기관 대형화, 전문화, 계층화 현상은 대형병원 부문에서만 1~2년내 13,000병상 신증설 예정, 첨단 의료기기 도입 경쟁, 수도권 지역 및 대형병원으로의 환

자쏠림현상 등으로 가중되었다. 이른바 빅5병원의 2011년 건강보험급여비중이 36.7% 차지하고 있는 실정이다. 의료기관 간의 경쟁심화, 지역병원 부실화 우려, 의료시장 개방 및 해외환자 유치에 대한 국제경쟁력 확보경쟁이 더욱 심화되었다.

(3) 의료전달체계에 따른 의료기관 역할 재정립 요구

1차 → 2차 → 3차 의료기관 간의 역할 재정립 및 과잉경쟁의 적정화가 필요하다. 급성 병상과 만성 병상의 수급불균형 현상을 해소해야 하며, 양방과 한방 의료기관 간, 병원과 요양병원 간의 역할 분담 및 상호협력적 관계를 형성해야 한다.

2. 수요 측면의 의료환경 변화

(1) 인구구조 및 질병구조의 변화

① 저 출산·인구고령화로 인해 세계에서 가장 빠른 속도로 고령화가 진행되고 있다.

합계출산율, 즉 15~49세까지 기준으로 한 여성이 평생 동안 낳을 수 있는 자녀 수는 2012년 227개 국가 중 222위로 출산율은 약 1.23명이다. 따라서 2005년 저출산·고령사회기본법을 제정하여 출산을 장려하고 있다. 2009년 기준 건강보험지출 중 노인의료비 비중이 31.4%로 나타났다. 65세 이상 인구비중이 7% 고령화사회, 15% 고령사회, 20% 초고령사회로 불리는데, 우리나라는 2000년 고령화사회로 진입 이후, 2019년 고령사회 및 2026년 초고령사회로 진입할 것으로 예상된다. 의료비 지출 증가요인 및 의료수요 변화요인으로 작용하고 있다. 노인의료비는 비노인의료비에 비해 2.4배 높으며 요양병상, 건강증진, 질병예방, 재활, 불임, 노인성 질환, 정신질환, 간병 등의 수요도 증가하고 있다.

② 질병구조 다양화 및 자가 건강관리 중요성 증대이다.

만성 퇴행성질환 증가로 새로운 의료기술이 요구되고 있다 예를 들면, 양한방협진·대체의학 등이 여기에 해당된다. 신종 감염병(AI·SARS·신종인플루엔자·MERS 등) 확산으로 국가적 신속대응체제 구축이 필요하다. 또한, 자가 건강관리 및 질병관리가 중요시되고 있다. 즉, 혈압, 혈당, 식습관, 운동습관 등 건강위험요인 등을 배제하는 일상생활습관의 개선이 요구된다.

③ 건강관리서비스 요구 및 의료수요의 다양화·양극화 현상이다.

생활수준 향상으로 일반인의 웰빙, 미용, 고급의료 욕구 증대 및 질 높은 보건의료서비스 요구가 증대되었다. 건강에 대한 관심 증대로 전통적인 의료 이외에 건강관리서비스에 대한 수요가 증대되었다. 대체의학, 요양서비스, 방문간호서비스, 호스피스 등이 여기에 해당된다. 반면에, 취약계층에 대한 기본의료수요는 미충족 현상이 나타나고 있어 의료수요의 양극화가 심화되고 있다.

(2) 의료소비자 권익 신장 및 기대수준의 상승

① **소득증가에 따른 건강과 의료에 대한 요구가 증대되고, 다양화되었다.** 1993~2006년 국민의료비 증가율 한국 12%, OECD평균 7.5%. GDP대비 국민의료비 한국 6.8%이었다.

② **교육수준 향상 및 정보통신기술 발달에 따른 의학지식 접근성이 향상되었다.**

③ **수동적 의료소비자에서 능동적 의료소비자로 변화되었다.** 의료소비자(환자) 중심의 의료서비스로 요구가 증대되었다. 따라서 의료소비자는 의료질, 의료기관, 의료인, 의료가격 등에 대한 정보제공 요구가 증가되었다. 또한, 의료기관평가결과, 진료비 공개 및 가감지급제도의 시행, 의료분쟁 및 사회적 비용 증가에 따른 의료분쟁조정 및 피해구제에 관한 법률 시행도 이러한 변화에 일익을 담당하게 되었다.

④ **지식독점에 기초한 수직적 의사와 환자관계에서 지식공유에 기초한 상호협력적 의사와 환자관계로 관계 재정립이 필요**하게 되었다.

3. 사회제도적 측면의 의료환경 변화

(1) 국민의료비 증가 및 국가 재정적 압박

① **국민의료비 지출 적정화에 대한 사회적 요구가 증대되었다.** 1990년 8.2조 원에서 2004년 43.3조 원으로 15년 사이 국민의료비가 5.2배 증가되었다. 우리나라는 2007년 GDP 대비 국민의료비 비중은 6.8% 수준으로 OECD 평균 8.9%, 국민의료비 증가세는 연 10%로 OECD 중 최고 수준을 나타나고 있다. 2007년 국민의료비 중 가계부문 지출 비중 35.7%를 차지하였으며 OECD평균은 18.3%이었다.

② **국민건강보험 비용지출 증가가 국가 재정적 압박요인으로 작용하였다.** 건강보험 재정의 충당 구조 및 지출구조에 대한 전면적인 개편이 불가피한 실정이다. 공적재원(건강보험요율)과 민간재원(민간의료보험)의 적절한 이용이 요구되며, 보수지불제도의 개편 등이 필요하다.

(2) 보건의료산업의 국제경쟁력 제고 및 보건의료산업화 요구

① **2007년 의료서비스산업 비중은 GDP의 3.2%**(25조 원) **수준이다.** 주요 선진국과 비교해 보면, 일본 5.1%, 영국 5.5%, 미국 6.3%로 현저히 낮은 실정이다.

② **의료기술과 의료가격의 경쟁력을 보유하고 있다.** 우리나라는 의료기술은 세계평균에 근접하였고, 특정분야는 선진국보다 우위에 있다. 미국의 76%, 일본의 85%, 유럽의 87% 수준에 있다. 또한, 이비인후과, 영상의학과, 피부과, 치과, 한방은 주요 선진국보다 우위에 있다. 첨단 의료장비 보유율은 세계최고 수준으로 인구 백명당 CT 37대/OECD평균 20대, MRI 16대/OECD평균 11대이다. 의료가격은 선진국의 1/2~1/3 수준으로 국제경쟁력을 보유하고 있다. 한국을 100으로 봤을 때, 태국 66, 싱가포르105, 일본 149, 중국 167, 미국 338의 수준이다.

③ **보건의료산업의 국제경쟁력 제고가 필요하다.** 2004년 기준 의료서비스 산업은 미국의 76%, 유럽의 87% 수준이다. 의약품산업은 선진국의 60% 수준, 의료기기산업은 선진국의 63% 수준으로 나타났다.

④ **보건의료산업의 국제화 및 개방화 요구이다.** 국내 경제자유구역의 영리병원이 허용되었으며, 국가간 또는 지역간 자유무역협정(FTA) 결과로 의료기술의 국가간 이동이 확대되었다. 의료관광 및 해외환자 유치, 병원의 해외진출로 의료인력과 환자의 국가 간 이동이 확대되었다.

⑤ **의료영역 및 보건의료산업에 대한 시장주의적·규제완화적 정책이 확대되었다.** 영리의료법인, 보충형 민간의료보험, 해외환자 유치 제도 등은 완화 및 개선되었다. 반면에, 의료의 질, 환자안전, 소비자보호 측면은 규제가 강화되는 추세이다.

(3) 헬스케어 패러다임의 변화

① **기술융합에 따른 새로운 의료형태가 등장하였다.** IT기술을 활용하여 언제(anytime) 어디서나(anywhere) 환자 및 건강한 일반인 모두에게 의료서비스 및 건강관리서비스를 제공하는 원격의료, 유헬스케어가 확산되었다.

② **헬스케어 산업구조 및 패러다임이 변화되었다.** 전통적으로 의사 중심의 의료기관에서 가정간호기관, 건강관리회사, 통신기업 등으로 의료공급자가 확대되었다. 환자 중심에서 건강한 사람을 포함하는 일반인으로 의료소비자가 확대되었다. 오프라인상(병원공간) 특정시간대에 진료를 받던 것이 24시간 또는 질병발생 전까지 시간적 영역이 확대되었다. 전통적으로 의료기관 내에서 제공되던 의료서

비스(의료기관중심)가 노인요양기관, 가정, 직장, 이동공간까지(생활환경중심) 공간적 영역으로 확대되었다. 서비스 내용이 질병진단 및 치료에서 질병예방, 건강증진, 맞춤치료까지 의료서비스 내용이 다양화되었다.

(4) 국가보건의료정책 및 사회제도적 추진방향

① **보편적 보건의료 및 보편적 복지에 대한 사회적 요구가 증대되었다.** 지속가능한 보건의료제도에 대한 재인식이 필요하다. 즉, 건강(Health), 의료요구부응도(Responsiveness), 경제적 공정성(Fairness), 의료기술의 비용·효과성에 대한 개념과 인식이 필요하다.

② **건강한 국민, 효율적 지속가능한 국가보건의료시스템 및 의료강국 건설의 정책추진이 요구된다.**

③ **요양서비스 제공을 위한 노인장기 요양보험제도**(long-term care)**가 2008년부터 시행되었다.**

④ **2010년 의약품 시장형 실거래가 상환제도 및 리베이트 근절을 위한 쌍벌죄가 도입되었다.**

⑤ **2010년 아동, 척추, 성형분야 양한방 협진제도가 활성화되었다.**

⑥ **건강보험 보장성이 확대되었다.** 중증질환자의 의료비 부담이 경감되었다. 심장·뇌혈관, 중증화상, 결핵환자 등이 이에 해당된다. 출산진료비, 초음파검사, MRI, 노인틀니, 한방물리치료, 장애인보장구 급여 등이 확대되었고, 지속적으로 비급여 항목이 급여로 확대될 것으로 전망된다.

⑦ **임의비급여 개선이 추진되고 있다.** 현행 국민건강보험법은 모든 의료행위, 약재, 치료재료를 급여 또는 비급여로 구분하고 중간형태는 불인정하고 있다. 328개의 불인정기준에 대한 의학적 근거를 토대로 재검토하여 급여 또는 비급여를 개선하고 있다.

⑧ **2013년 7월부터 7개 질병**(백내장·편도·항문·탈장·맹장·제왕절개·자궁수술)**의 포괄수가제**(DRG)**가 전 의료기관에 의무화 시행되고 있다.**

⑨ **의료전달체계가 강화되었다.** 단골 의사제, 전문병원, 개방병원, 연구중심병원 등으로 의료기관 기능을 재정립하고 있다. 의료소비자의 합리적 의료이용 유도를 위한 인센티브제 또는 디스인센티브제를 추진하고 있다.

⑩ **의료인면허재등록제로 면허관리가 목적이 아니라 보수교육 내실화를 통한 의료질 관리를 목적으로 하고 있다.**

⑪ **간병서비스의 제도화를 추진하고 있다.** 현재는 사적 계약에 따라 이용하고

있으며, 2006년 기준 간병료의 사회적 비용은 연간 1조1768억 원으로 나타났다.

⑫ **완화의료의 제도화를 추진하고 있다.** 2010년 12월 암관리법 개정으로 완화의료를 법제화하였고, 2009년 현재 40개 의료기관 616병상 운영하고 있다. 향후 완화의료병상을 지속적으로 확대해 나갈 예정이다.

⑬ **의료이용 추세에 따른 보건의료인력 수급불균형을 해소하고 있다.** 2010년 전공의 확보비율은 피부과 100%, 산부인과 56.0%, 흉부외과 42.1% 수준이다. 또한, 인구 천명당 활동간호사 4명으로 OECD 평균 8.9명, 간호사 평균근속연수 5.6년으로 봤을 때, 법정간호사인력 대비 3만여 명 부족한 실정이다. 2020년까지 보건의료 15개 직종에 대해 수급계획안을 마련하고 있다.

⑭ **소비자 중심으로 의료제도가 개선되고 있다.** 2010년 4월, 의료분쟁조정 및 피해구제에 관한 법률 시행, 의료분쟁조정중재원 설치 등 의료분쟁조정제도를 시행하고 있다. 또한, 전액본인부담으로 환자부담 가중, 비선택진료 기회 박탈 등 부작용을 개선하기 위한 선택진료제도로 개선하였다.

⑮ **의료분야의 평가사업이 확대되었다.** 2011년 보건복지부 의료기관평가제를 의료기관인증제로 전환하여 의료기관의 외형적 구조보다 임상과정, 진료결과 등 의료질 향상에 초점을 두었다. 이 인증제도는 국제기준에 부합되도록 마련되어 2012년 ISQua 국제인증을 획득하였다. 의료기관 정보공개 확대로 2010년부터 비급여 진료비용 등에 대한 가격정보를 고지의무 하도록 법제화하였다. 또한, 보건복지부는 의료기관인증결과 및 요양급여적정성평가결과 등을 공개하고, 평가결과에 따라 적정 인센티브를 부여하고 있다.

⑯ **의료기관 감염관리위원회 설치의무가 강화되었다.** 의료법개정으로 종합병원급에서 병원급으로 확대 적용되고 있다.

⑰ **공공의료에 대한 기능적 접근으로 필수 공공의료서비스가 강화되었다.** 응급의료기관 의 부재지역 43개소, 농어촌119구급지원센터 50개소, 분만취약지역 47개소가 해당되게 되었다. 공공병원에 의료안전망 기능 강화로 무료간병, 긴급의료비지원, 호스피스 등이 지원되었다. 민간투자기피분야 및 의료취약지역 지원육성을 통하여 산부인과, 흉부외과, 장기이식, 어린이병원 ,혈액안전관리, 지역암센터, 심뇌혈관센터, 관절염, 호흡기질환, 외상센터를 지원하고 있다. 또한, 신종 감염병 대응체계를 구축하여 2012년부터 접종 범위를 확대하였다.

⑱ **의료 빈공층을 해소하는 것이다.** 경제적인 이유로 의료이용에 제약을 받는 미충족(unmet need)의료, 즉 의료사각지대를 해소하였다. 빈곤층 의료급여대상 및 암, 희귀질환 등 중증질환에 대한 보장성이 강화되었다.

⑲ **보건의료서비스산업의 육성이다.** 보건의료서비스산업을 육성하기 위하여 2018년까지 해외환자 유치를 30만 명으로 목표하고 있으며, 이로 인한 해외환자 유치에 따른 일자리 창출 1만9천 명, 경제적 파급효과가 15조4천억 원으로 추산된다. 또한, 합자, 합작투자, 병원내 병원(hospital in hospital), 단독투자, 프랜차이즈 기술 제휴 등 형태로 의료기관 해외진출을 지원하고 있다. 원격진료, 유헬스케어 및 의사와 환자간 원격진료 등이 허용되어 원격의료전달체계를 확립하였다. 건강관리서비스도 허용되어 시장 발굴(건강관리서비스법 제정 추진)에 박차를 가하고 있다. 그 밖에도 다양한 보건의료서비스 육성산업을 통하여 보건의료분야의 일자리가 창출되고 있다.

⑳ **의료공급체계의 효율성 제고이다.** 지방병원 및 중소병원 지원육성, 영리의료법인(투자개방형의료법인)의 도입을 추진하고 있다. 병원경영지원사업 허용 추진과 비영리법인 의료채권 발행을 추진(의료법인·사회복지법인, 무담보채권 형태)하고 있다. 또한, 의료법인간 합병 허용 및 추진으로 무분별한 병원대형화 방지, 경영부실병원에 대한 퇴출구조를 마련하고 있다.

4. 의료환경(병원경영환경)과 의료 질의 관계

국내·외적으로 공급, 수요, 사회제도 측면에서 의료환경이 급격하게 변화하고 있다. 이에 따라 지속가능한 병원경영을 가능하게 하기 위해서는 아래 3가지 요소가 상호 보완적, 유기적으로 작용하고 있다.

1) 의료품질경영(TQM: Total Quality Management)

의료의 질을 향상시켜 질병의 치료율을 높이고 에러율을 낮추는 것이 병원의 기본목표이다.

2) 고객만족경영(CSM: Costumer Satisfaction Management)

높은 수준의 의료품질 이외에 의료소비자 중심의 고객서비스 제공이 의료서비스에서도 시대적 흐름이 되었다.

3) 이익추구경영(PM: Profit Management)

국가의 수가통제정책 하에 고자본, 저수익, 고비용, 저효율적인 의료서비스산업의 특성상 적정 비용 투입에 따른 효율적인 성과를 유지하지 못할 경우 병원운영을 위한 재투자가 불가능하다.

특히, 의료의 질 관리는 현대 병원경영의 필수요소 중 하나로 그 필요성은 아래와 같다.

① 의료의 목적과 윤리
② 고객(환자)의 인식변화
③ 병원경영의 효율화
④ 의료기관 간의 경쟁상황
⑤ 국가보건의료정책 변화

1-4 의료 질 관리의 궁극적 목적 및 영역

1. 목적

① 양질의 의료 제공(Good Quality Care)
② 고객만족도 향상(Increase Patient Satisfaction)
③ 현 상황 위험 파악(Concurrent Risk Identification)
④ 병원감염률의 감소(Decrease Infection Rate)
⑤ 의무기록의 질적 수준 향상(Increase Documentation)
⑥ 재정운영의 합리화(Cost Effect)
⑦ 의료자원의 적절한 배치(Appropriate Resource Allocation)

2. 적용영역

① 적정진료관리(Quality Management) : 진료영역에서 문제점이 있을 것으로 의심되는 부분에서 임상진료의 적절성을 평가한다.
② 약품사용평가(Drug Usage Evaluation) : 예방적, 치료적, 실험적 약품 사용이 적정하고 안전하며 효과적이었는지를 조사하고 평가한다.
③ 이용도관리(Utilization Management) : 의료서비스의 효율성과 진료시설, 재원기간이 적절한지를 조사함으로써 부적절한 의료이용을 줄이고 의료자원을 효율적으로 사용하는 데 목적을 둔다.
④ 위험관리(Risk Management) : 병원 내에서 발생하거나 발생할 가능성이 있

는 환자, 보호자, 종사자 및 의료행위 자체의 안전과 관련된 위험을 평가하고 원인을 분석하여 개선방안을 마련함으로써 위험을 감소, 제거하거나 예방하는 데 목적이 있다.

⑤ 감염관리(Infection Control) : 입원 당시 나타나지 않았던 감염이 입원기간 중에 발생하는 경우(병원성 미생물에 의한 감염증, 내인성 미생물에 의해 발생된 감염증)를 감시·예방·조절하는 활동이다.

⑥ 영양관리(Nutrition Management) : 질병과 중증도에 따른 양질의 식단을 제공함으로써 환자의 영양상태와 만족도를 높이는 것이 목적이다.

⑦ 의무기록감시(Medical Record) : 환자의 의무기록이 필요한 내용을 담고 있는지, 신속 정확히 기록되고 있는지 등을 조사, 평가(진단, 진단적 검사결과, 치료내용, 환자상태와 진행과정, 퇴원 당시 상태 등)한다.

요점정리

1. QA는 적정진료가 되기 위해서는 불필요한 의료서비스, 즉 불필요한 진단검사, 방사선 촬영, 수술·처치 및 입원, 그리고 과잉 고가 투약 등의 제공이 없어야 하고 같은 진료 효과를 얻는 데 가장 저렴한 가격으로 진료되는 것이다.

2. QI는 의료의 질 평가를 기반으로 평가결과에서 나타난 문제점을 개선하는 의료의 질 향상 활동을 하여 지속적·체계적인 예방활동, 의료의 비용절감, 의료서비스 전달체계의 효율성 극대화를 포함하는 전향적인 관점의 개념이다.

3. TQM/CQI는 점진적인 변화로 기존의 업무를 발전시켜 품질을 향상시키고 효율성을 높이려는 것, 혁신적인 변화로 기존의 업무를 고려하지 않고 조직의 목표를 달성할 수 있는 새로 운 방안을 모색하는 것이다.

4. 의료의 질 향상 목적은 양질의 진료를 제공하여, 환자만족도를 증진시키고, 병원의 자원을 적절하게 배치하여 효율성을 높이는 것과 효과적으로 병원재정을 운영하는 것, 병원감염률을 감소시키는 것, 병원에서 발생하는 사고를 즉시 파악하여 적시에 대처하는 것, 다양한 용도로 사용되는 의무기록의 질을 향상시키는 것 등이다.

5. 양질의 의료개념을 주장한 학자는 Myers, Lee & Jones, Donabedian, Vouri 등이 있다.

6. 의료의 질 관리는 공급측면, 수요측면, 사회제도적 측면으로 필요성을 살펴볼 수 있다.

7. 의료 환경과 질은 의료품질경영, 고객만족경영, 이익추구경영과 관계가 있다.

학습문제

1. Myers가 주장한 양질의 의료요소가 아닌 것은?
   ① 접근성(accessibility) ② 의료의 질(quality) ③ 효율성(efficiency)
   ④ 지속성(continuity) ⑤ 적합성(adequacy)

2. IOM(미국국립의학원)이 제시한 의료의 질의 구성요소가 아닌 것은?
   ① 안전성(Safety) ② 형평성(Equity) ③ 지속성(continuity)
   ④ 적시성(Timeliness) ⑤ 환자중심(Patient centered)

3. 의료의 질 관리의 필요성 중 공급자 측면의 의료 환경에 대한 설명이 아닌 것은?
   ① 보건의료 인력의 다양화
   ② 의학지식을 습득하여 의료서비스 제공
   ③ 국민의료비 증가 및 국가 재정적 압박
   ④ 의료전달체계에 따른 의료기관 역할 재정립 요구
   ⑤ 첨단의료장비 및 의료기술의 발달로 인해 진료형태 변화

4. 의료의 질 관리 영역에 해당하지 않는 것은?
   ① 감염관리 ② 약품사용평가 ③ 이용도관리
   ④ 재정운영 ⑤ 위험관리

5. 미국국립의학원의 의료의 질에 대한 설명이 아닌 것은?
   ① 진료과정에서 상해를 피하는 것
   ② 환자의 선호도, 요구도 및 가치를 존중하는 진료
   ③ 대기시간 감소 및 위해가 되는 진료의 지연 감소
   ④ 개인특성에 의해 제공되는 의료의 질을 차별화하지 않는 것
   ⑤ 환자와 치료자 간의 사회적·심리적 상호작용을 관리하는 것

6. Vouri의 의료의 질에 대한 설명으로 옳은 것은?
   ① 쾌적함과 만족감을 강조
   ② 진료과정에서 상해를 피하는 것
   ③ 대기시간 감소 및 위해가 되는 진료의 지연 감소
   ④ 환자가 의료를 필요로 할 때 쉽게 의료를 이용할 수 있음
   ⑤ 이용 가능한 의학지식과 기술을 실제에 적용하는 정도

7. 총체적 질 관리(TQM)에 대한 설명이 아닌 것은?
   ① 팀 정신을 강조함
   ② 지속적인 질 향상
   ③ 역치/표준에서 이탈한 것에 대한 감시
   ④ 임상 및 비임상 영역을 모두 포함한 개선 조치 행동
   ⑤ 업무과정을 향상시키기 위한 예방과 계획에 초점을 둠

8. 의료의 질 향상 목적에 해당하지 않는 것은?
   ① 의료의 질을 평가하는 것이다.
   ② 환자만족도를 증진시키는 것이다.
   ③ 병원감염률을 감소시키는 것이다.
   ④ 병원의 자원을 적절하게 배치하여 효율성을 높이는 것이다.
   ⑤ 병원에서 발생하는 사고를 즉시 파악하여 적시에 대처하는 것이다.

9. 의료의 질에 대한 관심으로 옳지 않은 것은?
   ① 환자는 의료 기술적인 면에 관심
   ② 의료제공자는 진료의 내용에 관심
   ③ 정부는 의료비 상승요인 억제에 관심
   ④ 보험자는 의료서비스의 효율성에 관심
   ⑤ 수혜자는 쾌적한 병원시설과 치료결과에 관심

10. 병원경영환경에서 의료의 질이 필수적인 이유로 옳지 않은 것은?

① 고객의 인식변화를 위하여

② 병원경영의 효율화를 위하여

③ 병원의 목적을 개선하기 위하여

④ 의료기관 간 경쟁상황에 대처하기 위하여

⑤ 국가보건의료정책 변화에 대처하기 위하여

[정답] 1. ⑤ 2. ③ 3. ③ 4. ④ 5. ⑤ 6. ⑤ 7. ③ 8. ① 9. ① 10. ③

Chapter 2

적정진료의 역사

학습목표

1. 품질관리(QC)의 개념에 대해 파악할 수 있다.
2. 의료의 질 관리 역사를 시대적 흐름에 따라 정리할 수 있다.
3. 우리나라 의료의 질 관리 역사에 대해 파악할 수 있다.

2-1 품질관리(Quality Control)의 개념과 역사

1. 품질관리의 개념

품질관리란 제품을 생산하는 기업분야에서 일정한 조건 밑에 최저 비용으로 가급적 최량 품질의 제품을 획득할 수 있도록 생산 활동을 통계 숫자에 의해서 관리 통제 하는 경영관리방식의 하나이다. 즉 과학적 원리를 시스템에 응용하여 제품품질의 유지, 향상을 기하기 위한 관리활동 또는, 가장 시장성이 높은 제품을 가장 경제적으로 생산하기 위한 일련의 체계적 조치라 할 수 있다.

초기에는 전 제품에 대해 치수, 중량, 체적, 재료성분 등을 측정하고 그것을 미리 정해 놓은 품질표준과 비교하여 적부를 판정하는 방법을 사용하였다. 현대에는 품질표준설정, 즉 소비자요구를 만족시키는 품질표준과 품질검사, 다시 말하면 전품검사, 발취검사, 보정, 즉 품질보고에 기초한 불량원인 발견 및 시정조치를 하는 방법을 사용하고 있다.

2. 품질관리 개념의 도식

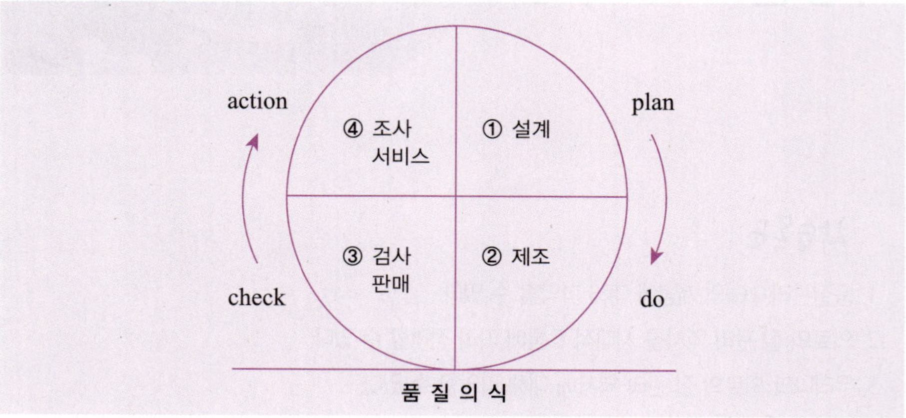

그림 2-1 품질관리 개념 도식

① 소비자 수요에 적합한 품질의 제품을 경제성 있는 수준으로 설계(plan)
② 이것에 준해 작업표준을 정해 제조를 실시(do)
③ 이 제품이 정해진 수준인가 아닌가를 검사하고 판매하는 단계(check)
④ 제품이 시장에서 소비자를 만족시키고 있는지, 새로운 요구가 있는지 등을 조사하여 소비자에게 애프터서비스를 행하는 단계(action)로 구성된다.

3. 품질관리의 역사

① 오클랜드(J. S. Oakland) : 경영의 효율성과 탄력성을 전반적으로 향상시키기 위한 접근방법으로 모든 부서의 활동과 모든 관리계층의 구성원들을 조직화하고 참여시키는 방법을 제안하였다.
② 1920년 – 피셔(Ronald A. Fisher : 영국 통계학자) : 소수표본에 의한 추측적 분석방법으로 추측통계학을 처음으로 확립하여 품질관리(Quality Control: QC)의 기초 형성에 기여하였다.
③ 1924년 – 슈하트(Walter A. Shewhart : 미국 벨전화연구소) : 품질관리의 변이를 관찰하기 위한 관리도(Control chart)를 고안하였다.
④ 1935년 – 피어슨(E. S. Pearson : 영국) : 품질관리와 공업표준화에 대한 통계적 방법을 응용하여 영국규격 BS600을 제정하였다.
⑤ 1950년 – 데밍(W. Edwards Deming) : 통계적 품질관리의 원리(Theory of Statistical Quality Control)를 발표하였다.

⑥ 1961년－파이겐바움(A. V. Feigenbaum) : 통계적 품질관리이론(Theory of Statistical Quality Control)를 발표하였다.

⑦ 1961년－카우루 이시카와(Kauru Ishikawa : 일본) : 분임조 품질관리(Quality Control Circle: QCC)를 창안, 인과관계도(Cause and Effect Diagram of Fishbone Diagram)를 제시하였다.

⑧ 1987년－국제표준화기구(ISO) : 하나의 동일한 제품에 대해 여러 나라에서 중복검사하는 불편을 해소하기 위해 품질관리 및 품질보증규격을 제정 ISO 90042-2의 9004-2 서비스표준가이드라인을 권장하였다.

⑨ 1980년 후반－종합적 품질경영(Total Quality Management: TQM) 개념이 탄생하였다.

check point

- **Ekgman**이란? "모든 구성원들이 지속적인 개선활동을 통해 가장 저렴한 비용으로 고객의 요구를 충족시키기 위한 지속적 노력"이다.
- **Anks**란? "고객의 요구조건에 일치하는 산출물을 창조하는 사람과 그 과정을 중시하는 접근방법"이다.
- 일본에서는 2차 대전 후 맥아더 장군이 미국의 Deming과 Juran 등의 학자들을 초청하여 기업에 품질관리 기법을 적용하여 성공하였다. 1980년에 통계적 공정관리(Statistical Process Control: SPC), 전사적 품질관리(Company Wide Quality Control: CWQC), 통계적 품질관리를 기초로 하여 소집단의 힘을 모아 품질문제를 분화하여 개선하려는 일본식 조직위주 사고방식에 바탕을 둔 분임조 품질관리(Quality Control Circle: QCC)를 시작하였다.
- 미국에서는 1970년 중반~1980년 초반에는 품질이 경영의 중요 관심대상이 아니었고, 고객만족보다는 품질비용에 중점을 두었다. 일본의 품질관리에 비해 뒤떨어졌다.

2-2 의료 질 관리(Medical Quality Control)의 역사

기업의 품질관리 개념을 의료의 질(QA) 개념에 도입하여 실제 의료기관의 질 관리 활동에 연계하여 사용하게 되었다. 의료의 질 관리 개념은 고대 이집트의 파피루스, 바빌로니아의 함무라비 법전에 기록된 내용에서 그 기원을 찾아볼 수 있다.

1. 함무라비 법전(Code of Hammurabi)

함무라비 법전은 BC 4000년전 의사의 의료행위에 대한 보상뿐만 아니라 의료과실에 대한 형벌 내용으로 심한 상처를 가진 사람을 수술하다가 죽거나 눈에 고름을 제거하다가 눈을 멀게 하면 수술한 의사의 손가락을 절단하라고 되어 있어 치료비에 합당한 치료와 치료자가 책임질 수 있는 진료를 하도록 하고 있다.

2. 히포크라테스 선서(Oath of Hippocrates)

의학의 아버지 히포크라테스에 의해 쓰인 이 선서는 의사의 윤리 등에 대한 선서문이다. 의학 윤리를 담은 가장 대표적인 문서 중 하나로, 기원전 5세기에서 4세기까지 사이에 기록되었다고 알려져 있다.

히포크라테스는 고대 의사의 전형으로 기록되고 있으며, 그는 이전 학파의 생각을 정리하여 시행해 보고, 환자를 치료한 것을 기록하고, 히포크라테스 선서를 만든 것을 통해 치료 의학의 발달을 시도했다.

히포크라테스 선서에서 전문직의 행동에 관한 규정을 문서화하였고, 선서 중 "나는 환자의 건강과 생명을 첫째로 생각하겠노라."라는 환자권리의 중요성을 인식하는 계기가 되었다. 이처럼 조직화된 체계를 적용하여 의료의 질을 평가하고 향상시키려는 노력은 고대부터 있어 왔다.

check point

히포크라테스 선서 (Oath of Hippocrates)

의업에 종사하는 일원으로서 인정받는 이 순간에,
나의 일생을 인류 봉사에 바칠 것을 엄숙히 서약한다.
나의 스승에게 마땅히 받아야 할 존경과 감사를 드리겠다.
나의 의술을 양심과 품위를 유지하면서 베풀겠다.
나는 환자의 건강을 가장 우선적으로 배려하겠다.
나의 환자에 관한 모든 비밀을 절대로 지키겠다.
나는 의업의 고귀한 전통과 명예를 유지하겠다.
나는 동료를 형제처럼 여기겠다.
나는 종교나 국적이나 인종이나 정치적 입장이나 사회적 신분을 초월하여 오직 환자에 대한 나의 의무를 다하겠다.
나는 생명이 수태된 순간부터 인간의 생명을 최대한 존중하겠다.
어떤 위협이 닥칠지라도 나의 의학 지식을 인륜에 어긋나게 쓰지 않겠다.
나는 아무 거리낌 없이 나의 명예를 걸고 위와 같이 서약한다.

히포크라테스 선서는 오늘날의 상황에 맞게 수정한 〈제네바 선언〉이 일반적으로 읽히고 있다. 우리나라에서 의과 대학을 졸업할 때 쓰이는 선서문도 사실은 제네바 선언문이다. 1948년 스위스의 제네바에서 개최된 세계의학협회 총회에서 채택된 〈제네바 선언〉은 1968년 시드니에서 개최된 제22차 세계의학협회에서 최종적으로 수정 작업을 거친 후 완성되었다.

3. 나이팅게일(Florence Nightingale)

근대 전문 간호의 창시자인 나이팅게일을 의료 질 관리자의 시조로 보고 있다.

영국의 간호사이자 병원 개혁자였던 나이팅게일은 1854년 크리미아 전쟁 발발 후 부상자들의 사망률이 높은 이유로 감염을 지적하였고, 이는 나쁜 환경에서 온다고 생각하였다. 그리하여 좋은 채광, 신선한 공기, 따뜻한 온도, 깨끗한 환경 등을 제공하여 감염률과 사망률을 감소시켰다.

1855년 불결한 병원 환경을 개선하여 환자 사망률을 100명당 42명에서 2.2명으로 감소시켰고, 재원일수는 49일에서 24일로 감소되었다. 또한, 상병 및 사망에 관한 자료를 수집하여 진단별 사망률(diagnosis specific mortality)을 산출하고 병원간 사망률의 차이를 비교하였다. 그 밖에도 의료의 질을 향상시키고자 노력했으며, 정부의 지원을 받아 질 평가와 질 향상 활동을 전개해 나갔다.

4. 플렉스너(Abraham Flexner)

플렉스너는 1905년~1910년 카네기재단 후원을 받아 미국과 캐나다 의과대학을 조사하여 1910년 플렉스너 보고서를 발표하였다. 플렉스너 보고서에는 대학의 위치 입학조건, 학생수, 교수의 학위와 수, 검사실, 실습실 등 구조적인 부분과 의학교육의 질적인 부분의 현황을 파악하여 개선점을 제시함으로써 의학교육기관의 개혁기를 마련하였다.

플렉스너는 미국 내 의학교육기관의 질 평가의 표준을 제안하였고, 질 평가를 시행한 결과를 담은 플렉스너 보고서(1910년)는 부실 교육기관의 정화 및 교육기관의 질적 수준 향상의 계기를 마련하였다.

5. 코드만(Ernest Avery Codman)

많은 역사가들은 통념상 코드만을 현대 QA의 기본 틀을 마련한 인물로 보고 있다. 미국 Massachusetts General Hospital의 외과 의사였던 코드만(1916)은 수술을 받고 퇴원한 환자를 1년 후 추적하여 '최종 결과'를 평가하였다. 즉, 치료의 편익과 위험 및 부작용을 평가하는 진료감시체계를 구축하였다. 또한, 의사의 능력만으로 의료의 질이 결정되지 않는다고 피력하였으며, 그 밖에 의사와 병원의 신임제도, 질병의 중증도, 의료제공의 경제적 장애 요인 등을 연구하였다.

코드만은 이러한 활동으로 인해 병원에서 파면되기는 하였으나 질 관리 활동의 주요 과제 중의 하나인 결과평가를 개척한 선구자로 현대 QA의 기본 틀을 마련하였다.

6. 미국외과학회(American College of Surgeons)

1913년 미국외과학회(American College of Surgeons, ACS)가 성립되었으며, 1914년 fellowship 지원자들은 적어도 50개 이상의 대수술에 대한 자세한 보고서를 제출하도록 하는 규정을 강화하였는데, 이러한 규정은 의무기록이 조직화되어 있지 않았던 당시 상황으로서는 대단히 지키기 어려운 규정이었다. 1917년 외과학회는 5개 부문의 최소기준을 만들게 되었고 공식적으로 병원표준화 프로그램을 수립하게 됨으로써 자발적인 의료기관 신임제도의 효시가 되었다.

5가지의 최소기준(Minimum Standard)

① 의사의 정의
② 의사들의 윤리적인 소양과 자격기준
③ 조직과 활동(최소한 한 달에 한 번 회의, 규칙적인 간격으로 임상경험에 대해 재검토)
④ 정확하고 완전한 의무기록
⑤ 진단 및 치료시설의 기준

7. 미국의료기관 공동위원회(The Joint Commission)

1952년 병원표준화사업이 미 외과학회에서 JCAH(Joint Commission on Accreditation of Hospitals, 병원신임합동위원회)로 이관되면서 병원표준화에서 병원 신임 여부를 심사하게 되고, JCAH는 질의 관점에서 의료를 평가하는 데 있어 선구자적 역할을 하여 왔다.

JCAH의 병원신임제도는 성격상 독립적인 전문가 단체의 자율적 질 관리 사업이다. 이 사업은 법적인 강제사항은 아니지만 강력한 법적·경제적 유인이 존재한다. 즉, 신임을 받지 못한 병원은 Medicare 요양취급기관이 되지 못하며 신임 받지 못한 의과대학의 졸업생들에게는 주정부가 학위인정을 하지 않을 뿐만 아니라 각종 보험자 단체나 정부에서는 여기에서 인정하지 않는 병원과는 계약을 하지 않으므로 주민들도 신임을 받은 병원을 우수병원으로 신뢰하게 되었다.

1980년대에 들어와 의료조직이 더욱 다양해지고 사업영역이 넓어짐에 따라 JCAHO(Joint Commission on Accreditation of Health care Organization, 의료기관신임합동위원회)로 이름을 변경하고 조직을 개편하였으며, 2007년도에는 TJC(The Joint Commission, 공동위원회)로 공식 명칭을 다시 변경하였다. 이는 미국 내 병원뿐만 아니라 보건의료조직(health Care Organization)에 대한 심의 프로그램으로 확대되어 왔다.

장기요양기관, 정신지체와 성장 프로그램, 정신서비스, 알코올 중독 프로그램, 약물남용 프로그램, 지역사회 정신보건 프로그램, 호스피스 간호 프로그램, 가정

간호 프로그램 등을 추가하면서 지속적 확대와 성숙과정을 통해 오늘날의 TJC로 발전하게 되었다. TJC는 보건의료조직을 평가하고 승인하는 규제기관으로 임무는 공공성의 성격을 가진 보건의료기관의 안전과 질을 향상시키는 것이다.

8. 미국 국가 QA 위원회 (National Committee for Quality Assurance)

NCQA는 미국에서 관리의료(managed care)조직의 의료의 질 보증을 위하여 1991년 설립된 조직이다. 이 기구는 선지불제방식을 채택하고 있는 관리의료 기구 내에서 의료의 질 보증 프로그램을 인증하고 의료서비스 질 평가 프로그램을 개발하고 조정하는 활동을 한다.

측정도구로는 HEDIS(Health Plan Employer Data Information Set)를 이용하여 의료서비스 질을 측정한다. 미국내 개별 의료기관의 의료의 질 보증 프로그램에 대해서는 TJC가 담당하고, 관리의료조직 단위의 의료의 질 보증 프로그램에 대해서는 NCQA가 담당한다.

이상의 변화는 미국 정부의 의료비 절감정책이 HMO나 PPO와 같은 의료전달조직의 가입자 수를 증가시키는 결과를 초래함에 따라 진료내용을 관리하는 방안에 대한 관심이 증가하는 것과 관련이 있다.

check point

관리의료 (Managed Care)

대규모의 사기관에서 인두제의 형식으로 관리하는 보건의료 서비스이다.

고용주(민간 혹은 공공) 및 공공기관에서 일정 기간 (대개는 한달) 단위로 해당 인원에 대하여 합의된 만큼의 비용을 미리 지불하는 형태이며, 피보험자도 함께 비용을 부담한다.

현재 미국은 대부분의 경우 Managed Care Organization에 의해 관리한다.

배경

미국은 전체 의료보험을 사설 보험회사에 맡기고 국민들이 원하는 보험 서비스를 선택하여 쓸 수 있는 사보험 정책으로 미국인 20% (5천만 명) 이상이 아무런 의료보험 혜택이 없다.

Medicare, Medicaid가 있으나 이런 정부주도 의료보험체계에서 벗어난 학생, 저소득 자영업자, 비정규직 근로자는 연간 수백만 원의 사보험료를 부담하게 되며, 이 중 상당수가 보험가입을 포기하고 의료보험 없이 불안한 나날을 보내고 있다.

그러나 미가입자만 문제가 있는 것이 아니며, 직장 혹은 개인적으로 의료보험에 가입되어 있는 사람도 문제가 발생한다.

행위별 수가제에서 의료서비스 내용에 관계없이 환자의 수에 비례해서 일정한 액수를 병원에 지불하는 Managed Care(관리의료) 방식으로 전환하며, 행위별 수가제에서 환자/보험회사 의견과는 관계없이 병원이 비싼 진료방식이나 약품을 사용하는 과잉진료를 선호함으로써 보험회사들이 병원에 지급해야 하는 금액을 지속적으로 상승시키게 된다. 그로 인해 적자 부담이 커진 보험회사들이 보험가입자에게 더 많은 보험료를 요구하는 악순환을 해결하기 위해 Managed Care를 도입하였다.

관리의료 하에서 병원은 환자들에게 의료서비스를 제공하지 않으면 않을수록 돈을 벌 수 있게 되고 예방차원의 각종 검사를 제대로 시행하지 않는다. 또 보험회사가 비용이 많이 들어가는 의료서비스에 대해 비용을 지불하지 못하겠다고 판단하는 경우가 많아 환자가 제대로 의료서비스를 받지 못한다.

2-3 우리나라 의료 질 평가의 역사

1. 병원표준화심사(병원신임평가)

1977년부터 의료보험이 시행되면서 의료의 공급과 수요가 증가되어, 이에 따른 의료의 질 문제가 대두되었다. 대한병원협회에서는 병원의 윤리성을 제고하고 환자에 대한 적정진료를 보장하기 위한 대책방안으로 병원윤리강령의 제정과 함께 병원표준화사업에 대한 필요성을 제기하였다.

1980년 4월 개최된 제21차 정기총회에서 병원표준화심사 프로그램 도입을 의결하고 사업의 추진을 위하여 병원표준화추진위원회를 발족시켰으며, 보건복지부로부터 위탁받아 시행하여 온 수련병원실태조사 업무를 관장하고 있던 병원신임위원회에서 병원표준화사업을 추진토록 병원신임위원회 회칙을 개정하였다.

병원표준화추진위원회는 병원표준화심사에 필요한 심사요강과 심사반 구성 및 심사방법 등을 확정한 후 1981년 5월 보건복지부의 승인하에 1981년부터 수련병원 실태조사와 통합하여 118개 수련병원을 대상으로 병원표준화심사를 최초로 실시하게 되었다. 1981년부터 1985년까지는 병원표준화사업의 정착 기반을 조성하는 단계로서 교육과 홍보중심으로 병원표준화사업에 대한 기본 취지와 필요성을 인식시키는 데 중점을 두었으며, 1985년에는 표준화연구위원회를 구성하여 그동안 표준화심사과정에서 노출된 문제점을 검토하여 심사문항에 대한 개정을 단행하였다.

1991년부터는 심사결과 일정수준에 도달한 병원에 대해서는 현지심사를 생략하고 서류심사로 신임인정제도를 적용하여 점수에 따라 2년과 3년 간 차등하여 신임을 인정하도록 하였다.

1995년도에는 병원 스스로 환자만족도를 측정하여 병원특성에 맞는 의료서비스를 제공할 수 있도록 서비스평가부문을 부록으로 신설하였으며, 1996년도에는 응급의학과, 산업의학과, 핵의학과가 신설됨에 따라 표준화심사 대상진료과목에 포함되었다. 1997년도에는 한국의료 QA학회에 용역을 의뢰하여 QA부문을 전면 개정하는 한편, 관련단체에서 제출한 의견을 반영하여 각 부문별로 내용을 개정하였다. 또한 병원표준화심사는 2003년도부터 그 명칭을 '병원신임평가' 사업으로 변경하여 실시하고 있다.

2. 한국의료질향상학회

한국의료질향상학회(한국의료QA학회)는 국내의 양질의 의료서비스에 대한 사회적 요구를 충족하기 위해서 의료계의 다양한 직종이 참여할 수 있는 한국의료QA학회로 1994년 2월에 발족되었으며, 2010년 기준 약 4,000여 명의 개인 회원과 65개의 기관 회원을 가지고 있는 전국적인 규모의 학회이다.

2012년 한국의료질향상학회로 개칭하였으며, 우리나라의 의료의 질 향상을 위하여 부단히 노력하고 있다. 개인회원은 각 의과대학, 간호대학, 보건대학의 교수 및 대학원생과 전국 의료기관의 의사, 간호사, 의무기록사, 행정직 및 의료와 관련된 전 직종을 포함하고 있다.

한국의료질향상학회는 회원연수교육 및 학술대회를 정기적으로 개최하여 의료계에 종사하는 많은 사람들이 모여 교류하는 자리를 마련하고 있다. 매년 봄·가을로 진행되는 연수교육은 기초과정과 심화과정으로 구성되어 있다. 주요 프로그램은 임상질지표와 CP, 질 향상 활동과 환자안전으로 구성되어 있고 특별과정으로 통계(SPSS), 경영자 QI 과정으로 구성된다. 또한 봄·가을 학술대회에서 오전에는 주제별 연수교육을, 오후에는 심포지엄과 주제 강연, 간담회(임상의사, QA 코디네이터)로 구성되어 진행된다.

주제 강연은 최근 의료계의 쟁점이 되는 주제들을 다루며 각 분야 전문가의 강의와 활발한 토론 및 다양한 의견 교류가 이루어지고 있다. 특히 가을학술대회에는 회원들이 직접 참여할 수 있는 연제발표(발표형식과 포스터 전시 등)가 진행된다.

연제 발표의 주제는 고객만족도 향상, 환자안전, 진료과정 개선 등 다양하다. 이는 각 병원의 사례를 접할 수 있는 좋은 기회가 되고 있다. 한국의료질향상학회는 의료의 질 지표 연구와 환자만족도 조사도구 등을 개발하였다.

3. 의료기관 서비스 평가(의료기관 평가제도)

1994년 의료보장개혁위원회에서 개혁과제의 일환으로 제기되어 '의료기관서비스평가제도' 라는 명칭으로 시작되었고 2002년 '의료기관평가' 로 명칭이 변경되었다.

보건의료서비스 향상 도모와 보건의료서비스 질적 수준 보장, 그리고 의료에 대한 국민의 관심 증대 및 사후 관리의 필요성에 의하여 실시된 이 제도는 실시 첫 해인 1995년에는 전국의 39개 3차 진료기관을 대상으로 시험평가 실시를 시작으로 계속 확대하여 실시하였고, 2004년부터 2010년까지 본 평가를 실시하여 평가 결과를 분석, 공표하였다.

이 제도의 실시 목적은 의료기관이 제공하는 의료서비스 수준의 평가를 통해 의료서비스 수준의 향상을 도모하고 의료기관 이용 상의 불편을 개선함으로써 양질의 의료서비스를 국민 등이 제공받을 수 있도록 하는 것이었다.

진료 및 운영체계부문의 6개 분야와 부서별 업무 성과부문의 9개 분야로 나누어 평가하는데 의료정보/의무기록 부서 이외에 타부서 평가요강 중 의무기록부서 또는 의무기록사와 관련되는 것들이 다수 포함되어 있었으며, 다음과 같이 세 가지 측면에서 평가하였다.

① 환자의 권리와 편의 : 의료기관 이용상의 환자 권리와 편의성의 보장 여부에 관한 환자만족도

② 업무수행 및 성과 : 의료서비스 제공(Procedure)과 운영성과(performance)에 관한 사항으로 환자의 편의와 만족도 제고를 뒷받침하는 정도(systematic infrastructure)

③ 시설 및 인력수준 : 의료기관으로서 기본적으로 갖추어야 될 시설 및 인력의 정도

의료기관서비스평가는 3년 주기의 정기평가와 수시평가가 있었으며 매년 말에 평가 결과를 일괄 발표하였다. 이 제도는 2011년 1월부터 의료기관 인증제도로 바뀌었다.

4. 의료기관 인증제도

2011년 1월 24일부터 [의료법 개정법률]에 근거하여 기존 의료기관 평가제도를 의료기관 인증제도로 변경하여 의료기관평가인증원 주관 아래, 모든 의료기관을 대상으로 하고 있다. 의료기관인증평가는 의료기관이 제공하는 의료서비스의 질을 개선·촉진하기 위하여 마련된 자율적 의료기관 평가제도이다. 따라서 정부는 병원급 이상 의료기관은 자율적으로 인증을 신청할 수 있으며, 요양병원과 정신병원은 의료서비스의 특성 및 환자의 권익 보호 등을 고려하여 2013년부터 의무적으로 인증신청을 하도록 의료법에 명시되어 있다.

인증을 받은 의료기관은 전문적이고 객관적인 조사와 평가를 통하여 의료의 질과 환자의 안전에 있어 적정 수준을 달성하였다는 의미로 4년 동안 유효한 보건복지부장관 명의의 인증서를 교부받게 되며, 인증 결과는 인증원 홈페이지 등을 통해 공표하게 된다. 또한 평가결과 및 인증등급을 활용하여 상급종합병원지정, 전문병원 지정 등 행정적·재정적 지원을 받을 수 있다.

요점정리

1. 품질관리(QC)는 일정한 조건 밑에 최저 비용으로 가급적 최량 품질의 제품을 획득할 수 있도록 생산 활동을 통계 숫자에 의해서 관리 통제하는 경영관리방식의 하나이다.

2. 의료의 질 관리에 선구적 역할을 한 인물 및 단체는 고대 함무라비 법전, 히포크라테스 선서, 근대 나이팅게일, 20세기 이후 플렉스너, 코드만, 미국외과학회, TJC, 미국 국가 QA 위원회 등이 의료 질 향상을 위한 활동을 해 왔다.

3. 우리나라의 의료의 질 향상에 기여한 단체 및 제도는 병원표준화심사, 한국의료질향상학회, 의료기관 서비스평가, 의료기관 인증제도 등이 있다.

학습문제

1. 수술을 받고 퇴원한 환자를 추적 관리하여 최종 평가하는 등 QA 기본 틀을 마련한 사람은?

   ① 리와 존(Lee & Jones) ② 플렉스너(Abraham Flexner)
   ③ 코드만(Ernest Avery Codman) ④ 나이팅게일(Florence Nightingale)
   ⑤ 히포크라테스(Hippocrates)

2. 의료기관 평가와 인증의 차이에 대한 설명으로 옳지 않은 것은?

   ① 인증수준은 최고수준을 지향한다.
   ② 평가주체는 항상 외부전문기관이어야 하다.
   ③ 평가는 타율적인 데 반해 인증은 자율적이다.
   ④ 평가 목적은 평가기준과의 차이 해소를 위한 것이다.
   ⑤ 평가는 과정에 중점을 두고 인증은 결과에 중점을 둔다.

3. TJC에 대한 설명으로 옳지 않은 것은?

   ① TJC의 전신은 JCAH(병원신임합동위원회)이다.
   ② 보건의료기관의 안전과 질을 규제하는 역할을 한다.
   ③ 의료의 질을 평가하는 데 있어 선구자적 역할을 하였다.
   ④ 2007년 TJC(The joint Commission)로 명칭을 변경하였다.
   ⑤ 보건의료조직을 평가하고 승인하는 규제기관으로 임무는 공공성의 성격을 가진다.

4. 의료기관 서비스 평가요강에 해당하는 항목은?

(가) 환자의 권리와 편의	(나) 업무 수행 및 성과
(다) 시설 및 인력수준	(라) 진료결과 및 만족도

   ① (가), (나), (다) ② (가), (다) ③ (나), (라)
   ④ (라) ⑤ (가), (나), (다), (라)

5. 의료기관 인증제도에서 의무적으로 인증신청을 하여야 하는 의료기관은?
   ① 전문병원
   ② 상급종합병원
   ③ 요양병원, 정신병원
   ④ 의원, 한의원, 치과의원
   ⑤ 한방병원, 종합병원, 치과병원

6. 의학교육기관의 구조적인 부분과 질적인 개선점을 제시하여 의학교육의 기틀이 된 것은?
   ① 코드만(Ernest Avery Codman)
   ② 히포크라테스 선서(Oath of Hippocrates)
   ③ 함무라비 법전(Code of Hammurabi)
   ④ 플렉스너 보고서(Abraham Flexner report)
   ⑤ 미국외과학회(American College of Surgeons)

7. 병원표준화 사업이 신임평가로 의료기관평가가 인증제도로 변경된 해는?
   ① 2001년, 1995년　② 2002년, 2000년　③ 2003년, 2011년
   ④ 2007년, 2013년　⑤ 2009년, 2011년

[정답] 1. ③ 2. ② 3. ② 4. ① 5. ③ 6. ④ 7. ③

Chapter 3

적정성 평가제도

학습목표

1. 의료이용도 관리(UM)의 종류와 관련제도에 대해 파악할 수 있다.
2. 의료감사(MA)에 대해 파악할 수 있다.
3. 적절성 평가지침(AEP)에 대해 파악할 수 있다.
4. 지연이유목록에 대해 파악할 수 있다.
5. 동료심사제도에 대해 파악할 수 있다.

3-1 의료이용도 관리(Utilization Management)

1. 개념과 필요성

의료이용도 관리란 진료의 질적 수준은 유지하면서 인적 물적 의료자원을 효율적으로 활용하도록 조절하는 활동이다. UM의 전신은 의료이용도조사(utilization review; UR)로 의료비 조절을 위해 미국연방정부와 보험자들이 권고했던 방법이다. UR은 특정한 의료서비스가 환자의 치료에 필요한 것인지 그러한 의료서비스가 적정한 수준·강도·비용으로 제공되었는지에 대해 보험진료비청구명세서나 진료기록부 등의 자료를 통해 조사하는 방법이다.

의료의 질적 수준에 대해 '과정(process)'을 평가하는 활동의 한 가지이다. 부적절한 의료이용을 줄임으로써 의학적으로 타당한 적정진료 제공 여부를 평가하여 병상이용의 효율성을 증대하고, 불필요한 의료비 지출 및 국민의료비를 절감하고자 하는 목적이 있다.

UR의 검토내용으로는 미국에서 개발된 적절성 평가지침(AEP)을 이용하여 다음 내용을 평가한다. ① 진료제공내용, 즉, 의학적 필요성 충족도 ② 진료제공 시점, 즉 수술 전 입원기간의 적정성 ③ 진료제공량/진료시간 및 빈도, 즉 병원재원기간, 검사횟수의 적정성 ④ 진료제공 장소, 즉 외래·병실·통원수술센터 등이다.

2. 의료이용도 발전과정

표 3-1 UR의 발전과정

년도	명 칭	UR의 내용
1950	의료이용도조사(UR)	• 의료이용도조사(UR) 시작 –입원의 타당성 검토 –의료의 질과 진료비 초점
1953	진료활동연구(PAS)	• 가입병원들의 퇴원요약 자료수집 –질병별 재원기간의 분석
1955	의료활동위원단(CPAH)	• 진료활동연구(PAS) : 주사업 –참여병원들의 자료수집 –진료의 질 평가 –진료형태 연구
1965	의료보호제도 (Medicare/Medicaid)	• 사회보장제도(Medicare와 Medicaid) 시작 • 의료이용도조사 실시 의무화 –모든 병원에 의료이용 심사위원회 설치
1972	의료수준검토기구(PSRO)	• 재원기간의 초점 –입원 및 재원기간의 필요성 검토 • 의료의 질적인 면 중 부족한 부분 검토 • 퇴원요약지 이용한 분석 • 퇴원환자에 대한 진료의 평가 : 의료감사
1984	동료검토기구(PROs)	• PSRO → PROs 대체 • 3가지 관점에서 검토 –의료이용도조사(UR), 적정진료보장(QA), DRG • 진료비 선불제도(PPS) 재원기간이 진료비 상환금액에서 거의 영향을 주지 않음 • 입원전 심사 : 입원 · 수술의 적합성 • 보다 더 적극적인 의료이용도조사 활동
2002	QIOs	• PROs → QIOs 명칭 변경 • CMS 의 UM 활동을 위임받음 • 1990년 동료심사 (전통적인 감시/감독) → 지역사회 지속적 의료 질 향상 개념을 촉진하는 역할

3. 의료이용도 범위

1) 입원의 타당성 검토

환자가 입원하기 전에 의사가 충분한 시간을 갖고 환자 상태를 관찰하여 입원치료가 필요한지를 결정한다. 입원 타당성 검토기준은 치료의 강도(Intensity of service, IS)와 질병의 중증도(severity of illness, SI)가 이용된다.

표 3-2 질환의 경중에 따른 진료서비스 강도

전반적인 검토기준	호흡기 질환 환자의 검토기준
질환의 경중도 • 활력 증상 체온 : 38.9℃ 이상이면서 백혈구 : 15,000 이상 • 임상병리-혈액검사 포타슘이 2.5 mEq/L 이하이거나 6.0mEq/L 이상인 경우 • 기능장애(갑자기 발생된) 의식이 없는 상태 진료서비스 강도 • 매 2시간마다 활력증상 점검 여부 • 투약 혈관내 투약 여부 • 치료 호흡장애를 도와주는 기구들 사용 여부 • 수술(24시간 이내에 계획된) 외래진료시 할 수 있는 수술을 제외한 전신 마취 또는 국부마취하의 수술 여부	질환의 경중도 • 방사선 촬영 결과 폐허탈 기흉 • 주사 결과 전색 • 신체 상태 흉벽 천공 열상 진료서비스 강도 • 치료 흉부에 튜브를 삽입 여부 • 수술(24시간 이내 계획) 림파결절 생검 여부

2) 재원기간 연장의 타당성 검토

우리나라 상급종합병원에서는 재원기간을 검토하여 불필요한 재원기간을 단축시켜 의료서비스 이용의 효율성을 증대시킬 수 있다.

3) 과잉진료 또는 과소진료 검토

① 진료비 지불자의 입장에서 행위별수가제는 과잉진료가 포괄수가제에서는 과소진료가 우려된다.

② 경영자의 입장에서는 포괄수가제의 경우 과잉진료를 한다면 병원의 경제적 손실을 보게 된다.

③ 의료 이용도 관리(UM)의 통하여 진료의 필요성과 적절성을 검토하여 입원기간의 단축, 진료비 절감, 환자 만족도를 향상시킬 수 있다.

4) 퇴원계획 수립, 실시

퇴원은 의료기관에서 입원을 종결하는 것을 의미하는 것으로 퇴원계획을 환자의 상황에 맞게 조정하여 퇴원시키는 것으로, 전원이나 지속적 진료 계획을 수립할 수 있다. 퇴원계획 조정은 선택한 방법에 필요한 사항을 미리 통보하여 준비하고 환자에게 가장 적합한 방법을 택하여 적시에 퇴원하는 것이다.

① 전원

- 진료 받는 의료기관을 변경하는 것
- 3차 의료기관에서 진료 후 2차 의료기관으로 전원
- 재활병원 등 특수진료 기관으로 전원

② 지속적 진료

- 퇴원 후 집에서 가정간호제도를 이용하는 것
- 퇴원 후 외래 통원 진료를 받는 것

5) 진료지원 업무 검토

진료지원 업무의 지연여부를 조사하여 장비의 고장 또는 부족, 준비 불충분, 의사의 개인적 사정 및 스케줄상의 문제 등 지연요인을 파악하여 개선한다.

4. 의료이용도 종류와 업무

(1) 이용도 검토의 종류

1) 전향적 검토(prospective review)

환자가 의료서비스를 이용하기 전에 의사의 입원이유 및 진료계획을 근거로 의료서비스의 적절성을 검토하는 방법이다. 미국의 경우 입원승인서, 우리나라의 외래진료 후 입원여부를 결정하는 과정이다.

2) 재원 중 검토(concurrent review)

환자가 입원중인 상태에서 의료서비스의 적절성을 검토하는 방법으로 입원자들의 재원기간의 타당성 및 재원기간 연장 타당성 검토하고 승인한다. 장점으로는 의료서비스의 적절성 여부를 심층적으로 판단할 수 있다.

3) 후향적 검토(retrospective review)

환자가 퇴원한 후 의무기록을 통해 의료서비스의 필요성과 적절성을 검토하는 방법이다. 장점으로는 다수의 환자를 대상으로 검토가능하며, 다음 입원일에 대한 의학적 처치에 대한 불확실성 등 모호함이 없다. 검토 결과가 환자에게 직접적인 영향을 미치지 않아 객관적인 검토가 가능하다.

반면 단점으로는 추가적 자료가 적절히 탐색되지 못하는 경우가 있다.

4) 선별적 중점 검토(focused review)

검토가 필요한 중요사항을 선택하여 의료서비스와 시설 등의 이용실태를 중점적으로 검토한다.

(2) 의료이용도 업무

1) 효율적인 진료를 위해 진료 지연 요인을 파악한다.

① 장비고장
② 불충분한 지식
③ 의사의 개인적인 사정
④ 예약제도의 문제점

2) 비진료대상에 대한 통보를 한다.

① 부적합한 입원
② 부적합한 재원
③ 입원 전 부적합성 판단

3) 진료의 수준을 검토한다.

① 급성/아급성
② 만성
③ 재활치료 의뢰
④ 전문 간호 시설 이송
⑤ 가정 치료
⑥ 말기 환자 치료

4) 증례관리를 한다.

① 의사소통과 자원의 적절한 활용을 통해 제공된 의료서비스를 사정, 계획, 수행, 조정, 모니터링하고 평가하는 협력적인 과정이다.

② 증례관리의 장점은 입원기간을 단축시키고, 진료비를 절감하며, 환자 만족도를 향상시킬 수 있다.

③ 효과적인 비용과 적절한 방법으로 진료가 적시에 행해지고 있는가를 확인하는 것이 목적이다.

④ 실제 이루어진 진료행위의 최종 결과가 미리 설정되어 있는 진료 전달체계 및 예상결과와 얼마만큼 일치하는가를 평가한다.

5) 단계별 진료과정을 파악한다.

① 흐름도로 특정 진단에 대한 환자진료과정의 주요단계와 내용을 파악한다.

② 공통 진단군 환자에 대한 진료 결과의 기대치를 보여 주게 된다.

6) 진료비 내용의 포괄적 검토를 한다.

① 진료행위자의 능력과 진료의 효율성 추적

② 검사와 처치 일정을 조정함으로써 병원기간 단축

③ 보조적 진료행위 감소

④ 물자, 장비 및 인건비로 지불된 내용 검토

7) 병원운영체계의 개선을 모색한다.

① 의무기록과 원무체계의 개선

② 의사들의 협조 모색

③ 입원기간 단축 모색

④ 경비 절감 방안 모색

⑤ 보조 진료행위 감소

⑥ 수익 증가를 위한 진료의 특수화 추진

⑦ 수익 대 경비 비율개선을 위해 의사들 간의 경쟁 유도

⑧ 외래 진료 활동 촉구

3-2 의료감사(Medical Audit)

1. 개 념

의료감사는 1972년 미국의 JCAHO가 개발한 의료의 질 평가방법 방법으로 의사들이 환자의 의무기록을 정기적·조직적으로 검토·조사하여 환자 치료의 질을 평가하고 문제점을 확인하며 해결하고 조치하여 진료의 질을 향상시키는 프로그램이다.

의료감사는 PEP(Performance Evaluation Procedure for Auditing and Improving Patient care), 즉 의료감사와 환자진료 향상을 위한 실행 평가절차를 개발하여 병원들이 객관적으로 의료의 질을 검토하고 평가하도록 하였다.

2. 특징

미국병원협회에서는 1974년 병원의 주요 진료 부서에서 연 2회 의료감사를 실시하라는 규정이 병원심사규정에 본격적으로 강조됨으로써 의무화되었다. 1979년 병원신임합동위원회는 의료감사의 수적인 요구사항을 삭제하고 포괄적인 새로운 기준을 제시하였다. 1979년경까지 미국에서 상당히 활발히 진행되었다.

1979년 이후 적정진료체계가 문제지향(problem-focused) 접근방법에서 병원지향체계(facility-oriented system)로 변하게 되었다. 의료감사의 내용으로는 환자진료의 진단 및 결과에 대한 평가 등 전문가들의 의료 행위 평가, 동료간 심사 등이 있다.

3. 의료감사 평가기준

의료감사위원회 위원은 의료감사 평가기준을 설정한다. 평가항목은 전문가 의견, 참고문헌, 타 병원과의 비교자료 및 합의사항 등을 참조하여 평가기준을 설정한다. 평가기준은 묵시적 평가기준(implicit criteria)과 명시적 평가기준(explicit criteria)으로 분류할 수 있다.

묵시적 평가는 전문가(주로 의사)가 의무기록을 검토하고 의료의 적절성을 평가하는 방법이며, 명시적 평가는 의사가 아닌 열람자가 의무기록을 검토하는 것으로 사전에 적절한 진료에 대한 기준이 설정되어 있는 평가 방법이다.

4. 의료감사 기준 및 절차

일리노이스 주립병원의 톰슨(Richard E. Thompson) 박사의 저서 "Patient Care Audit"에서는 의료감사의 시행과정을 아래의 15단계로 제시하였다.

① 주제선정

[예] 당뇨병 : 혼수동반 당뇨병, 인슐린 의존성 당뇨병, 백내장 동반 당뇨병, 케토산증을 동반한 당뇨병

② 표본의 수 결정 : 6개월 이내 감사 가능한 건수

③ 감사목적 결정

④ 평가기준 설정 : 의료감사위원회 위원

- 의료평가시 사용되는 기준 – 병원협회 진단, 치료, 입원, 합병증, 퇴원, 생존 등

⑤ 감사대상 의무기록 검색, 감사자료 추출

⑥ 담당직원이 검토결과 정리 및 위원회 상정

⑦ 위원회의 자료 검토확인

- 의료감사 업무 주관 : 의무기록위원회, 약사위원회, 감염위원회, 조직위원회, 사고위원회

⑧ 평가기준에 맞지 않는 변이(variance) 규명

⑨ 타당성이 인정되지 않은 변이사항 정리 요약

[예] 환자가 응급실 도착시 사망 (DOA)

⑩ 발견된 문제점 성격별로 정리

⑪ 발견된 문제 해결을 위한 방안제시 및 시정조치 시행

⑫ 감사과정의 요약정리 : 1~11까지의 내용 총정리

⑬ 추구관리 : 문제 부분에 관한 보고서 접수 및 재감사

⑭ 상기 모든 내용을 요약, 이사회, 병원장 및 임상 의사회에 보고

⑮ 의료감사 장부에 기록, 평가기준 검토 및 수정

5. 의무기록사의 역할

의료감사에서 의무기록사 참여의 정도는 병원의 규모, 의무기록사의 능력, 의료진의 요구에 따라 다양하다.

① 자료를 수집하여 제공한다.

② 수집된 자료를 최적의 방법으로 분석하여 정보를 만든다.

③ QI 관련정보를 작성할 수 있는 정보체계를 구축·활용한다.
④ 설정된 평가기준에 맞추어 의무기록을 검토, 자료 검색한다.
⑤ 의무기록 서식의 고안과 선택에 참여한다.
⑥ 비밀을 보장해 줄 수 있는 방안이나 체제를 고안한다.
⑦ 보수교육 프로그램에 참여한다.
⑧ 회의에 관한 문서와 보고서를 작성, 관리한다.

3-3 적절성 평가지침

1. 적절성 평지지침 정의

적절성 평가지침(Appropriateness Evaluation Protocol, AEP)은 대규모의 표본에 적절히 적용하면 부적절한 의료서비스 이용의 비중을 매우 정확하게 파악할 수 있다.

AEP 도구를 이용하여 입원이나 재원이 부적절한 판단이 내려졌다고 해서 반드시 환자를 퇴원시켜야 함을 의미하는 것은 아니다. AEP의 기준들뿐만 아니라 부적절한 의료이용의 이유와 번복기준을 적절하게 적용하면 이를 분명히 구별할 수 있고 부적절한 의료이용의 문제들을 해결하기 위해 필요한 시정 조치를 결정하는데 도움이 된다. 이에 따른 목적은 환자가 급성 진료시설에서 치료받을 필요성 여부 판단과 그 치료 시기의 적절성 여부를 판단하는 것이다.

2. 적절성 평가지침의 내용

① 진단명과 무관하게 적용 가능
② 적절성에 대한 의학적 판단
③ 높은 신뢰도와 타당성
④ 의사가 아닌 의료인이라도 조사할 수 있도록 개발
⑤ 미국적 상황을 반영하는 도구

3. 적절성 평가도구의 구성요소

입원 적절성 평가도구의 구성요소는 입원 기준, 재원일 기준, 수술 기준으로 분류된다.

① 입원 기준(Admission criteria)

- 내용 : 입원의 의학적 필요성에 대한 판단
- 판단 기준 : 서비스강도, 환자상태 및 중증도 등 고려
- 구분 : 내과계 기준, 외과계 기준
- 항목 : 성인용 기준 16개 항목
  소아용 기준 20개 항목

② 재원일 기준(Day of care criteria)

- 내용 : 재원일의 의학적 필요성에 대한 판단, 각 환자의 재원일 각각에 대하여 1일 단위로 재원일 기준에 만족하는지를 판단
- 판단 기준 : 의사서비스, 간호서비스, 환자상태 요인 등으로 구성
- 구분 : 내과계 기준 외과계 기준
- 항목 : 성인용 기준 25개 항목
  소아용 기준 28개 항목

③ 수술 기준 (Surgery criteria)

ⓐ 수술 장소 기준(Location of surgery)

- 내용 : 입원을 필요로 하는 수술인지 여부를 판단
- 판단 : 동반질환 여부, 수술 후 후유증 발생의 위험성, 집중적인 수술 후 가료의 필요성
- 항목 : 14개 항목

ⓑ 수술시점 기준(Timing of surgery)

- 내용 : 국소마취는 입원 당일 수술시행을 표준
  전신/부분마취는 입원 다음날 수술 시행을 표준
- 판단 기준 : 수술 전 특수검사 및 치료, 환자상태, 수술취소 등 입원 당일에 수술이 행해지지 못한 정당한 이유를 반영
- 항목 : 16개 항목

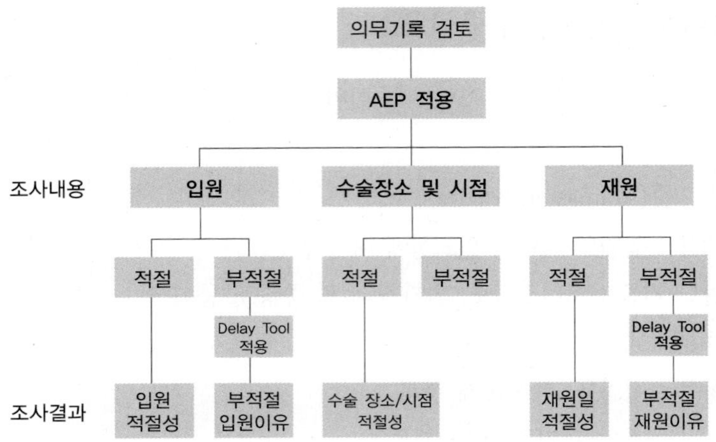

표 3-3 입원 및 재원일 적절성 평가 흐름도

4. 적절성 평가의 기준 및 번복(Override option)

적절성 평가의 기준은 ① 성인입원 기준, ② 성인재원 기준, ③ 소아입원 기준, ④ 소아재원 기준으로 분류된다. 한편, 번복 기준은 AEP에서 적절한 것으로 제시한 기준에 합당하지 않아 '부적절'로 판단할 수 있지만 여러 가지 상황으로 볼 때 꼭 입원이나 재원을 할 수밖에 없다고 보고 '적절'로 번복하여 인정하는 것이다. 이때, 반드시 의료진의 합의가 있어야 하며 자주 번복을 적용해서는 안 된다.

1) 부적절한 기준을 적절로 번복한 사례는 다음과 같은 경우가 있다.

① **입원일 기준** : 늑막 생검을 위해 입원하여 당일 생검을 실시한 경우

② **재원일 기준** :
- 복수천자(ascites tapping) 하는 날
- 급성심근경색증 환자로 안정기에 접어든 시기에 bed rest 상태에서도 chest pain이 있으나 적절에 맞는 조건이 없는 경우 (oral 투약, EKG monitoring안함)

2) 재원일 적절기준을 부적절로 번복한 사례는 다음과 같다.

- 특별히 심각한 증세 없이 구강 투여할 수 있는 약물을 정맥투여하고 있는 경우로 이외에는 정맥 투여하는 약물은 없는 경우
- '섭취배설량(I/O) 측정' 처방이 있으나 I/O상 안정적이며, 수액의 추가공급 등 수액의 용량조절이 없는 경우
- 장기적으로 비위관영양(L-tube feeding) 중이거나 도뇨관(foley-catheter)을 가지고 있는 경우

3-4 지연이유 목록(Delay tool)

1. 지연이유 목록 정의

지연이유 목록은 셀커(Selker : 1989)가 개발한 것으로 적절성 평가지침을 적용하여 의학적으로 불필요한 입원과 재원으로 판단된 경우, 미리 작성된 목록에서 해당 이유를 찾도록 하는 것이다.

즉 Delay Tool은 부적절 입원 또는 부적절 재원일을 밝히고자 하는 도구이다.

2. 지연이유 목록 구성

지연이유 목록에는 부적절한 입원의 이유와 부적절한 재원의 이유로 구성되며, 구체적인 목록은 표 3-4와 같다. 지연이유 목록은 지역별, 병원별로 달라질 수 있다.

1) 부적절한 입원의 이유

부적절한 입원의 이유는 5개 항목으로 다음과 같다.

① **외래에서 시행할 수 있는 검사·시술** : 항암치료를 위해 항암주사를 맞기 위해 입원한 경우, CT·초음파 등 외래에서 가능한 검사를 위해 입원한 경우, 쌍꺼풀 시술(brow elevation)의 경우가 여기에 해당된다.

② **장기요양시설에서도 가능한 진료** : 신경과의 뇌졸중 후유증 환자로 안정기에 접어든 경우, 보존적 진료(conservative care)를 위해 입원한 경우가 여기에 해당된다.

③ **사회적 이유로 인한 입원거리 등** : 지방 거주환자로 거리가 너무 멀어 검사만을 위해 며칠씩 병원을 내원할 수 없는 경우 입원해서 하는 것이 오히려 편리한 경우가 여기에 해당된다.

④ **조기입원** : 수술에 필요한 사전 검사가 시행되어 있지 않거나 수술 일정이 입원 후 즉시 시행할 수 있도록 준비되어 있지 않은 상태에서 입원하는 경우가 여기에 해당된다.

⑤ **기타**

2) 부적절한 재원의 이유

부적절한 재원 이유의 6개 범주는 검사 시행, 검사 결과 획득, 조기입원, 의료진의 책임, 환자나 가족 및 병원의 관리과정과 관련된 대기로 구분하며, 33개의 중범주와 79개의 소범주로 구성이 된다.

표 3-4 Delay tool

<table>
<tr><td colspan="2">I. 부적절 입원의 이유</td><td>• 외래에서 시행할 수 있는 검사나 시술
• 장기요양시설(nursing home 등)에서도 가능한 진료
• 사회적 이유로 인한 입원 : 거리, 기타 사회적 이유
• 조기입원
• 기타</td></tr>
<tr><td rowspan="6">II. 부적절 재원의 이유</td><td>①
검사 시행 대기</td><td>• 진단방사선과의 검사
• 임상병리과의 검사
• 핵의학과의 검사
• 내과계 특수검사 – 예약이 필요한 검사
• 예약이 필요하지 않은 검사 시행 당일
• 검사시행과 관련된 대기</td></tr>
<tr><td>②
검사 결과 획득 대기</td><td>• 진단방사선과의 검사
• 임상병리과의 검사 : 미생물 배양검사 등
• 핵의학과의 검사 : 스캔, 혈액검사 등
• 내과계 특수검사
• 병리과 검사 : 조직검사, 세포학적 검사, 전자현미경 검사 등
• 기타 검사 결과 획득 대기
• 두 가지 이상의 검사 결과를 동시에 대기하는 경우
• 주말로 인하여 결과를 알 수 없는 경우
• 결과가 병실로 왔으나 결과를 분실 또는 확인 불가능한 경우
• 검사실에서의 검체 분실로 결과를 알 수 없는 경우</td></tr>
<tr><td>③
내 · 외과계 환자의 조기입원</td><td>• 검사 시행 대기
• 검사 결과 획득 대기
• 자문과 관련된 대기
• 단순 시술/수술 일정 대기
• 기타 의료진의 책임과 관련된 수술 시행 대기</td></tr>
<tr><td>④
의료진의 책임에 관련된 대기</td><td>• 보수적인 진료로 인한 퇴원의 대기
• 의사의 임상적인 의사결정과 관련된 대기
• 의료진의 검사 지시 또는 시행과 관련된 대기
• 자문과 관련된 대기</td></tr>
<tr><td>⑤
환자에 관련된 대기</td><td>• 환자나 가족이 시술/치료에 대한 결정을 못내려서 발생한 대기
• 환자가 검사, 시술 및 치료를 거절한 경우
• 환자 또는 가족의 요청에 의하여 상태가 안정된 말기질병 환자를 병원에 두는 경우
• 퇴원 준비가 되어 있지만 환자나 가족 때문에 대기가 발생한 경우</td></tr>
<tr><td>⑥
병원의 관리과정과 관련된 대기</td><td>• 본원 내 다른 과/병동의 병상을 구하기 위한 대기와 관련된 대기
• 외부 병원/병상을 구할 수 없어서 대기가 생기는 경우
• 주말이라 퇴원 수속을 할 수 없어서 발생하는 대기
• 입원 당일</td></tr>
</table>

3. 적절성 평가조사 수행

① 조사계획 수립

조사 시점을 결정한다. 입원 전, 입원 중, 퇴원 후 중에서 결정한다. 표본추출방법을 결정한다. 전수 조사 또는 표본조사를 결정한다. 소요인력 및 비용, 조사결과 활용계획 등을 결정하는 단계이다.

② 조사계획보고 및 승인

조사계획을 확정하는 단계이다. 조사에 동원되는 인력, 비용을 승인하게 된다.

③ 적절성 평가 기준적용에 대한 의료진 의견수렴

AEP기준 진료과별 회람 및 기준조정, 번복기준 적용 시 의료진과 협의가 이루어지는 단계이다.

④ 조사자 교육 · 훈련

분산형으로 시행할 경우 자료작성자에 대한 별도의 사전 교육이 필요하다.

⑤ 의료진(진료과, 병동)의 협조

의무기록열람, 자료작성 등이 수행되는 단계이다.

⑥ 부적절한 입원/재원이유 목록 작성

⑦ 자료수집 양식 작성

환자의 일반적 특성, 병원재원의 특성, 적절성 평가기준의 종류 등이 이루어진다.

⑧ 자료의 수집

분산형의 경위에는 조사서가 정확히 기록되었는지 자료회수 시 검토가 필요하다.

⑨ 자료분석 및 결과보고

통계분석, 보고서작성, 결과보고의 단계이다.

4. 결과분석 및 제시

적절성 평가지침(AEP)을 적용하여 진료과별 입원, 수술장소 및 시점, 재원일 적절성 수준을 평가한다. 진료과별로 입원일별 재원일의 적절성 수준을 평가함으로써 부적절 재원의 양상을 밝힌다. 지연이유목록(Delay tool)을 적용하여 진료과별로 부적절 재원일 이유를 파악하고 주요 이유에 대해서는 구체적인 이유를 밝힌다. 이전에 수행된 결과와 비교를 통해 수행평가 및 병상이용의 적절성 수준을 모니터링한다.

3-5 동료심사제도(Peer Review Organizations)

1. 개 요

1982년 진료비 상환방법이 소급되어 결정되었던 지불방법에서 환자의 주진단에 의해 결정되는 전향적인 고정된 가격으로 상환하는 DRG(Diagnosis Related Group)라는 선지불제로 바뀌면서 보건의료재정청(Health Care Financing Administration, HCFA, 현CMS)은 PSRO(Professional Standard Review Organization)를 PROs(Peer Review Organizations)로 전환시켰다.

PROs는 주당 하나씩 조직되어 성과급제로 보건의료재정청(HCFA)과 계약을 맺고 의료기관과도 계약을 맺어, 의사개인의 진료수행성과를 평가하고 보건의료재정청(HCFA)에 징벌을 건의하는 힘을 갖게 되었다. 건의 내용에는 교육을 시키거나, Medicare 환자진료에서 제외시키거나, 벌금을 부여하기도 한다.

PROs는 임상적 치료과정을 평가하기 위하여 전체 치료건수의 일부만을 감사하지만 비적정 진료를 찾아내는 데 효과적인 것으로 평가되고 있으며, 2002년 그 명칭을 QIOs(Quality Improvement Organizations)로 변경하였다. 연방정부는 주별로 의료의 질을 관리하도록 QIOs에게 위임하고 있으며 3년 단위로 계약을 하고 보고서는 국회에 제출하도록 요구하고 있다.

2. 심사목적

DRG 제도의 단점을 보완하며, DRG 적용환자의 의료 질 수준을 유지하기 위한 제도이다.

PROs는 의료 서비스의 질과 효율성을 확인하기 위해 의료의 질적 내용을 분석하는 데에 중점을 둔다. 즉, 동등한 자격을 갖춘 동료로부터 평가를 받게 하여 자신의 의료 행위가 동료들에 비해 어떤 수준인가를 알 수 있게 함으로써 적정 의료의 수준을 보장하는 방법이다. 주로 개업 의사들로 구성된 위원회, 지역의사 대표들 또는 의사회 회원들이 검토·심사하는 것이다.

PROs는 의료의 질을 확인하고 의료비 상승 조절에 목적을 두고 있다.

요점정리

1. 의료이용도 관리(UM)는 진료의 질적 수준은 유지하면서 인적 물적 의료자원을 효율적으로 활용하도록 조절하는 활동이다.

2. 의료이용도 종류는 전향적 검토(prospective review), 재원중 검토(concurrent review), 후향적 검토(retrospective review), 선별적 중점 검토(focused review)가 있다.

3. 의료감사(MA)는 1972년 미국의 JCAHO가 개발한 의사들이 환자의 의무기록을 정기적·조직적으로 검토·조사하여 환자 치료의 질을 평가하고 문제점을 확인하여 해결·조치하도록 하여 진료의 질을 향상시키는 프로그램이다.

4. 적절성 평가지침(AEP)는 적절한 의료이용의 문제들을 해결하기 위해 필요한 시정 조치를 결정하기 위한 지침으로 환자가 급성진료시설에서 치료받을 필요성 여부 판단과 그 치료 시기의 적절성 여부를 판단할 수 있다.

5. 지연이유목록은 적절성 평가지침(AEP)을 적용하여 의학적으로 불필요한 입원과 재원으로 판단된 경우, 미리 작성된 목록에서 해당이유를 찾는 것이다.

6. 동료심사제도(PROs)는 동등한 자격을 갖춘 동료로부터 평가를 받게 하여 자신의 의료행위가 동료들에 비해 어떤 수준인가를 알 수 있게 함으로써 적정 의료의 수준을 보장하는 방법이다.

학습문제

1. 의료이용도 관리의 설명으로 옳지 않은 것은?
   ① 의료의 질적 수준에 대해 과정을 평가하는 활동이다.
   ② 주로 외래나 통원수술센터 등의 비용 감소를 목적으로 한다.
   ③ 불필요한 의료비 지출 및 국민의료비를 절감하고자 하는 목적이다.
   ④ 보험진료비 명세서나 진료기록부 등의 자료를 통해 조사하는 방법이다.
   ⑤ 진료의 질적 수준은 유지하면서 의료자원을 효율적으로 활용하도록 조절하는 활동이다.

2. 의료이용도 검토 중 환자가 의료서비스를 이용하기 전에 의사의 입원이유 및 진료계획을 근거로 의료서비스의 적절성을 검토하는 방법은?
   ① 전향적 검토(prospective review)
   ② 입원기준(admission criteria)
   ③ 재원중 검토(concurrent review)
   ④ 후향적 검토(retrospective review)
   ⑤ 선별적 중점 검토(focused review)

3. 적절성 평가지침에 대한 설명으로 옳지 않은 것은?
   ① 진단명과 무관하게 적용 가능하다.
   ② 높은 신뢰성과 타당성을 나타낸다.
   ③ 의료인이 아니라도 조사할 수 있도록 개발되었다.
   ④ 부적절한 의료서비스 이용의 비중을 매우 정확하게 파악할 수 있다.
   ⑤ 적절한 의료이용을 위해 급성진료시설에 대한 시정 조치를 결정한다.

4. 진단명별로 의사들이 환자의 의무기록을 정기적·조직적으로 검토·조사하여 환자 치료의 질을 평가하고 문제점을 확인하여 해결하도록 하는 질 향상 프로그램은?
① 동료의사심사(peer review)
② 의료 감사(medical audit)
③ 진료비청구심사(claims review)
④ 의료자원이용심사(utilization review)
⑤ 적절성 평가지침(appropriateness evaluation Protocol)

5. 의료감사에 있어 의무기록사의 역할로 옳지 않은 것은?
① 자료수집제공
② 의무기록 서식의 고안과 선택에 참여
③ 환자 치료의 질 문제점 해결
④ 회의에 관한 문서와 보고서 작성 관리
⑤ 비밀을 보장해 줄 수 있는 방안이나 체제고안

6. 동료검토기구(PROs)에 대한 설명으로 옳은 것은?
① PROs는 후에 PSRO로 대체되었다.
② 퇴원요약지를 이용한 분석을 한다.
③ 입원전 심사, 입원, 수술의 적합성을 검토한다.
④ 의료의 질과 진료비에 초점을 두고 타당성을 검토한다.
⑤ 재원기간에 초점을 두고 입원 및 재원기간의 필요성을 검토한다.

7. 의료감사에 대한 설명으로 옳지 않은 것은?
① 연 2회 실시함
② 동료 간 심사
③ 전문가가 묵시적 평가기준으로 감사
④ 의사는 명시적 평가기준으로 감사
⑤ 환자진료의 진단 및 결과에 대한 평가 실시

8. 의료이용도 관리에서 이루어지는 활동이 아닌 것은?

① 증례관리
② 진료의 수준 검토
③ 입원의 타당성 검토
④ 시설이용의 필요성
⑤ 진단의 정확성 검토

9. 지연이유 중 부적절한 입원 이유에 해당하지 않는 항목은?

① 조기입원
② 장기요양시설에서 가능한 진료
③ 입원거리로 인한 입원
④ 외래에서 시행할 수 있는 검사나 시술
⑤ 병원 내 타 진료과의 병상을 구하기 위한 대기

10. 의료감사 과정 중 타당성이 인정되지 않는 변이 사항은?

① 평가기준 설정 오류
② 위원회의 자료 검토 오류
③ 평가기준의 제한성
④ 미완결 의무기록 작성
⑤ 환자가 응급실 도착시 사망

[정답] 1. ② 2. ① 3. ⑤ 4. ② 5. ③ 6. ③ 7. ④ 8. ⑤ 9. ⑤ 10. ⑤

Chapter 4

적정진료관리의 접근방법

학습목표

1. 도나베디언의 접근방법에 대해 파악할 수 있다.
2. 환자 중증도 분류체계를 파악할 수 있다.
3. TJC의 10단계 접근법에 대해 파악할 수 있다.
4. CP와 CPG에 대해 파악할 수 있다.
5. PFC에 대해 파악할 수 있다.

4-1 도나베디언 이론

도나베디언(Avedis Donabedian, 1980년)은 의료의 질 관리의 개념적 접근방법을 구조(structure)-과정(process)-결과(outcome)의 평가방법을 제시하였다. 이는 고전적 의료의 질 평가방법론으로 일컬어진다.

1. 구조적 접근(Structure) : 투입요소 평가

보건의료과정에 투입되는 투입요소, 즉 자원(인력, 시설, 장비)이 표준을 만족시키는지를 평가하는 것으로 의료기관의 구조상태가 진료에 도움을 주어 양질의 의료제공을 가능하게 하는지 또는 해가 되게 하는지 등을 판단하고자 평가하는 것이다.

의료기관의 기구조직을 포함하여 의료요원의 수, 자격, 이들의 관리, 각종 시설과 장비 등에 관한 구체적인 것이다.

구조란 진료의 수단과 여건을 말하는 것으로 시설이나 장비 등의 물적 자원과 의료종사자의 수 및 자질 등의 인적자원, 진료비 심사제도, 진료비 보상방법 등의 조직구조를 말한다.

(1) 구조적 접근의 종류

기관과 인력의 교육과 신임제도이다. 보통 신임에 사용되는 기준은 기본교육이다. 보수교육은 이를 의무적으로 받게 되어 있고 질 측정으로 밝혀진 진료의 특정 결함을 수정할 목적을 갖고 있지 않는 지속적인 보수교육일 때만 구조적 접근 전략이 될 수 있다.

신임의 3가지 활동은

① 신임제도(accreditation)는 정부기관이나 민간조직이 어떤 의료기관이나 교육훈련 프로그램이 미리 정해진 표준을 충족시키는지를 평가하고 인증해 주는 과정이다.

② 면허제도(licensure)는 정부기관이나 조직이 개인에게 일정한 수준의 능력을 가졌음을 증명하고 특정 직업에 종사할 수 있도록 허가해주는 과정이다.

③ 자격증·회원증제도(certification and/or registration)는 민간기관이나 협회가 개인에게 일정 수준의 자격을 갖췄음을 인정해 주는 과정으로 신임프로그램 이수, 자격시험 통과, 일정한 경험 축적, 협회회원 가입 등이 있다.

(2) 구조적 접근요인

의료 제공에 필요한 인적·물적·재정적 자원이 표준에 부응하는지를 평가하고, 구조는 의료의 질에 간접적 영향을 주고 서비스 제공에 직접적 영향을 주는 요인을 평가한다. 예를 들면 병상수, 의료장비, 시설, 의료 인력의 수, 훈련정도, 신임·면허제도, 의료기관평가 등이 이에 속한다.

구조적 접근은 측정 및 계량화가 용이하고 질 향상 목표를 구체화할 수 있다. 그러나, 구조적 측면이 갖춰졌다고 해서 반드시 질적으로 우수한 서비스가 제공되는 것은 아니다.

2. 과정적 접근(Process) : 진료과정의 평가

진료의 모든 단계(진료과정)에서 현재 이용 가능한 의학지식과 기술을 충분히 적용한다면 결함이 있을 때보다는 결과가 더 나아질 것이라는 가정 하에 진료과정이 기록된 의무기록조사가 가장 원천적인 평가정보의 유형으로 인식하는 것이다. 즉, 환자의 치료과정(진단적 검사, 투약)이나 수술 의사결정 과정을 조사 평가하는 것이다. 또한, 의료서비스 제공자들의 의사결정 과정과 의료기관차원의 환자관리 업무처리 과정을 검토하는 것이다. 과정적 접근의 방법은 직접 관찰하여 평가하는 방법, 의무기록을 검토하여 평가하는 방법 등이 있다.

(1) 과정적 접근의 종류

① 내부평가와 외부평가

- 내부평가는 조직적 수단이나 교육적 방법으로 해결할 수 있는 문제를 밝혀내는 데 효과적이다.
- 외부평가는 정책결정, 부정진료 선별, 신임·면허평가에 적합하고 전문가협회, 교육기관, 법적기구, 연구집단 등이 평가주체가 된다.

② 행정적 평가와 전문가평가

- 행정적 평가는 보건의료서비스의 생산에 사용된 자원에 대해 기획·관리·회계를 평가한다.
- 전문가평가는 생산된 서비스의 과학적·기술적 품질에 초점을 맞춘다.

③ 환례검토와 통계평가

- 환례검토는 한 공급자가 제공한 진료나 한 환자가 받은 진료를 측정대상으로 의무기록 문서원본이나 개별관찰을 통해 어떤 양식을 규명하거나 일반화하는 방법이다.
- 통계평가는 개별기록을 모아 편집된 종합적 통계자료를 통해 의심이 가는 결과 원본을 상세히 분석하는 방법이다.

④ 의무기록조사

- 의무기록에 기초하여 진료표준의 충족 여부(진료의 질)를 후향적으로 측정하는 방법이다.
- 병력·진단·치료·추구관리·재활 등에서 실제 진료가 표준(기준)에 얼마나 만족하는지를 평가한다.
- 북아메리카 지역 병원들에서 주로 사용하는 QI방법이다.

⑤ 동료의사심사(Peer Review)

- 동등한 자격을 갖춘 동료의사에게 평가를 받게 해서 자신의 의료행위가 동료들에 비해 어느 정도 수준인지 알 수 있게 함으로써 적정의료 수준을 보장하는 방법이다.
- 미국에서는 특정 사회복지 수혜자격을 가진 환자를 치료하고 수가를 보상받기 위해서는 동료감사기구(PSRO: Peer Service Review Organization)의 평가를 받아야 한다. 이는 의료의 질적 목표보다 서비스의 과다이용이나 과소이용 등 경제적 목표에 초점을 둔다.

⑥ 의료자원이용심사(UR, Utilization Review)

- 의료서비스의 이용·절차·시설 등에 대해 필요성이나 적절성 여부를 검토하는 방법이다. 주로 입원의 타당성, 재원기간의 적절성 등을 심사한다.

⑦ 의료 감사(Medical audit)

- 진단명별 일정 기준을 설정하여 그 기준에 의해 진료내역을 검토하고 평가하는 방법이다.

⑧ 진료비청구심사(Claims review)

- 의료기관에서 청구한 진료비 청구 자료를 통해 의료의 질을 평가하는 방법이다. 우리나라 건강보험심사평가원의 심사와 비슷한 역할을 한다.

⑨ 표준진료지침평가(Clinical Pathway Review)

- 환자진료를 위해 세운 계획인 표준진료지침에 따라 진료과정이 수행되었는지를 평가하는 방법이다.

(2) 과정적 접근 요인

① 적절한 약품의 사용 여부와 같은 기술적인 측면에서부터 환자들에게 바람직한 태도를 취했는가 하는 인간관계 문제까지 포함될 수 있다.

② 적정 수혈 여부, 항생제 사용실태, 평균재원기간, 흉막천자 시 주의사항 여부, 응급손상환자에 대한 처치 적절성 등이 있다.

장점은 평가를 통해 나타난 결과를 진료행위의 교정에 곧바로 적용할 수 있다는 것이다. 반면, 평가기준을 명확히 설정하기 어렵고, 과정과 결과가 반드시 일치하지 않는다는 한계가 있다.

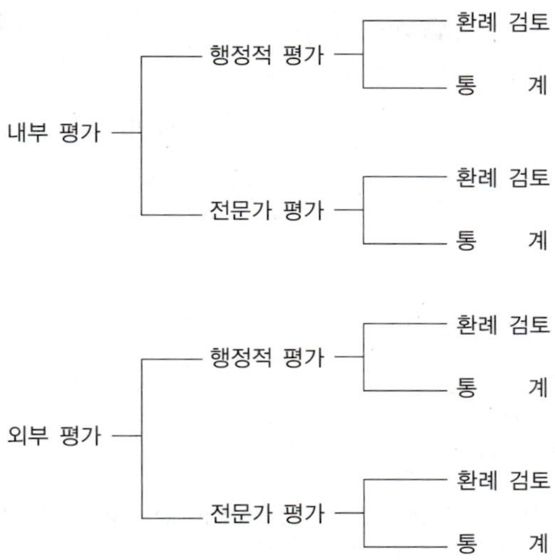

그림 4-1 과정적 접근에 기반한 QA 방법의 분류

3. 결과적 접근(Outcome) : 산출물 평가

매사추세츠병원 외과의사 코드만(Codman)의 수술환자 결과의 즉각 기록 및 1년 후 재검사 후 최종결과를 확정하였다. 의사-조직-질병-환자라는 4가지 요인이 의료결과에 영향을 미친다고 보고하였다.

표 4-1 질병특성에 따른 결과 평가

구 분	일반적 특이성 (모든 질병에 결과가 적용되는가)	특정 질병 특이성 (특정 질병별로 결과가 다른가)
의미	• 전체 의료체계 하에서 일정한 인구집단이 받은 총체적인 의료질을 평가 • 일반적인 결과변수를 가지고 한 공급자가 제공한 질을 평가하기는 어려움	• 진료제공자가 아닌 다른 평가자가 재검하는 것을 전제로 함 • 비용이 많이 들고 시간이 오래 소요됨
전향적 평가	건강수준의 향상	진단의 정당성, 퇴원수준, 합병증
후향적 평가	이환율, 사망률, 건강수준치료	질병별 사망률, 합병증, 기능수준

이처럼, 결과적 접근은 환자의 건강과 만족도(client satisfaction)를 평가하는 것이다. 진단결과(diagnostic outcome)와 치료결과(therapeutic outcome)를 주로 평가한다.

치료결과는 측정하기 어렵고 질병의 진행 정도 따라 그 결과는 다르게 나타날 수 있으므로 의료평가에서는 '과정'에 중점을 두게 된다. 과정의 평가는 직접 관찰하는 방법과 의무기록을 검토하여 평가하는 방법이 있다. 의무기록은 환자의 치료과정을 한눈에 볼 수 있는 객관적인 자료로 의료평가를 하는 데에 있어서 중요한 도구이다.

(1) 결과적 접근의 종류

① 수명 및 사망률(longevity, mortality)
② 급성기 생리적 안정도(acute physiologic stability)
③ 만성질환과 유병률(chronic disease and morbidity)
④ 합병증(complications of disease or of medical care)
⑤ 신체기능 상태(physical functional status)
⑥ 정신기능(psychological functioning)
⑦ 삶의 질(quality of life)
⑧ 진료비용(costs of care)
⑨ 특수서비스 이용(use of specified services)
⑩ 진료관련 만족도(satisfaction with care, experiences with care)

(2) 결과적 접근요인

① 의료결과는 보건의료체계 및 의료제공자들의 책임과 연계된 건강수준으로, 신체적 요소 외에 사회적·심리적 요소, 환자의 만족도를 포함한다.
② 의료의 질 관리에 있어서 결과는 과정보다 간접적인 지표로 본다. 즉, 사망률, 재수술률, 합병증, 환자만족도, 욕창발생률, 5년 생존율 등을 말한다. 그 이유는 건강상태의 변화에 대해 의료행위 이외에 다른 요소들도 영향을 미치기 때문이다.

장점은 의료행위의 궁극적 목적과 직접 관련을 가지고 있다는 것이다. 반면, 의료행위 외에 다른 요소들 예를 들면, (질병중증도, 환자 심리적 특성, 개인행태, 사회경제적 상태 등은 이 결과에 영향을 미칠 수 있기 때문에 의료서비스 이용의 효과를 판단하기 어렵다는 단점이 있다.

따라서 도나베디언의 의료의 질 접근방법은 구조, 과정, 결과적 접근방법에 의한 평가를 기본적으로 하고 있으며 이들 사이에 인과관계가 있다는 것을 가정한 것이다. 즉, 구조가 진료행위의 내용 및 건강상태에 영향을 주며 과정이 건강상태에 영향을 준다는 의미이다.

구조적 접근방법은 의료체계가 정비되어 있지 못한 경우에 우선순위에 두고 있다. 의료의 질보다는 의료체계의 기획·실행에 중요한 의미를 둔다는 것이다. 과정적 접근방법은 의료질 평가의 주된 관심영역이며 직접적인 대상이다. 과정평가를 통해 나타난 결과를 진료행위의 교정에 곧바로 적용할 수 있고, 결과적 접근방법에 비해 비용과 시간이 적게 든다. 다만, 어떤 과정의 존재 여부가 결과에 명백한 영향을 준다는 관계가 입증되어 있는 경우에만 타당성이 있다고 볼 수 있다.

결과적 접근방법은 결과를 과정보다 간접적인 지표로, 건강상태의 변화가 나타났어도 이 변화가 특정한 과정에 의해 초래됐는지를 추정하기 곤란한 경우가 있다.

표 4-2 질 관리의 접근방법

구 조	물적자원, 인적자원, 조직적 구조 속성 포함 -시설, 장비, 의료종사자의 수와 자질, 진료비심사제도, 진료비 보상방법 -신임제도, 면허제도, 자격증 · 회원증제도
과 정	의료제공자와 환자간에 혹은 내부에서 일어나는 행위, 기술적인 측면에서 환자에게 취한 태도까지 포함 -진단(검사), 치료(투약, 수술), 의뢰, 지속성
결 과	선행된 보건의료서비스에 의한 건강상태를 평가하는 접근방법 -중간산물 : 진료의 양 -건강수준변화 : 사망률, 이환률, 재발률, 기능회복정도 -만족도 : 환자, 의료제공자 측면

4-2 환자의 중증도 분류체계(Severity classification system)

1. MEDIS Groups (Medical Illness Severity Grouping System)

MEDIS Groups은 St. 빈센트 병원의 Alan Brewster와 Bruce Karlin에 의해 개발되었다.

Alan Brewster와 Bruce Karlin : 이 두 의사는 사망 자료가 환자에게 제공된 진료를 평가하는 데 적절하지 못하여 환자 질환의 중증도 파악을 위하여 의무기록에서 얻게 된 주요 임상정보(key clinical findings, KCFs)에 관한 자료를 이용하여 중증도를 평가하는 도구를 개발하였다.

입원시점과 재원 중간 시점에서 중증도를 평가하는데 환자의 병력, 신체검진, 임상검사, 방사선, 조직검사 등을 이용하여 약 250개 이상의 주요 임상정보(KCFs)를 찾아내고 중증도 점수를 산출 : 중증도 0부터 4까지 5단계로 표시한다.

표 4-3 KCFs와 중증도 분류기준의 예

Group 0 KCFs	Heart rate > 40 and < 125 beats per minute Systolic blood pressure > 80 mmHg Potassium > 2.4 and < 5.4
Group 1 KCFs	Hematocrit 25.0 to 29.9 or > 55 Temperature > 101°F orally Diastolic blood pressure 120 to 140 mmHg
Group 2 KCFs	Potassium > 6.9 Total bilirubin > 3.0 Respiratory rate > 35
Group 3 KCFs	Blood urea nitrogen > 120 Hematocrit > 20.0 Systolic blood pressure < 60mmHg

2. APACHE III(Acute Physiology and Chronic Health Evaluation III)

APACHE는 의무기록 검토를 통해 환자의 생리적 측정값을 조사해서 중증도 점수를 산출해 내는 도구이다.

워싱턴 대학교의 마취과 중환자실(ICU) Research Unit에서 1980년대 초에 APACHE를 개발했다. 이 지표는 중환자실(ICU)에서 서비스의 강도와 환자의 사망 위험도를 예측하기 위해 만들었으며, 중환자실(ICU) 환자의 치료 결과 및 사망률을 예측하는 데 정확한 방법으로 입증되었다.

생리적 측정치로 알부민, 심방 이산화탄소, 심방 산소, 심방 pH, 혈압, 혈액요소질소, 심박동률 헤마토크리트, 혼수 정도(Glasgow coma Scale), 호흡률, 혈청 크레아티닌, 혈청나트륨 , 체온, 총빌리루빈, 소변배출량, 백혈구 수치, 포도당 등을 이용한다.

APACHE를 이용한 임상적 평가는 중환자실 이용도를 향상시킬 수 있다.

APACHE점수가 낮은 환자는 중환자실에 입원할 필요가 없거나 중환자실에서 퇴원할 수 있다.

표 4-4 Glasgow coma Scale

개안(eye opening)		언어 반응(verbal response)		운동 반응(motor response)	
자연적으로 개안	4점	정상으로 반응	5점	지시대로 움직이는 반응	6점
음성 명령에 반응	3점	혼미 속에서 반응	4점	국소성 운동 반응	5점
통각 자극에 반응	2점	몇 마디 단어 반응	3점	회피성 굴곡반응	4점
무반응	1점	어떤 소리만을 발성	2점	굴곡운동 반응	3점
		무반응	1점	신전운동 반응	2점
				무반응	1점

3. CSI(Computer Severity Index)

CSI는 1980년대 중반 Susan Horn 등에 의해 존스홉킨스 대학의 hospital Finance & Management Center에서 개발되었다. 컴퓨터를 이용한 방법은 1980년대 말에 개발되었다. 이 지표는 진단명별 질병군(DRG)체제하에는 설명되지 않은 자원의 병원 대 병원의 차이점을 설명하기 위하여 고안되었다. 또한 MEDIS Groups와 APACHE와는 달리, CSI는 질병명에 중점을 두었다.

Horn은 주진단명, 동반질병과 합병증, 질병 중증도 및 질병에 대한 환자의 반응을 고려하여 환자의 질환을 평가하고자 하였다.

미국은 ICD-9-CM 코드 6번째 자리에 중증도 지표를 연계하여, 6번째 숫자는 중증도에 따라 1부터 4까지 점수가 부여된다.

1은 정상 또는 약간의 비정상, 4는 위험한 생명을 위협하는 징후증상을 나타낸다. 환자의 전체 CIS 점수는 각 진단명 간의 상호작용을 반영한 질병별 가중치를 이용하여 환자가 가진 모든 진단명의 중증도를 결합해서 산출한다.

중증도 측정은 병원간의 차이 및 의사들의 치료의 질을 평가하고자 할 때 비교가 가능하다.

4. R-DRG(Refined Diagnosis Related Groups)

환자의 재원기간 중의 자원소모 유형을 기준으로 환자를 분류하는 체계의 하나로서 기존의 진단명별 질병군(DRG)이 동일 DRG 내에서 상병의 중증도 차이를 제대로 반영하지 못하는 문제점이 있어 이를 보완하여 개발된 것이 Yale Refined DRG이다. 합병증의 중증도와 주상병, 주진단과의 관계를 고려하여 세 개 또는 네 개의 범주로 세분되었다.

5. 질병 스테이징(Disease Staging)

Disease staging은 1970년 중반기 필라델피아의 제퍼슨 의과대학의 Gonnell과 그의 동료들에 의해 개발되었다. 그들의 최근 상품인 EQCEL (Evaluation of Quality, Costs and Effectiveness Levels)은 중증도, 환자구성(case-mix) 분석, 질 관리, 이용도 조사와 재정분석을 통합한 소프트웨어 패키지이다.

Disease Staging 밑에 깔려 있는 생각은 1950년대 암전문의에 의해 개발된 Staging 기준에 있다. 그들은 암 치료의 효과를 판정하기 위하여 Staging 시스템을 고안하였고, 모든 질환이 처음에는 한 부위에 국한되었다가 점차 복잡해지고, 그 후 전신으로 퍼진다는 생각을 적용하여 중증도에 따라 4가지로 단계를 나누었다.

각 단계마다 하부 단계가 있어 소수점 이하의 숫자로 표시된다.

1) 중증 암환자의 Disease Staging 4단계

- stage 1 : 합병증이 없거나 최소한의 심각성을 가진 문제가 있는 정도
- stage 2 : 단일 장기나 시스템에 국한된 문제 - 부작용의 위험도는 유의하게 증가됨
- stage 3 : 다수 장기를 침범함 ; 전신적인 문제 - 예후가 불량함
- stage 4 : 사망

2) 충수염환자의 Disease Staging

1.0 충수염
2.1 국소적 복막염을 일으키거나 복막농양을 만드는 천공성 충수염
2.2 범발성 복막염을 일으키는 천공성 충수염
2.3 장 폐색
2.4 문맥염(간 농양 여부에 관계없이)
3.1 폐혈증, 균혈증
3.2 쇼크
4.0 사망

6. 환자진료 범주(Patient Management Categories System, PMCS)

환자진료범주시스템(PMCS)은 1970년도 말과 1980년도 초에 health Care Research Department of western Pennsylvania의 Wanda Young 등에 의해 개발되었다. 환자진료범주시스템(PMCS)은 중증도와 동반질병을 합친 환자구성(case-mix) 측정을 위해 개발되었다.

환자진료범주시스템(PMCS)은 약 50개의 질환군을 정의하여 각 그룹은 별개의 진단과 치료계획을 요한다. 질병군 내에서 다수의 환자진료범주(PMC)가 정의되어 총 800개의 환자진료범주(PMC)가 만들어졌다. 각 환자의 변수는 나이, 성별부터 5가지의 진단 그리고 3가지의 처치까지 포함한다.

상대적 비용 가치(Relative Cost Weight, RCW)가 각각의 환자진료범주(PMC)에 할당된다. 의사는 효과적이고 효율적인 환자치료를 위해 요구되는 자원을 보여주는 상대적 비용 가치(RCW)를 결정한다.

표 4-5 PMCS 분류의 예

A. Principal diagnosis	41090	Myocardial infarction NOS
Diagnosis code	43800	Late effects of cerebrovascular disease
Diagnosis code	42731	Atrial fibrillation
Diagnosis code	00000	
Diagnosis code	00000	
B. Principal diagnosis	00000	
Diagnosis code	00000	
Diagnosis code	00000	
C. Age : 68 years		
D. Sex : Female		
PMC : 0302 Acute MI : Tachyarrythmia		
PMC : 0000		
PMC : 0000		
PMC : 0000		
PMC : 0000		
RCM : 12.800		

환자진료범주(PMC)분류의 소프트웨어는 환자진료범주(PMC)를 할당하기 전에 연관된 ICD-9-CM코드도 확인한다. 환자진료범주(PMC)로부터의 상대적 비용 가치(RCW)는 비용 대비 치료의 재정적 가이드라인으로 사용될 수 있다.

이용도 조사와 질 관리 평가자는 상대적 비용 가치(RCW)를 환자치료에 문제가 있는 영역을 알아내는 데 사용할 수 있다. 이용도에 대한 접근은 의료시설의 변화에 대한 요구 및 지역사회의 요구를 평가하는 데까지 확대할 수 있다.

ICD-9-CM 분류 시스템에 의존하는 중증도 지표들이 DGR, disease Staging, PMC, CSI 등이고 이 방식에 의존하지 않는 것이 MEDIS Group과 APACHE 이다.

7. 찰슨(Charlson)의 동반질환 지수(comorbidity index)

찰슨 동반질환 지수(comorbidity index)는 환자 사망과 연관성이 높은 19개의 동반질환에 대하여 사망에 대한 상대위험도를 근거로 가중치를 부여한 뒤, 산출된 가중치의 총합으로 동반질환 지수(comorbidity score)를 구한다.

8. CCS진단군(Clinical classification software)

CCS 진단군은 미국 AHRQ(The Agency for healthcare Research and Quality)에 의해 개발된 방법으로 CCS는 질병을 진단하고, 진료를 받은 질병들에 대하여 임상학적으로 군집화하는 데 이용되며, 이를 기반으로 동반 여부에 따라 중증도를 분류한다. 보건기획, 정책결정, 연구의 질병 패턴 중증 분류 등에 많이 활용된다.

9. 엘릭스하우저(Elixhauser) 동반질환 지수(comorbidity index)

엘릭스하우저 동반질환 지수는 울혈성 심부전, 부정맥 등 31가지 동반질환을 미리 선정해 놓고 나이, 성병, 보험자, 응급 여부, 수술 여부 등의 변수와 함께 동반 여부에 따라 중증도를 분류한다. 주진단과 비슷한 범주로 볼 수 있는 질환 또는 주진단으로 합병증으로 발생할 수 있는 질환 등의 판별이 필요한 DRG screening에도 유용하게 사용된다.

10. 한국형 중증도 분류 도구(Korean Triage and Acuity System: KTAS)

한국형 중증도 분류 도구 (Korean Triage and Acuity System: KTAS)란 응급실에 온 환자를 빠르게 분류하여 치료 순서를 정하는 원칙을 정한 것이다.

한 연구진이 2012년 보건복지부 지원을 받아서 캐나다 자료 (Canadian Triage and Acuity Scale, CTAS)를 중심으로 국내 실정에 맞게 분류 체계를 만든 것이다. 각국에서는 이러한 응급실 환자 중증도 분류 체계를 개발하였는데, 일본의 JTAS (Japan Triage and Acuity Scale), 미국의 ESI (Emergency Severity Index), 호주의 ATS (Australasian Triage Scale) 등이 있다.

국내 연구자들은 5단계를 정의하였다.

① 1단계 : 즉각적인 소생술 (Resuscitation): 즉각적인 적극적인 처치가 필요하며 생명을 위협하는 상태 : 즉시 의사가 진료를 보아야 함
② 2단계 : 중증 (Emergency) : 생명이나 신체 기능에 잠재적인 위협이 있으며 이에 대한 빠른 시술이 필요한 경우 : 15분 내로 의사 진료 또는 간호사 재평가
③ 3단계 : 응급 (Urgency) : 잠재적으로 응급 시술이나 처치가 필요한 심각한 문제로 진행할 수 있는 상태 : 30분 내로 의사가 진료
④ 4단계 : 준응급 (Less Urgency) : 1~2시간 안에 처치나 재확인을 받으면 될 정도 : 1시간 이내에 의사가 진료
⑤ 5단계 : 비응급(Nonurgency) : 긴급하지 않은 상태 : 2시간 이내 의사가 진료

응급실은 세 가지 평가도구로 평가받고 환자도 수가와 연계되었기에 분류하고 있다.

① **응급/비응급질환군** : 이는 증상과 진찰 소견으로 분류하는 항목이다. 응급실에 온 환자가 응급한 환자이면 응급의료 관리료를 정부로부터 받고 비응급질환군으로 판정되면 본인이 전액 부담하는 제도이다.
② **중증응급질환군** : 이는 진단명에 따라 분류하는 안이다. 현재 응급실 평가항목에서 활용되고 있는 잣대이다. 임의로 정해진 중환 질환을 어느 정도 진료했느냐에 따라 응급실 평가 항목으로 활용하고 있다.
③ **한국형 중증도 분류 도구 활용** : 이는 의사 또는 간호사가 환자 상태를 보고 판단하는 항목이다. 이번에 소개한 도구로 「응급의료에 관한 법률 시행규칙 일부 개정안」(보건복지부령 제388호)에 따라 2016년 1월 1일부터 시행된 항목이다.

check point

응급환자의 중증도 분류 (응급의료에 관한 법률 시행규칙 제18조의3)

① 중앙응급의료센터의 장 및 지역응급의료센터의 장은 응급환자에 대한 신속한 진료와 의료자원의 우선배정을 위하여 응급실 전담 의사, 간호사 및 1급 응급구조사에게 응급환자를 중증도에 따라 분류하도록 하여야 한다.

② 제1항에 따른 중증도 분류는 환자의 주요증상, 활력징후(호흡, 맥박, 혈압, 체온), 의식장애, 사고기전, 통증 등을 고려하여 수행되어야 하며 그 세부적인 절차와 방법, 중증응급환자의 범위 등은 복건복지부장관이 고시하는 한국 응급환자 중증도 분류기준에 따른다.

소아 응급실 중증도 분류 체계

응급실은 다양한 증상으로 환자들이 온다. 감기에서부터 심각한 질병까지,

이때 어떤 환자는 중하기에 빠르게 진료를 보아야 하고, 어떤 환자는 여유가 생기면 봐도 된다. 어떤 환자가 중한지 경한지를 분류하는 작업은 응급실 진료에서 매우 중요하다.

이러한 분류를 목적으로 국내에서 "응급실 환자 중증도 분류 체계"가 만들어졌다. 향후 응급실 관리 체계에 포함될 것이라 여겨지는 이 기준을 본원 소아 응급실에서 어떻게 적용해야 하나?

소아 중증도 분포는?

연구자에 따르면

- 즉각적인 소생술 : 0.4%
- 중증 : 2.7%
- 응급 : 27.3%
- 준응급 : 65.4%
- 비응급 : 4.2%

등이었다. 이는 성인이 응급이상의 평가를 48% 정도 받는 것에 비해 소아에서는 30%로 그 비중이 낮음을 알 수 있다.

이는 현재 법률상 소아 응급질환(응급관리료를 받는 환자 군)과 다른 분포를 보임을 알 수 있다. 이러한 분류체계가 수가와 연계된다면 분포의 분류가 상당히 변화할 수 있다.

아직 분류도구가 수가나 응급실 평가에 연동되지 않았기에 참조를 하는 단계이지만 시간이 지나면 이를 활용해 나가야 할 것이다.

4-3 TJC의 10단계

1985년 JCAHO(의료기관신임합동위원단)는 QA프로그램의 기준을 설정하고 10단계 평가모델을 제시하였다. JCAHO는 QA 프로그램은 과정, 결과 및 효율성이 문서화되어야 한다고 하였다. TJC가 제시한 10단계 모델은 다음과 같다.

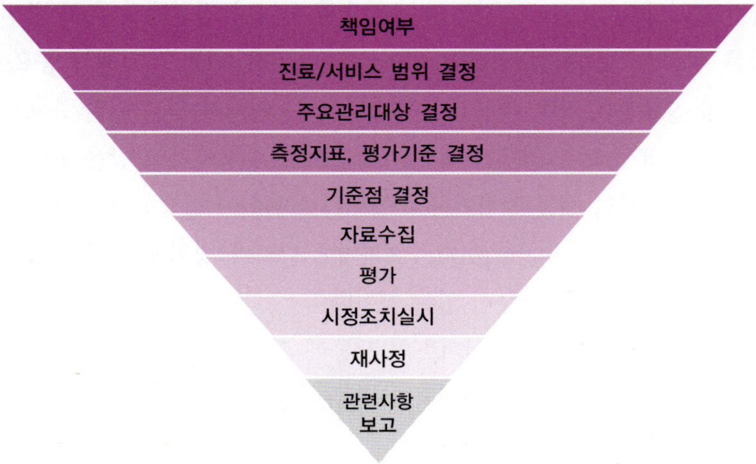
책임여부
진료/서비스 범위 결정
주요관리대상 결정
측정지표, 평가기준 결정
기준점 결정
자료수집
평가
시정조치실시
재사정
관련사항 보고

1단계 : 책임을 부여한다.

병원조직의 구성원 각자에게 병원업무와 질 개선에 대한 책임을 부여하는 단계이다. 다만, 병원운영과 관리에 대한 최종책임은 병원장(운영위임) 또는 이사회(설립주체)에게 있다.

2단계 : 진료/서비스의 범위를 설정한다.

해당부서가 병원 또는 고객을 위해 수행하고 있는 업무를 파악하는 단계이다.

크게 진료부서와 진료지원부서 및 행정관리부서로 나누고, 각 부서에 해당하는 고객이 누구인지, 그 고객들에게 어떤 서비스를 제공하는지 등이 명확하게 표시되어 있다. 일종의 업무분장규정에 해당된다.

진료/서비스의 범위를 명확히 파악하기 위해 다음 사항을 고려해야 한다.

① 진료/서비스를 제공받는 고객의 유형(내부고객+외부고객 포함)
② 진료/서비스를 제공하기 위해 수행되는 활동
③ 진료/서비스를 제공하는 의료진/공급자의 유형
④ 진료/서비스를 제공하는 장소
⑤ 진료/서비스를 제공하는 시간

3단계 : 진료/서비스의 주요 관리대상을 결정한다.

각 부서의 업무 중 가장 중요한 일이 무엇인지를 찾아내는 단계이다. 각 부서의 업무 중 의료 질에 가장 큰 영향을 미치고 있거나 앞으로 영향을 미칠 가능성이 있는 일을 발견하여 지표를 설정하고 모니터링해야 한다. 발생빈도가 높거나 문제의 심각도가 높은 것들, 그리고 문제를 일으킬 확률이 높은 것 등, 평가의 초점이 되는 주요 관리대상을 결정한다.

① 다빈도(high volume) : 양적인 측면에서 환자나 병원에서 흔히 발생하거나 많은 수의 사람들에게 영향을 미치는 업무이다. 다빈도 자체가 중요한 것은 아니며 진료과의 경우 환자의 진료결과에 큰 의미가 있을 때만 중요하다.

② 고위험(high risk) : 업무가 적절한 방법으로 수행되지 않았을 때 환자 또는 병원에 직접적인 해를 입히거나 수행대가로 편익이 발생하지 않는 것이다.

③ 문제발생가능성(problem prone) : 과거에 환자나 병원에 문제를 발생시켰거나 앞으로도 그러한 경향이 있는 것이다.

④ 고비용(high cost) : 진료/서비스의 제공에 고가의 재료나 장비 등이 사용되거나 단위 항목당 비용은 적더라도 자주 사용되는 것이다.

4단계 : 측정지표(indicator)와 평가기준(criteria)을 결정한다.

진료행위에 소요되는 구조, 과정, 결과를 모니터링(측정)할 수 있는 측정지표/평가기준을 설정하는 단계이다. 측정지표는 가능한 비율(ratio) 형태로 표시할 수 있도록 해야 하고, 분자와 분모를 명확하게 규정해야 한다. 측정지표는 객관적이고 측정 가능한 것, 타당성과 신뢰성이 있는 것, 최신지식과 임상적 경험에 근거한 것이어야 한다.

측정지표의 종류는 다음과 같은 것이 있다.

① 적신호사건 지표(sentinel event indicator)

② 과정의 지표(process indicator)

③ 구조의 지표(structure indicator)

④ 결과의 지표(outcome indicator)

5단계 : 평가하기 위한 기준점(thresholds)을 결정한다.

평가 기준점은 진료 및 관련된 일들에 대한 정밀검토 필요 여부를 결정하는 단계이다. 이 단계에서는 각각의 경우에 맞는 기준점이 정해져야 한다. 평가 기준점(threshold: 역치, 한계치) 설정의 근거는 기존의 임상문헌, 질 관리에 관한 문헌,

해당부서의 과거 경험사례 등이 될 수 있다.

6단계 : 자료를 수집하여 체계화한다.

자료를 수집하고 체계화하기 위하여 미리 결정된 측정지표별로 해당하는 자료의 출처, 자료수집방법, 표본추출의 적절성, 자료수집빈도, 수집된 결과와 평가기준점(역치)의 비교 등을 결정하고 확인하는 단계이다. 이때, 다음 사항들을 고려해야 한다.

① **자료출처** : 새로운 것보다는 병원 내에 존재하는 자료가 있는지를 우선 고려(관련된 환자만족도조사, 의무기록조사, 위원회회의록, 보고서, 투약지, 임상검사결과 등이 있다.)

② **자료수집** : 일상업무 중 자료를 수집하거나 별도인력을 배치하여 수집하는 방법이다. 자료수집방법은 입원 전 전향적, 입원 중 동시적, 퇴원후 후향적 방법이 있다.

③ **표본추출** : 발생빈도가 낮거나 매우 심각한 합병증에 대한 지표는 전수조사가 바람직하다. 발생빈도가 높은 지표는 표본추출을 하며, 표본 크기는 최소한 모집단의 5~30%가 적당하다.

④ **자료수집빈도** : 비율로 표시되는 지표의 중요성과 분자·분모의 특성에 따라 결정한다.

⑤ **수집된 결과와 기준점 비교** : 자료에서 산출된 지표는 사전에 설정된 각 지표의 기준점(역치)과 비교하여 정밀검토 여부를 결정한다.

7단계 : 평가를 한다.

수집되고 체계화된 자료를 조사하여 실수의 유형이나 과정의 개선방안을 도출해 내는 단계이다.

8단계 : 진료와 서비스 향상을 위한 시정조치(개선활동)를 취한다.

문제점에 대한 개선활동계획을 수립하고 이를 수행하는 단계이다. 확인된 문제를 해결, 시정하고 진료와 서비스 및 업무의 질 향상을 위하여 누가, 무엇을, 언제부터, 어떻게 할 것인가 등을 결정한다. 흔히 지식부족, 처리절차나 제도의 결함 또는 관련 직원의 태만이나 부주의 등이 원인으로 밝혀지며, 이 각각의 원인을 제거할 수 있는 시정조치를 취한다.

① 개선활동계획에는 다음 내용이 포함되어야 한다.

② 개선활동계획을 수행할 책임은 누구에게 있는가?

③ 무엇이 바뀌어야 하는가?

④ 문제의 범위나 심각성을 고려할 때 가장 적절하고 효과적으로 개선하기 위해서는 어떤 활동이 수행되어야 하는가?

⑤ 개선활동은 언제부터 시작할 것인가?

⑥ 개선활동에 따른 변화는 언제쯤 나타날 것으로 예상하는가?

문제유형에 따른 개선활동 예로는 다음과 같은 것이 있다.

표 4-6 문제유형에 따른 개선 활동

문제 유형	개선 활동
지식의 부족	직무교육, 오리엔테이션프로그램 개선, 과거결과를 환류(피드백), 참고문헌 제공, 지침서 · 매뉴얼 · 프로토콜 · 문서화된 방침 제공
태도와 형태	보상과 제재, 과거결과를 환류(피드백), 공식적/비공식적 상담, 과제의 변화, 감독, 부서이동
체계의 문제	의사소통체계 변화, 새로운 업무분담, 조직구조 변화, 물리적 환경 변화, 경영방식 변화, 자원의 추가, 장비사용 변화

9단계 : 시정조치의 효과를 검토, 평가, 유지하도록 한다.

문제점이 개선활동을 통해 개선되었는지에 대해 조사하고 개선된 사항이 지속적으로 유지되도록 감시·평가하는 단계이다. 사전에 설정된 각 지표를 통해 모니터링하여 자료상 개선효과가 나타나야 한다.

10단계 : 해당 직원 및 관련부서에 성과 공지 및 정보교류를 한다.

개선활동과 평가결과의 전체 과정을 관련자들이 알게 하여 보람을 갖게 하고 구성원들에게 공지하여 동기유발을 유도하는 단계이다. 관련자들이 평가활동의 시작부터 완료된 시점까지의 내용을 알게 함으로써 좀 더 긍지와 보람을 갖게 하고, 세심한 주의와 노력으로 더욱 높은 수준의 성과를 내도록 동기를 유발시켜 주어야 한다. 공식적인 보고서, 게시판, 병원소식지 등을 활용한다.

4-4 QI 활동의 10단계 모형

의료 질 관리의 과정은 의료 질의 문제 평가와 파악된 문제를 개선하는 것이다. 파악된 문제는 현재의 사용 가능한 자원을 이용해 가장 적절하게 얻을 수 있는 결과와 실제로 얻게 된 결과 간의 차이를 말한다. 이 차이를 줄이는 것은 곧 의료질 관리의 목표가 된다.

1단계 : 문제의 발견

QI활동의 첫 단계는 문제의 발견을 위한 팀을 조직하는 것이다. 이때 의사·간호사·지원부서·행정부서 등 전체 병원구성원들이 참여하는 것이 바람직하다. 더 이상적으로는 환자도 참여할 필요도 있다. 규모는 7~12명이 적당하며, 팀 리더 또는 팀조정자(coordinator)의 역할이 매우 중요하다.

문제의 발견을 위해서는 정보수집이 선행되어야 하는데, 정보의 수집은 병원구성원들의 경험, 문헌(교과서, 학술지 등), 전국 통계자료, 환자(고객)의 불편불만사항, 진료비청구 삭감내역, 언론기사 등을 활용 할 수 있다.

발견된 문제에 대한 우선순위를 정하는 방법으로는 브레인스토밍 방법이나 명목집단기법을 사용한다. 참가자들이 동등한 목소리로 아이디어를 내도록 하고, 강력한 구성원에 의해 그룹이 끌려가는 것을 방치할 수 있다. 또한 소극적인 구성원들을 과정에 참여시키는 데 유용한 방법이기도 하다.

2단계 : 개선주제의 우선순위 결정

병원경영진의 요청사항은 정책적 QI개선 과제로 우선순위에 해당할 수 있다. 개선주제의 우선순위 결정은 주로 명목집단기법(Nominal Group Technique)을 사용하며, 우선순위 결정에는 다음의 6가지 고려사항이 있다.

① 의학적 중요성 : 유병률과 건강에 미치는 영향이 큰 것
② 문제의 사회적 중요성 : 비용, 가족, 사회에 미치는 영향이 큰 것
③ 안전하고 효과적인 방법의 적용가능성 : 안전하고 효과적인 방법이 존재하는 것
④ 실현가능성 : 개선과제를 수행하는 데 성공가능성이 높은 것
⑤ 효율성 : 현재 존재하는 비효율성의 개선여지가 있는 것, 개선에 너무 오랜 시간이 소요되지 않는 것, 관련 자료를 구하기 쉬운 것
⑥ 문제의 확인가능성 : 활동목표에 대한 구성원의 의견일치가 쉬운 것

3단계 : 문제분석

문제의 원인과 관련 영향요인을 파악할 수 있도록 문제를 체계적으로 정의하고 진단하는 과정이다. 이 문제에 누가 관여되어 있는지, 누가 영향을 받는지, 어디서 문제가 발생하는지, 왜 문제가 발생되었는지, 문제로 인해 어떤 결과가 생겼는지 등을 정의한다. 즉 5W 누가(who), 어디서(where), 언제(when), 왜(why), 어떤 문제(what)를 파악한다.

문제를 명확하기 하기 위하여 문제발생과정 이해하기 위하여 (업무과정 파악) 흐름도, 시스템모델링, 원인결과도 방법을 활용한다.

4단계 : 자료수집(자료조사)

분석된 문제를 중심으로 실제 현황을 조사하기 위한 자료를 수집하여 문제를 객관적으로 밝히는 과정이다. 이때, 문제의 구체적인 내용·현황을 표·그림으로 제시할 수 있다.

그 다음으로 조사방법을 결정한다, 조사방법에는 기록조사(의무기록, 행정기록, 전산기록 등), 면접조사, 설문지조사, 직접관찰조사 등이 있다. 조사시점은 후향적 조사, 동시적 조사, 전향적 조사중에서 선택하게 된다. 그 다음으로 조사대상을 선정하고, 조사표 등의 조사도구를 준비한다. 마지막으로 누가 조사를 할 것인지를 결정한다.

5단계 : 결과분석 및 비교

조사한 결과를 분석하고 바람직한 조직성과와 비교함으로써 문제의 성격·원인에 대한 결론을 제시하는 과정이다.

내용의 명확화와 간결화를 위한 다음 조사결과의 제시방법을 사용한다.

① 발생빈도(frequency) : 막대그림표, 원그림표, 파레토 도표

② 시간에 따른 추세(trend) : 런차트(Run Chart), 관리도

③ 분포(distribution) : 히스토그램

④ 관련성(association) : 산점도

6단계 : 개선과제 규명(도출)

이러한 문제 연구결과를 근거로 가장 효과적인 개선과제를 규명(도출)하는 과정이다.

7단계 : 표준의 설정

조사결과를 바탕으로 바람직한 조직의 질적 수준(지표, 표준, 역치)을 정하는 단계이다.

① 지표(indicator) : 질적 수준이나 목표달성 정도를 나타내는 측정 가능한 변수나 특성 [예] 수술취소율, 계획에 없던 재입원율

② 표준(standard) : 의료 질을 평가하기 위해 사용하는 기준이 되는 것
[예] 외래환자의 60%는 예약시간 30분 내에 진료를 받을 수 있다.

③ 역치(threshold) : 지표를 통해 모니터링한 결과가 일정수준 이상 또는 이하일 때 심각한 질적 문제가 있다고 보고 정밀검토를 하게 되는데, 이 정밀검토 여부를 판단하는 기준점이다. 대부분 표준보다는 역치가 낮다.

④ 표준이나 역치의 설정기준 : 교과서나 문헌에 제시된 수준, 다른 병원의 참고치(벤치마킹), 과거의 자체 수준 등이 된다.

8단계 : 질 개선계획 수립

조사한 결과와 설정된 표준·역치·목표 등을 바탕으로 질 개선을 위한 계획을 수립하는 단계이다. 이때, 구체적인 질 개선 계획이 제시되어야 한다. 질 개선활동에 필요한 인력, 시설, 물자, 예산, 교육 등 모든 관련요소를 포함하여 수립해야 한다.

9단계 : 개선과제(질 개선계획) 수행

개선과제(질 개선계획)을 실행하는 단계이다. 계획단계에서부터 관련 구성원들의 참여가 가장 중요하다.

10단계 : 모니터링 및 결과평가

개선과제(질 개선계획) 수행 중 진행상황을 모니터링하고 실행상의 문제점 발생

시 문제를 분석하고 개선방안을 재수립하는 과정이다. 최종 개선결과(성과)를 표준과 비교하여 평가한다. 평가결과가 표준에 부합한다면 지속될 수 있도록 하고, 표준에 부합하지 않는다면 적절한 교정활동(원인파악, 표준 재설정, 개선방안 수립)을 반복하게 된다.

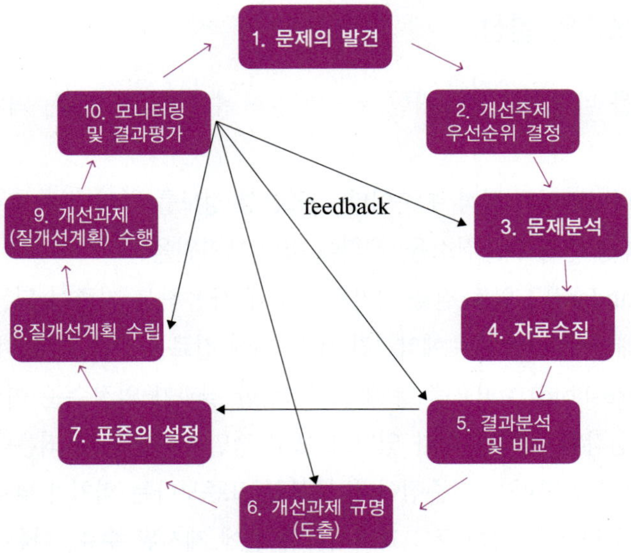

그림 4-2 QI활동의 10단계

4-5 주진료 경로(Critical Pathway, Care Map)

1. 주진료 경로의 연혁

주진료 경로(CP)는 원래 건설·공학분야의 대규모 사업에서 시간·재무자원을 통제할 목적으로 개발된 PERT(Program Evaluation and Review Technique) 또는 CPM(Critical Path Method)을 의료분야의 환자진료에 도입하면서 시작되었다. PERT/ CPM은 여러 가지 작업공정으로 편성된 작업현장에서 최단경로로 제품을 완성하는 경로로써 산업의 효율성을 개선하기 위해 도입된 시스템으로 다음을 포함한다.

① 미국의 산업현장의 경우, 공정관리에서 빠른 단계는 무엇인지
② 어느 공정이 전체의 진행을 방해하고 있는지
③ 어느 작업을 개선하면 전체가 효율적으로 진행할지를 분석하여 적용하는 기법이다.

2. 주진료 경로의 개념

주진료 경로란 환자의 진료목표를 설정하고 이를 효율적으로 달성하기 위하여 특정 진단명의 진료순서와 치료의 시점 등을 사전에 정해 둔, 표준화된 주 진료과정이다. 양질의 진료와 적절한 의료자원의 이용이라는 두 가지 목표를 동시에 충족시키기 위해 고안된 환자관리도구이다.

특정 진단명별로 진료순서와 치료시점 등을 미리 정해 둔 표준화된 주진료 과정으로 진료를 담당한 의사나 간호사들이 참고하게 하고, 환자나 가족은 진료 과정을 미리 알고 마음의 준비를 하여 두려움이나 궁금증 없이 진료에 협조할 수 있게 하기 위한 진료행위를 제시한 시간틀 또는 환자관리지침이다. 일종의 규격화된 진료과정을 보여줌으로써 한눈에 전체 진료과정을 파악하고 이해하도록 구조화하여 놓은 것이다.

주진료 경로의 종류로는 체크리스트 형식(check list format), 의무기록 형식(medical record format), 시간-업무교차표 형식(time-task matrix)이 있다.

주진료 경로의 유사개념으로는 critical path. care map, Collaborative Care Management Plan, collaboratory path. care path. care track. clinical protocol, case management. time-task matrix, Anticipated Recovery Pathway 등이 있다.

MC(Managed Care: 관리의료)에서 CM(Case Management: 사례관리) 그리고, CP(Critical Pathway: 표준진료지침)로 발전하게 되었다.

CM(사례관리, Case Management)은 의료의 질과 비용-효과적인 결과를 증진시키기 위해 사용가능한 자원을 이용하여 입원 전부터 퇴원 후까지 의료서비스를 사정, 계획, 수행, 조정, 감시, 평가하는 활동이다.

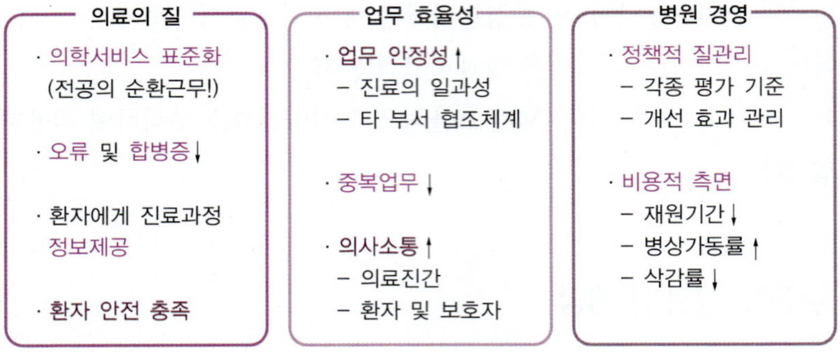

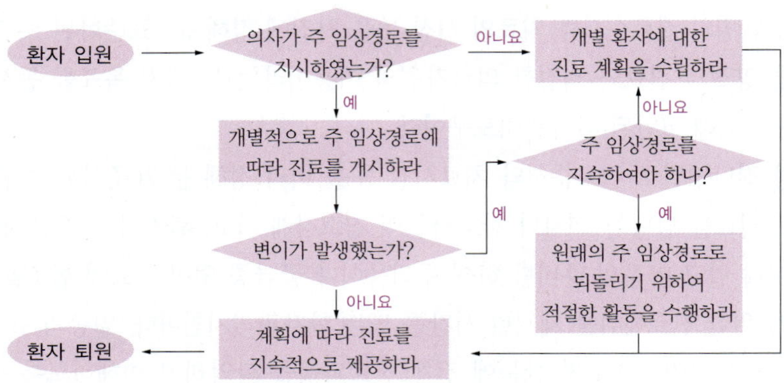

그림 4-3 CP 진료과정

3. 의료분야의 CP 도입배경

(1) 미국의 도입배경

1983년 Medicare에서 DRG(포괄수가제도) 도입으로 재원일수 단축 및 진료형태 변화를 가져왔다. 1985년 보스턴 뉴잉글랜드 메디컬센터에서 효율적 의료 제공 및 의료질 유지를 목적으로 CP를 진료과정에 도입하여 성공하였다. 미국은 포괄수가제 적용과 개별 의료보험의 진료비 상승 억제를 위해 관리의료(managed care)가 발전하면서 자연스럽게 CP를 활용하여 진료비용을 통제하게 되었다.

(2) 한국의 도입배경

1994년 행위별수가제의 문제점을 해결하기 위해 단계적으로 DRG 도입을 건의하였다. 진료의 질적 수준 향상 및 진료원가 절감이 그 목적이었다. 1997년 2월부터 2001년 12월까지 시범사업을 거치고, 2012년 7월부터 4개과 7개 질환 DRG를 병의원에 적용하였다. 한편, 2013년 7월부터 4개과 7개 질환에 대해 종합병원 이상에도 적용하고 있다.

4. CP의 특성 및 목적

(1) CP의 기본적인 특성

① 대상 질환군의 진료과정을 통합한 것이다.
② 변할 수 없는 규격화된 진료과정을 의미하는 것은 아니다.(대상 환자의 60-80%에 적용)
③ 개발된 CP는 모든 사람이 쉽게 사용할 수 있어야 한다.
④ CP 개발은 환자진료에 관련된 모든 사람들이 참여하는 것이다.
⑤ CP의 궁극적인 목표는 의료 질 향상이며 질 향상이 필요한 시스템의 문제를 해결하는 데 사용된다.
⑥ 모든 CP에는 변이가 있다. 즉, 필요에 따라 수정이 가능하다.
⑦ CP의 적용범위는 다음과 같다.

- 입원진료 : 입원시 또는 수술시에 시작되고 퇴원시에 종료된다. 가장 흔한 형태이다.
- 전체진료 : 환자가 의사를 방문할 때부터 시작하여 퇴원 후 추후관리가 끝날 때까지 지속된다.
- 특수적용 : 외래수술환자 또는 신장투석환자를 대상으로 하는 것이다.

(2) CP의 4가지 원칙

① 참여를 통하여 수용성을 높인다.
② 의사소통을 통하여 불안감을 감소시킨다.
③ CP가 만병통치약은 아니다.
④ 결과는 과정이 아니다. 즉, 개발과정 자체를 엄격하게 통제하기보다 환자진료 결과에 미치는 영향에 초점을 맞추는 것이 중요하다.

(3) CP의 적용목적

① 의료서비스의 지연 최소화 및 효율적인 자원 활용을 통해 최적의 진료를 제공함으로써 의료질 향상을 도모할 수 있다.

② 치료방침이 불필요하게 변할 때 최선의 치료를 선택할 수 있다.
③ 예상되는 입원기간 동안 검사와 처치의 표준을 설정할 수 있다.
④ 치료단계별로 소요되는 시간을 감소시키기 위해 각 단계의 상호관계를 조정할 수 있다.
⑤ 모든 의료진에게 총괄적인 진료계획을 제시하여 의료팀 개인별로 맡게 되는 역할을 전체적인 치료 관점에서 이해하는 도구이다.
⑥ 처치단계별로 자료를 수집하는 방법을 제시하는 기본 틀을 제공함으로써 의료진이 환자변이 사유를 인식할 수 있게 한다.
⑦ 의사와 간호사의 기록 부담을 감소시켜 준다.
⑧ 치료방침을 환자와 가족에게 설명하고 교육하여 환자만족도를 향상시킨다.
⑨ Best practice를 선택하여 일관된 진료를 제공할 수 있다.
⑩ 진료과정 중 발생할 수 있는 문제에 대해 미리 고려할 수 있다.
⑪ 진료의 경제성을 도모할 수 있다.

(4) CP의 기대효과

① 진료의 효율성을 증진시킴 : 재원기간 단축, 진료원가 절감, 실행과정에서 문제점을 구체적으로 파악하고 개선할 수 있다.
② 진료환경을 향상시킨다.
③ 진료과정 및 결과에 대한 변이를 줄여준다.
④ 치료계획의 명확성을 확보함 : 전체적인 계획을 제공하여 진료의 전체 과정을 이해하고 수행할 수 있도록 한다.
⑤ 진료에 대한 합의와 계획을 제공한다. CP 개발을 통해 공감대 형성, 규칙적인 대화 가능, 문제를 조기에 발견하고 개입할 수 있다.
⑥ 직종 간의 협조와 의사소통을 향상시킨다.
⑦ 교육적 도구로 활용한다. 개발과정에 의료진이 참여함으로써 관심을 유발시킨다.
⑧ 질 관리 도구로 활용한다. 진료 지연의 감소와 의료의 질 향상을 가져올 수 있다.
⑨ 진료비 예상이 가능하다. 환자만족도를 증가시키는 효과가 있다.

5. CP의 구성 및 개발과정

(1) CP의 대상질환 및 선정기준

1) CP 개발의 대상질환

① 흔한 질환이나 시술에 적용된다. 예를 들면, Appendectomy, Tonsillectomy가 해당된다.

② 진료비가 고액인 진단이나 처치에 적용된다. 예를 들면, Robot surgery 종류가 해당된다.

③ 진단과 치료가 시각을 다투는 질환에 적용된다. 예를 들면, Stroke, Myocardial Infarction가 해당된다.

④ 진료의 표준화가 힘든 질환에 적용된다. 의료진 간의 상충되는 치료 질환이 여기에 해당된다.

병원에 따라서 항목기재 또는 체크가 된 진료용 Critical pathway서식에 담당의사와 간호사가 서명을 하여 사용한다.

2) CP 개발의 선정기준

① 우선순위 영역은 진단(Diagnosis), 수술(Operation), 시술(Procedure), 질병(Disease), 환자집단(Patient Group)이 해당된다.

② 선정기준으로는 다빈도, 고위험, 질병경과의 다양성, 적용 및 실행의 용이성, 재원일수 단축가능성이 그 기준이 된다.

3) CP 개발시 고려사항

① CP 적용의 목표, 개선 포인트

② 적용기준 상세화

③ 항생제의 적정성 검토

④ 보험기준의 적정성 검토

⑤ 검사, 약제, 영양, 원무 등의 자문 및 협력 프로세스 구축

⑥ 기타 진료과의 특수한 요청사항

⑦ 일정한 유형이 없는 상태에서 너무 짜 맞추지 않아야 함

⑧ 비용 절약만을 목적으로 하지 않아야 함

⑨ 이미 개발된 CP를 차용하거나 빌려서는 안 됨

⑩ 모든 관련 직종의 적극적인 참여를 유도해야 함(특히 의사와 간호사)
⑪ 의사의 진료 패턴을 지나치게 강조하지 않아야 함
⑫ 자료수집은 정확히 하되, 너무 많은 양의 자료수집은 오히려 부담을 줌
⑬ 의무기록에 포함되어야 함
⑭ CP 사용, 자료수집, 평가에 대한 책임을 명확히 해야 함
⑮ 지나친 완벽주의는 지양해야 함

(2) CP의 종류

1) CP의 기본구성

표 4-7 시간-업무교차표

TIME →

TASK ↓	Day #1	Day #2	Day #3	퇴원
사정 (Assessment)				
식이 (Diet)				
투약 (Medication)				
주사 (Injection)				
마취 (Anesthesia)				
처치 및 수술 (Tx & Op)				
검사 (Lab)				
활동 (Activity)				

표 4-8 의료진용 CP의 구성내용

날짜 / 항목	입원1일	입원2일		입원3일	입원4일	퇴원
		pre OP	Post OP	Post op #1	Post op #2	Post op #3
측정 및 관찰 (Assessment)						
활동(Activity)						
식이(Diet)						
주사(Injection)						
투약(Medication)						
검사(Lab)						
처치(Treatment)						

표 4-9 환자용 CP의 구성내용

날짜 / 항목	입원1일	입원2일		입원3일	입원4일	퇴원
	수술 하루 전날	수술전	수술후	수술 후 1일	수술 후 2일	수술 후 3일
측정 및 관찰						
활동						
식사						
주사						
투약						
검사						
교육 및 설명						

2) 의료진용 CP 및 환자용 CP 사례

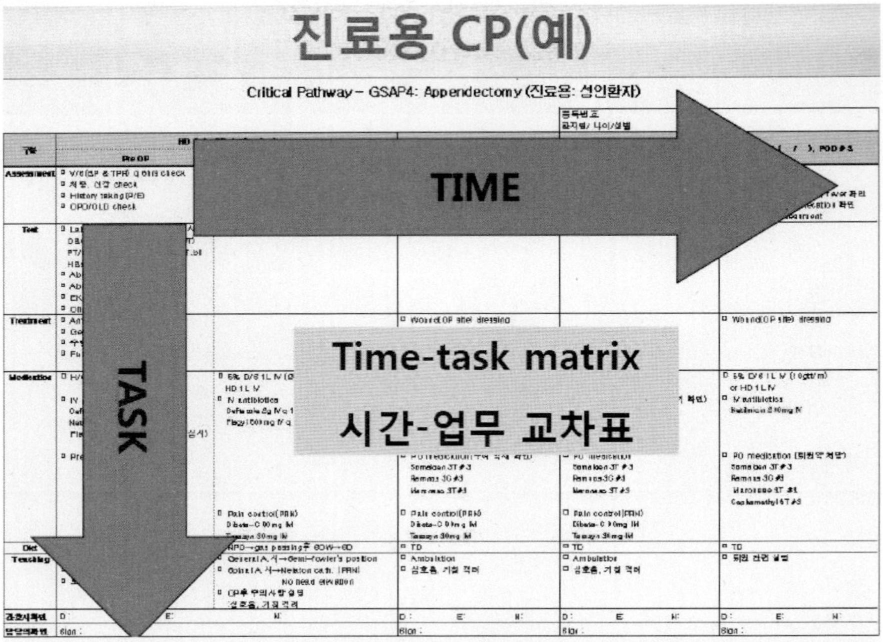

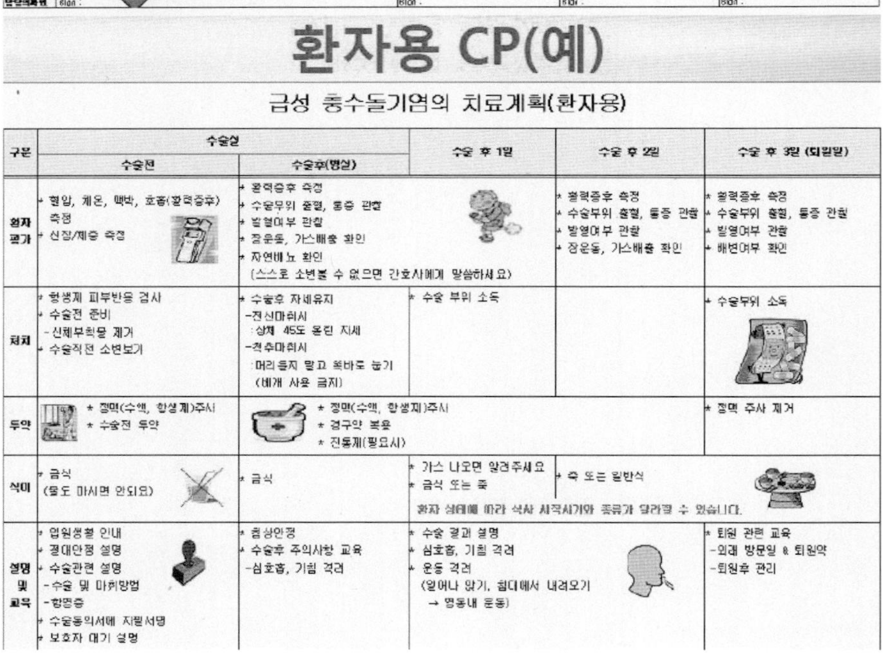

구분	수술실		수술 후 1일	수술 후 2일	수술 후 3일 (퇴원일)
	수술전	수술후(병실)			
환자 평가	* 혈압, 체온, 맥박, 호흡(활력증후) 측정 * 신장/체중 측정	* 활력증후 측정 * 수술부위 출혈, 통증 관찰 * 발열여부 관찰 * 장운동, 가스배출 확인 * 자연배뇨 확인 (스스로 소변볼 수 없으면 간호사에게 말씀하세요)		* 활력증후 측정 * 수술부위 출혈, 통증 관찰 * 발열여부 관찰 * 장운동, 가스배출 확인	* 활력증후 측정 * 수술부위 출혈, 통증 관찰 * 발열여부 관찰 * 배변여부 확인
처치	* 항생제 피부반응 검사 * 수술전 준비 -신체부착물 제거 * 수술직전 소변보기	* 수술후 자세유지 -전신마취시 :상체 45도 올린 자세 -척추마취시 :머리 들지 말고 똑바로 눕기 (베개 사용 금지)	* 수술 부위 소독		* 수술부위 소독
투약	* 정맥(수액, 항생제)주사 * 수술전 투약	* 정맥(수액, 항생제)주사 * 경구약 복용 * 진통제(필요시)			* 정맥 주사 제거
식이	* 금식 (물도 마시면 안되요)	* 금식	* 가스 나오면 알려주세요 * 금식 또는 죽 환자 상태에 따라 식사 시작시기와 종류가 달라질 수 있습니다.	* 죽 또는 일반식	
설명 및 교육	* 입원생활 안내 * 절대안정 설명 * 수술관련 설명 -수술 및 마취방법 -합병증 * 수술동의서에 자필서명 * 보호자 대기 설명	* 침상안정 * 수술후 주의사항 교육 -심호흡, 기침 격려	* 수술 결과 설명 * 심호흡, 기침 격려 * 운동 격려 (일어나 앉기, 침대에서 내려오기 → 병동내 운동)		* 퇴원 관련 교육 -외래 방문일 & 퇴원약 -퇴원후 관리

그림 4-4 CP 사례

(3) CP의 개발 단계

1) 진단명 선정

- 고비용, 다빈도, 고위험 성격의 진료군
- 결과가 예측가능한 질환(변이가 적은 것)
- 초기에는 외과계 질환이 용이

표 4-10 대상질병군 선정시 고려사항

관리/경영 측면	임상/진료 측면	구조/체계 측면
• 재정적 손실 여부 • 환자 불만 정도 • 조직의 비전 부합 정도	• 대상환자 규모 • 서비스 양 • 치료방법의 변이 • 치료지침 개발 상황 • 임상전문가의 동의 정도	• 충분한 정보의 입수 가능성 • 실행과정의 용이성 • 물리적 환경의 지원 정도 • 타부서와의 협력 및 의사소통 • 공식적, 비공식적 명령체계 • 직원들 간의 인간관계

① 자료검토

재무제표에 의한 손익계산서, 대차대조표, 현금흐름표, 기본재산 변동계산서 등을 검토한다. 진단군에 따른 기본자료로 진료비계산서, 입·퇴원자료, 전원자료, 원가계산에 대한 정보를 포함한다.

환자 진료결과를 검토한다. 몇 가지 지표를 적용하여 질병의 문제발생 정도에 대한 분석자료를 해당 환자집단의 기능적 문제와 진료결과를 파악한다. 예를 들면, 병원감염 발생 건, 30일 이내 재입원건, 보험급여 삭감건수, 합병증 발생 건, 분쟁발생 건 등이다.

그 밖의 기타 자료원으로 부서 및 위원회 회의록, 과별 조사자료, 각종 비교자료가 해당된다.

② CP 적용범위 선정

- CP가 시작되어 종료되는 서비스의 시점이다.
- 넓게는 외래부터 포함하여 퇴원 후 외래 첫 방문시까지를 포함시킬 수 있다.
- 입원부터 퇴원까지가 무난하다.

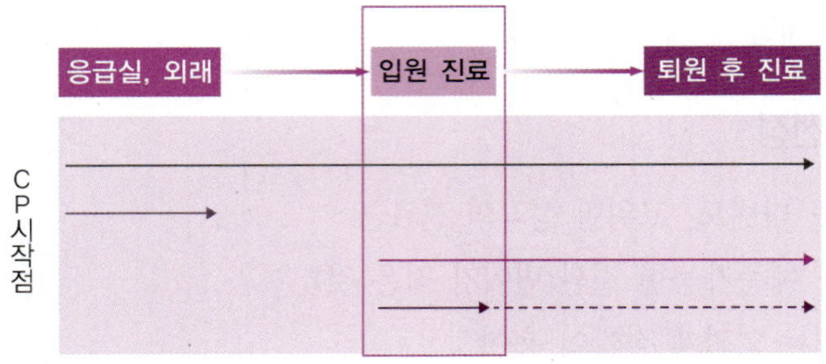

그림 4-5 CP시작 시점

2) 개발 팀 구성

환자진료에 관여하는 모든 부서의 사람들을 중심으로 구성한다. 진료에 적극 관여하는 팀을 중심으로 팀을 구성하고 진료지원부서 및 기타 전문가는 필요시 포함할 수 있다.

표 4-11 팀 구성원의 역할분담표 예시

구성원	역 할	공통 역할
의사	CP 진료과정 결정, 의사 교육 CP 수행과정의 전반적 관리, 조정 임상결과 중심의 평가를 개발 및 평가 수행	CP적용 및 효과 분석 목표에 대한 평가 진료의 질 관리와 모니터
수간호사 간호사	CP 간호과정 결정, 간호수행 전체적인 진료수행 과정의 관리 및 조정 간호 팀의 교육 환자용 교육자료 준비 및 상담 · 교육	
약사	투약업무 개발 참여	
영양사	영양, 식이 개발에 참여	
사회사업가	사회 상담 부분 개발 참여	
원무 팀	입 · 퇴원 시점의 업무수행 개발 참여	

CP개발을 위한 개발 팀의 목표가 명확하여야 한다. 재원일수의 단축, 비용절감을 통한 병원수익 증대, 환자교육 및 체계적인 진료과정을 통한 만족도 증진, 의료질 향상(진료결과의 향상), 불필요한 의료자원의 낭비 감소, 진료의 일관성과 연속성의 증진, 진료절차의 표준화를 통한 의료사고의 감소, 부서 및 직원 간의 협조 증진, 직원, 학생, 환자, 가족의 교육효과 증진, 입원 대기기간 단축, 보험삭감률 감소, 의사간 진료수준 차이 감소가 여기에 해당된다.

3) 진료과정 조사

① 진료현황 자료수집

- 조사방법의 결정 : 후향적 조사, 전향적 조사, 동시적 조사
- 조사기간에 대한 합의
- 대상 질병군의 의무기록을 찾아 전 진료과정에 대한 모든 자료 확인·조사
- 검토 의무기록수는 30~50건 정도
- 진료과정의 내용, 진료의 변이, 현재 진료의 기초수준 설정의 기본자료

② 외부자료 수집

- 효율성을 높이고 불필요한 일을 예방, 합리적인 진료과정 결정을 위해 필요하다.
- 외부 자료원은 전문가조직, 전문학술지, 학회지, 정기간행물, 서적, 건강보험 심사평가원의 고시 및 매뉴얼, 학술대회자료, 타병원 사례 등이 해당된다.

4) 변이 분석

변이 (Variance)는 진료과정을 조사하는 과정에서 대상 환자군이 일반적인 환자진료 과정을 따르지 않고 적용할 수 없을 만큼 벗어난 경우를 말한다. 변이의 발생 요인으로는 환자상태의 변화, 진료수행자의 차이이다. 변이에 대한 의료진의 합의 과정이 반드시 필요하다. 변이의 예로는 활력증후 측정빈도, 항생제 사용기간 및 종류, 배액관 유지기간, 검사의뢰 빈도·종류 등이 있다.

5) 진료과정의 결정

진료과정 결정은 공통된 진료과정과 시점을 일목요연하게 정리, 진료의사들의 합의가 중요하다. 의료진용 CP 개발을 위해서는 표준화된 처방지, 의사기록, 간호기록지 등이 요구되며, 환자용 CP 개발을 위해서는 의료진용 CP를 일반인이 쉽게 이해할 수 있는 단어와 문장으로 변경하여야 한다. 매일의 치료 및 간호내용과 방향을 알게 해줌으로써 불안을 감소시키고 진료과정에 환자 및 보호자의 적극적인 참여를 유도할 수 있다.

환자용 CP 개발시 유의할 점으로는 환자의 이해를 높이기 위해 쉬운 용어 사용, 진료과정을 환자 관점에서 기술, 간략하고 단순하게 개발, 시각적 교육효과 고려, 환자의 행동을 유도할 수 있는 방식으로 개발되어야 한다.

직원교육용 CP는 전체 직원 및 부서별 교육용으로 필요하며, 실행계획 작성은 수행내용, 시기, 담당자, 필요자원 등 전반적인 일정을 간트 차트(Gantt chart)를

이용해 보기 쉽게 작성한다.

6) 시범적용

개발된 CP가 효율적으로 업무흐름에 맞게 진행되는지, 관련 의료진들의 원활한 의사소통 및 협조 하에서 잘 수행되는지에 대해 시범 적용해 본다. 한 병동을 중심으로 일정기간을 정해 놓고 수행해 보는 과정이 필요하다.

7) 지속적인 모니터링 및 개선

CP 개발 후 일정기간 모니터링이 필요하다. 적용결과에 따른 이탈환자, 재원기간, 재입원율, 감염률, 환자 및 의료진의 인식 등을 조사하고 자료를 분석한다. 적용결과에 대한 분석에 근거하여 기존 CP의 수정·보완이 필수적이다.

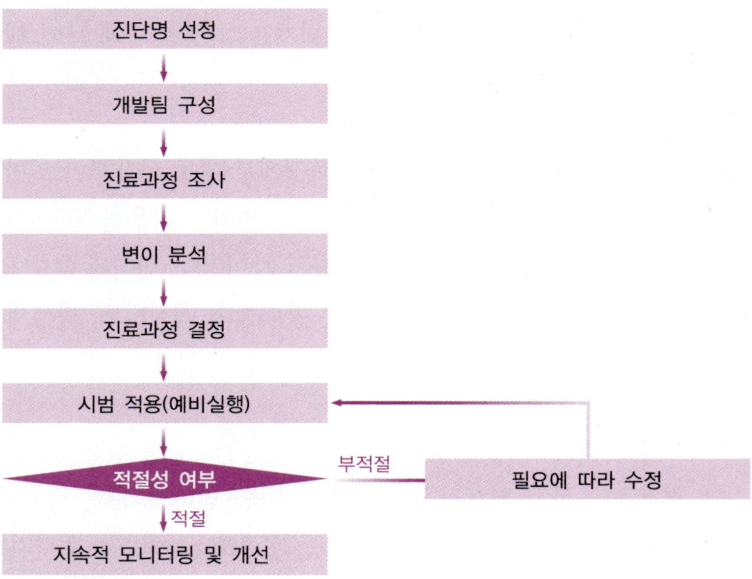

그림 4-6 CP개발과정 업무흐름도

6. CP의 적용 및 평가

(1) CP 적용의 장점 및 단점

1) CP의 장점

① 진료과정 누락 방지, order 누락 방지

② 의무기록 완결도 향상
③ 평균 재원기간 단축
④ 불필요한 진단이나 치료절차 감소 또는 제거
⑤ 간호사들의 직접 간호시간 증가
⑥ 과정이나 결과에서의 변이(variance) 감소
⑦ 의료진 사이의 의사소통 증진
⑧ 의료비 지불기관과의 의사소통 증진
⑨ 환자 및 가족과의 의사소통 개선
⑩ 전공의, 신입직원, 학생, 환자 및 가족의 교육에 도움
⑪ 의료진의 업무만족도 향상

2) CP의 단점

① 진료의 자율권 침해 : 진료과정이 표준화되어 의사의 진료자율권 침해
② 의료의 질 저하 : 의학적 연구 소홀
③ 의료과오 발생위험(Malpractice risk) : 매너리즘, 무리한 CP 적용으로 추가 진료가 필요한 환자를 간과할 수 있음.

(2) CP 적용상의 문제점 및 해결방안

1) 문제점

- 의사들의 참여 부족, CP에 대한 이해부족
- 재원일수 단축에 대한 의사 및 환자의 거부감 발생
- 전공의나 타 진료과 직원들에 대한 홍보 부족으로 CP 수행에 어려움 발생
- 의사간의 진료형태가 다를 경우에 조정의 어려움
- 목표 재원기간 후 이송할 병원이나 시설이 부족
- 발생한 변이를 분석할 인력 부족으로 CP의 지속적인 평가와 지속적인 적용이 어려움

2) 해결방안

- CP개발이 용이하고, 문제가 없으며, CP개발에 호의적인 진료과 중심으로 개발
- 책임자급의 의사를 CP개발 TF 팀장으로 지정

- 외래, 입원일에 CP에 의한 진료진행절차 설명
- 교육용 CP를 적극 이용하여 환자 교육
- CP 적용에 대한 결과와 경험을 전체 의료진이 나누고 직원교육을 통해 공감대를 형성
- 지속적인 활용을 위한 case manager를 선정하여 효과를 평가

(3) CP의 평가 및 변이 관리

1) 적용 및 모니터링 계획

적용일정은 진료과 내에서 확인 후 공식적용 일자를 개시한다. 모니터링 대상은 CP를 적용하여 해당 수술/시술 예정인 환자로 한다. CP 적용률은 CP를 적용한 환자수/ 모니터링 대상중 기간내 해당 수술을 받은 환자로 구할 수 있다. CP 완료율은 CP를 완료한 환자수/ CP를 적용한 환자수–적용중인 환자수이다.

모니터링 간격은 1개월 또는 2개월 간격, 추이확인 후 간격을 조정할 수 있다.

2) 모니터링 및 수행평가 요소

모니터링 내용은 CP 적용군(실험군)과 적용하지 않은 군(대조군) 간의 효과분석을 위해 평균 재원일수, 평균 진료비, 병원 수입, 합병증 발생빈도, 서비스 만족도 조사 등으로 시행한다.

CP 수행평가 요소는 환자 측면, 시스템 측면, 의료제공자 측면으로 나누어 볼 수 있으며 다음 그림과 같다.

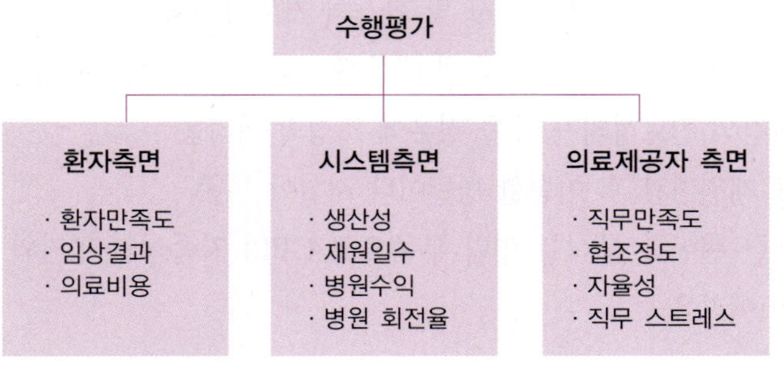

그림 4-7 CP 수행평가 요소

3) CP의 변이관리

변이(variance)의 개념은 CP 적용기간 동안 환자사례관리 계획의 시간대 속에서 미리 결정된 내용이 이루어지지 않았거나 기대된 결과가 이루어지지 않은 상태

이다. CP에 의한 의료행위 외에 발생하는 환자의 결과나 의료진의 행위이다. CP 개선이 필요한 영역을 파악하는 데 이용한다. 변이 발생이 항상 부정적인 것은 아니다. 변이 분석은 연속적인 의료 질 향상에 필수적인 요소이다.

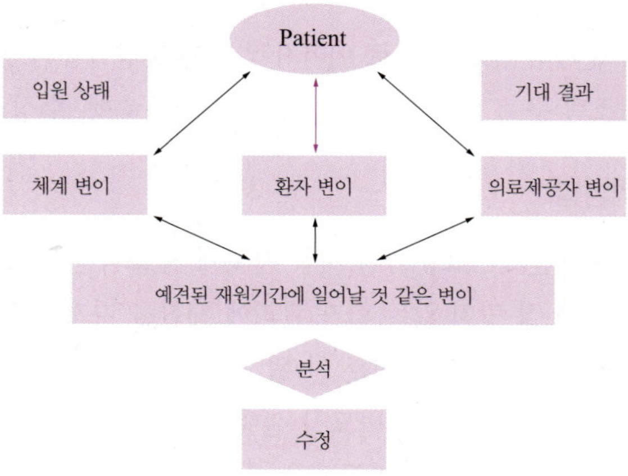

그림 4-8 일반적인 변이 분석 모델

표 4-12 변이 측면에 따른 변이 발생 이유

변이 측면	변이 발생 이유
환자/가족 변이	• 환자의 지시 불이행 • 합병증 또는 환자상태 • 환자나 가족의 결정(예: 검사 거부) • 자아관리에 필요한 기술을 배울 능력 부족 • 가정에서 상처관리를 위한 교육에 참여하지 않음 • 부적절한 사회적 지원이나 체계(가족 없음)
의료진 변이	• 부적절한 지시(예: 불필요한 검사나 치료 처방) • 응답시간 지체, 진단명 변경 • CP에 벗어난 처방
기관(체계) 변이	• 장비이용 불가(예: CT 기계 고장), 일정상의 충돌 • 침상 가용성(예: 일반병실 없어 중환자실에서 퇴실 못함) • 검사나 자료를 이용 못함(예: 검사결과가 예상보다 늦음)
지역사회 변이	• 방문간호사의 부적절한 간호 • 요양시설 이용 불가

(4) CP 적용의 성공요소와 관리방법

1) CP 적용의 성공요소

① 경영진의 적극적인 참여와 지원
② 의료진의 적극적인 참여
③ 병원체계의 문제점 개선 등으로 이어져 의료질 향상활동의 일환이 되어야 함
④ 병원정보시스템 구축 : 지속적인 모니터링과 업무수행, 수정·보완작업 필요

2) CP의 관리방법

① **자율성과 표준화 문제** : 표준화된 지침 때문에 자율적인 의료행위를 제한하거나 CP의 상황에 잘 맞지 않는 환자 관리에 제한을 가져올 수 있다.

- 단순한 set order를 운영해서는 안 됨
- 최적의 진료에 대한 연구가 반드시 선행돼야 함
- 예상되는 변이에 대해서는 대응책을 마련해야 함
- Branch CP 개발이 필요함
- 심각한 불확실성이 있는 경우 CP에서 제외

② **교육기회 제한 문제** : 의료진의 독립적, 창의적 사고를 제한하거나 표준화된 지침 이외의 의료에 대한 생각을 제한할 수 있다.

- CP는 표준화된 의료를 이해하는 데 도움을 줌
- 최신 치료법에 대한 교육기회가 됨
- 비용효율이 높은 치료법에 대한 교육기회가 됨
- 더 나은 치료법에 대한 고찰기회가 됨
- 신규 의료진의 적응기간을 최소화하여 의료 질 관리가 가능해짐

③ **단순한 비용절감 도구 문제** : CP는 단순히 입원비용을 외래비용으로 전환하는 도구로 인식될 수 있다.

- 조기퇴원으로 많은 외래 환자 발생
- 조기퇴원으로 추가적인 합병증에 의한 발생
- CP는 강제적인 재원일수 단축방법이 아님
- 입원 진료과정 중 불필요한 과정을 최소화하여 재원일수 단축이 궁극적 목표는 아님. 입원기간 단축효과를 내는 것임
- 비용보다는 환자치료에 중심을 두어야 함
- 의료의 질이 확보된 후 비용절감을 고려해야 함

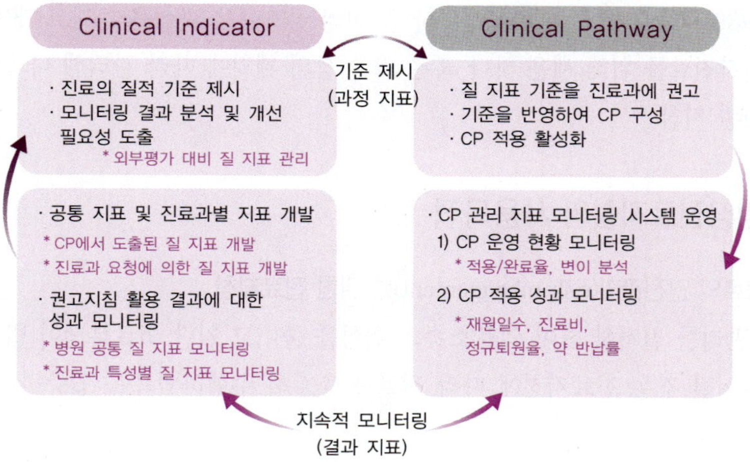

그림 4-9 CI와 CP의 연계관리에 의한 의료 질 향상

4-6 임상진료지침(Clinical practice guideline)

진료지침은 "특정한 상황에서 의사와 환자의 의사결정을 돕기 위해 체계적으로 개발된 진술"로 정의할 수 있다(Field MJ & Lohr KN, 1990). 진료지침은 진료와 관련하여 의사와 환자 간의 의사결정에 도움을 주기 위한 것으로, 적절한 진료의 내용을 기술한 도구이다.

진료지침은 진료의 지속성을 유지하고 의사의 진료와 과학적 근거의 간격을 줄이는 데 효과적인 도구로서 간주되고 있으며, 지난 20여 년 동안 전 세계적으로 의료의 질을 향상하기 위한 진료지침의 활용이 계속 증가하고 있다.

환자진료를 위해 만든 1개 또는 그 이상의 계획에 따라 관리해 나가도록 제시된 지침서이다.

특정 질병으로 인한 의료 이용시 적절한 진료가 되도록 의사 및 환자 간의 의사결정을 돕기 위해 체계적으로 작성된 임상진료 지침서는 진료의 활동과정을 명확하게 규정짓는 것으로 주 진료 경로와는 차이가 있다. 임상진료지침서가 의료인들의 의사결정을 대신하는 것은 아니기 때문에 합리적인 방향으로 의사결정을 하도록 도움을 주는 것이어야 한다. 따라서 지침서는 여러 가지 가능성을 포함하고 있어야 하며 지침서가 만들어진 근거에 관한 기본 정보들이 충분히 포함되어 있어야 하고 진료에 관한 최종적인 결정은 의사의 판단에 맡겨야 한다.

- 1980년대 후반에 미국과 캐나다 등 여러 국가에서 관심을 가지고 개발한 것
- 환자진료를 위해 세운 하나 혹은 그 이상의 계획에 따라 관리해 나가도록 제시된 지침

1. 임상진료지침의 사용목적

① 의료의 안전관리(risk management)를 위한 진료지침

위험관리를 철저히 하여 의료소송의 위험을 줄이고 일단 의료분쟁이 법적 문제로 다루어질 경우 진료지침에 따라 진료를 충실히 수행하였음을 입증하는 데 사용할 수 있다.

② 질 관리를 위한 진료지침

진단과정과 검사의 실시 및 이송 등의 상황을 흐름도(flow chart)로 표현된 진료 지침에 맞추어 필요한 검사나 시술이 적절한 시기에 시행되었는지를 점검하여 진료 및 의료서비스의 질을 관리하는 자료로 사용할 수 있다.

③ 규제를 위한 진료지침

진료지침에 따라 진료하면 동기(incentive)를 부과하고 그렇지 않으면 불이익을 줌으로써 규제의 수단으로 사용될 수 있다.

④ 교육을 위한 진료지침

지역보건서비스의 계획이나 보수교육의 자료, 강의 및 진료결과에 대한 토론 및 재검토시 참고자료로 사용될 수 있다.

2. 임상진료지침 개발과정

임상진료지침 개발과정은 다음과 같이 3부, 12단계로 구분한다.

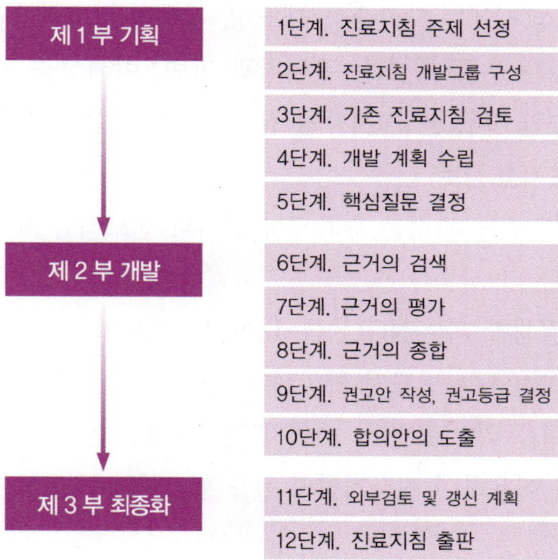

그림 4-10 CPG 개발과정

제1부 기 획

1단계 : 진료지침 주제 선정

① 진료지침의 주제 선정은 체계적인 과정을 거쳐야 한다.

② 진료지침의 주제 선정은 현안이 되고 있는 주제에 대한 확인(topic identification), 적절한 우선순위 원칙에 따른 주제 선택(topic selection), 주제를 기획에 맞도록 구체화하는 주제가공(topic refinement)의 3단계를 거친다.

③ 주제 확인은 주요 현안 확인, 주제 제안, 진료지침 검토, 관련 체계적 문헌고찰 검토, 관련 HTA 확인 등의 방법을 이용한다.

④ 우선순위 선정 기준을 마련하고 공식적 합의 절차를 거쳐 진료지침 주제를 선정한다. 비용, 질병부담, 영향 잠재력, 사회적 관심사, 새로운 근거, 충분한 근거, 진료의 변이 등이 선정기준에 쓰일 수 있다.

⑤ 주제 확인과 주제 선정 절차를 거쳐 확정된 주제에 대하여 가공을 통해 구체화 작업을 한다. 만일 주제가 진료지침보다는 체계적 문헌고찰 등 다른 형태의 연구를 해야 하거나 임상연구를 기획해야 하는 경우는 이에 맞는 절차를 거쳐야 한다.

2단계 : 진료지침 개발그룹 구성

① 진료지침 개발 실무를 담당할 개발 그룹과 운영위원회 등의 관련 조직을 구성한다.

② 개발 그룹 구성 시에는 다학제성, 대표성, 지속성을 고려한다.

③ 개발 그룹 혹은 운영위원회는 운영약관 마련, 이해상충 선언, 합의원칙 결정, 잠재적 승인 기구 선정, 저자됨 원칙 결정 등 기획업무를 수행한다.

3단계 : 기존 진료지침 검토

① 기존 진료지침 검토 과정은 진료지침 검색과 진료지침 요약표 작성, 평가의 과정을 거친다.

② 진료지침을 검색할 때는 NGC, G-I-N, PubMed, 그리고 국내 데이터베이스(KGC, KOMGI)는 반드시 확인해야 한다.

③ 진료지침 선택을 위한 포함 · 제외기준을 결정한다.

④ AGREE II를 이용하여 진료지침의 질을 평가한다.

4단계 : 개발계획 수립

① 진료지침의 범위와 목적을 PIPOH(Population, Intervention, Professionals/Patients, Outcomes, Healthcare settings)에 따라 결정한다.

② 진료지침의 존재 여부, 수용개작 방법론에 대한 신뢰 등을 고려하여 신규 개발 또는 수용개작 여부를 결정한다.

③ 진료지침의 실행과정, 업무, 수행주체, 시간표 등을 명시한 진료지침 개발 계획서를 작성한다.

5단계 : 핵심질문 결정

① 핵심질문을 PICO(Patient/Problem, Intervention, Comparison, Outcomes)의 4가지 요소를 포함하여 구체적인 질문으로 만든다.

② 핵심질문의 목록을 진료지침에 제시한다.

제2부 개 발

6단계 : 근거의 검색

① 검색의 민감도를 최대한으로 높인 포괄적인 검색을 실시한다.

② 검색의 범위에 적절한 데이터베이스를 선택한다.

③ 진료지침의 범위에 적절한 검색어로 검색전략을 수립한다.

④ 체계적 문헌고찰, 무작위 대조 연구 등의 순서로 문헌검색을 진행한다.

7단계 : 근거의 평가

① 근거 평가는 연구설계 분류, 연구설계에 적합한 평가도구 결정, 근거 평가 순으로 진행된다.

② 연구설계 분류는 study Designs Algorithm to assess the effectiveness of Medical Interventions(DAMI)를 이용해서 시행한다.

③ 연구설계에 적합한 질 평가 도구를 이용해서 문헌의 질을 평가한다.

④ 체계적 문헌고찰은 Assessment of Multiple SysTemAtic Reviews (AMSTAR), 무작위배정 비교 임상시험은 코크란의 Risk Of Bias (ROB) 도구, 비무작위연구는 Risk of Bias Assessment tool for Non-randomised Study (RoBANS)를 이용하여 평가한다.

8단계 : 근거의 종합

① 근거의 종합을 위해 개별 연구에 대해서 연구 특성, 연구 대상자, 중재, 결과, 문헌의 질 평가 등을 내용으로 하는 근거표를 작성한다.

② 주요 결과 각각에 따라 전반적 근거를 요약한 근거 요약표(summary of findings table)를 작성할 수 있다.

9단계 : 권고안 작성, 권고등급 결정]

① 근거수준은 현재까지의 근거로 해당 중재의 효과에 대해 확신하는 정도이다. 근거수준 평가는 GRADE에 준해서 시행하되, 분야와 목적 등에 맞게 수정되어 사용될 수 있다.

② 근거수준은 Ⓐ 비뚤림 위험, Ⓑ 이질성(일관성 없음), Ⓒ 비직접성, Ⓓ 비정밀, Ⓔ 출판 비뚤림이 있는 경우 근거수준 정도를 1단계 혹은 2단계를 낮추고, 만일 Ⓐ 효과의 크기가 큼, Ⓑ 교란변수의 영향, Ⓒ 양-반응 관계가 있으면 단계를 높인다. 최종적으로 '높음' '중등도' '낮음' '불충분'의 네 단계로 근거수준을 평가한다.

③ 권고등급은 권고 대상 환자에서 중재를 시행하였을 때 원하는 결과가 원하지 않는 결과보다 많이 발생할 것으로(혹은 적게 발생할 것으로) 확신하는 정도를 말한다.

권고 등급은 일반적으로 Ⓐ 근거수준, Ⓑ 이득과 위해의 저울질, Ⓒ 가치와 선호도, Ⓓ 자원 이용(비용)의 네 가지를 고려하여 결정한다.

④ 권고등급은 strong for: A, weak for: B, weak against: C, strong against: D, insufficient: I로 분류한다.

⑤ 권고안은 특이적이며 모호하지 않아야 한다. 주요 권고안은 쉽게 확인할 수 있어야 하며, 권고와 이를 지지하는 근거들이 명시적으로 연결되어 있어야 한다. 또한 권고 등급이 제시되어야 한다.

10단계 : **합의안 도출**

① 권고안 도출과정에서 이용된 합의 도출 방법을 기술한다.

② 권고안 내용에 이견이 적을 경우 비공식적 합의 방법론으로 권고안을 도출할 수 있다.

③ 권고안 내용에 이견이 있거나 근거가 부족할 경우 공식적 합의 방법론을 이용하여 권고안을 도출하는 것이 좋다.

제3부 최종화

11단계 : **외부검토 및 갱신 계획**

① 진료지침 초안이 완성되면 해당분야 전문가나 이해당사자에게 초안을 보내고 그에 대한 의견을 받을 수 있다.

② 외부검토는 동료검토(peer review), 이해당사자의 의견 수렴, 사용자 사전조사로 구분할 수 있다.

③ 갱신 계획을 세운다.

④ 진료지침 주제와 관련된 단체의 공식적 승인을 받는다.

12단계 : **진료지침 출판**

① 실제 사용될 진료 상황에 맞게 진료지침을 맞춤화하여 출판한다.

② 진료지침 보고지침 양식을 준용한다.

표 4-13 임상진료지침과 주진료경로의 비교

진료의 주경로	임상진료 지침
• 특정 진단명의 진료순서 및 치료과정을 정해둔 표준화된 도식 • 환자진료의 질과 효율성에 초점 – 환자의 입원 및 시술 시행여부 결정 후	• 검사 또는 치료의 적응증이 제시된 지침서 • 치료의 적정성에 대한 의사결정 도구
• 의사 및 환자진료에 관련된 여러 전문분야 참여 – 개발 및 실행 과정 시	• 주로 의사 참여 – 개발 과정 시
• 기관의 특성을 반영하여 기관별로 개발한 지침서 • 임상진료지침을 수행하기 위한 도구 • 시간 개념 포함, 기대하는 진료결과 제시 • 업무내용에 따라 도표로 나타냄	• 국제적인 표준 • CP개발을 위한 기본자료 • 교과서적 형태를 따름
• 환자 진료에 관련된 대부분의 활동을 포함 – 의무기록의 일부로 이용가능 – 경우에 따라 기존의 의무기록 대체	• 환자 진료를 위해 세운 계획을 관리해 나가는 지침서 – 의료의 위험관리, 질 관리, 규제 및 교육 진료지침

4-7 환자중심진료(Patient focused care, PFC)

환자중심 진료체계란 모든 중심은 진료를 받으러 온 환자에게 있다. 그 목적은 직원들을 최대한 효율적으로 이용하고 진료의 계속성을 유지한다는 것이다. 1980년대 초에 선불상환제(prospective payment system)의 시행으로 미국 병원들의 운영이 점차 어렵게 되었다.

많은 병원들은 내부적으로 비용절감 및 진료의 질 향상에 대하여 다양한 전략적 노력에도 불구하고 여전히 비효율적인 면이 많다고 지적하고 있다. 그 결과 최근 대형병원들을 중심으로 새로운 전략을 시도하기 위한 움직임이 병원 운영 조직을 환자중심으로 재편성하는 것이다.

조직재편성(restructuring of organization)의 개념은 1990년대 초 미국의 대학병원 등에서 '환자중심 진료체계' 라는 명칭 하에 새로운 병원조직 형태로 시도된 후 미국이나 영국 등에서 급속히 확산되고 있는 경영전략이다. 이러한 병원운영조직은 다음과 같은 기본 원칙하에 진료에 관련된 모든 업무의 80% 이상을 자체 운영단위에서 처리토록 하고 있다.

1. 환자중심진료 기본원칙

① 간호사들의 업무영역을 확대한 새로운 종류의 'Care givers' 들이 환자들에게 필요한 서비스의 80~90%를 직접 제공한다.
② 통상수준의 진단 및 치료서비스(검사, 촬영, 수술 등)와 보조서비스(공급, 급식, 청소) 등은 각 운영단위 내에서 수행한다.
③ 운영단위 내에서 입원이나 퇴원수속 등을 직접 처리한다.
④ 환자가족들도 진료 팀의 일원으로 적극 참여한다.

위의 기본원칙을 적용시키며, 또한 환자에게 보다 많은 직접진료시간을 제공하기 위하여 새로운 운영기법인 환자중심 진료 모델을 생각하게 되었고, 환자중심진료를 수행하기 위해 다음과 같이 4가지 원칙을 세웠다.

2. 환자중심진료 모델 수행을 위한 4가지 원칙

① 유사환자군으로 그룹핑

환자중심단위를 설정하기 위한 일차 작업은 유사한 환자를 그룹핑하는 것이다.

충분한 병상을 갖춘 운영단위(Operating Unit)의 수를 결정하기 위해서 통계산출을 지속적으로 하고 운영단위수가 결정되면 그룹핑한 환자 그룹을 선정하게 되는데, 병원에서는 종양 및 소화기, 심장센터, 심폐기서비스, 정형 및 신경서비스, 부인 및 가정서비스 등으로 구분하여 운영한다.

② 환자 가까이 서비스를 이동하여 분산화된 서비스 제공

모든 진료의 중심은 환자에게 있으므로 각 층의 등록창구, 검사, 약국, 방사선실, 호흡치료실 등을 개설하여 모든 기본적인 서비스를 환자 중심으로 제공되도록 한다.

③ 직원의 기술 확대를 통한 다기능 인력활용

업무의 효율성을 높이기 위해서 정규 간호사와 보조 간호사에게 업무내용, 업무수행과정 등에 관하여 교육을 시키고, 간호사와 검사요원들에게 검사, 처치 기술을 교육시켜 다기능 인력을 효율적으로 이용하고, 환자가 너무 많은 의료요원을 만나야 하는 어려움을 감소시킨다.

④ 진료과정의 단순화와 재조정

환자중심진료로 조직을 재편성하기 위해서는 완전히 새로운 과정(proces)과 절

차(procedure)가 요구되기 때문에 조직의 분화가 각 과정과 절차에 얼마나 영향을 미칠 것인가를 정밀히 분석하여 매번 반복되는 행위는 피하고 진료과정과 모든 행위를 단순화한다.

표준화하기가 곤란한 내용은 별도로 기록하는 예외 사항 별도기록제도(charting-by-exception documentation system)를 이용하였고 동일 데이터를 함께 그룹핑하여 정보를 공유할 수 있도록 한다.

모든 절차를 능률적으로 개선하고 능력수준별로 업무를 재조절하여 인력활용의 효율성을 극대화한다.

요점정리

1. 도나베디언의 질 접근방법은 구조, 과정, 결과로 구성되어 있다.

2. 환자 중증도 분류체계는 MEDIS Groups, APACHE III, R-DRG, CSI, Disease Staging, Comorbidity Index CCS 등이 있다.

3. TJC의 10단계 접근법은 책임 부여, 진료/서비스의 범위 설정, 진료/서비스의 주요 관리대상 결정, 측정지표(indicator)와 평가기준(criteria) 결정, 기준점(thresholds) 결정, 자료수집 및 체계화, 시정조치(개선활동), 검토, 평가, 유지, 성과 공지 및 정보교류이다.

4. 주진료 경로(CP)는 환자의 진료목표를 설정하고 이를 효율적으로 달성하기 위하여 특정 진단명의 진료순서와 치료의 시점 등을 사전에 정해 둔 표준화된 주 진료과정이다.

5. 임상진료지침(CPG)은 환자진료를 위해 만든 1개 또는 그 이상의 계획에 따라 관리해나가도록 제시된 지침서이다.

6. 환자중심진료(PFC)는 모든 중심은 진료를 받으러 온 환자에게 있으며, 직원들을 최대한 효율적으로 이용하고 진료의 계속성을 유지한다는 것이다.

학습문제

1. 도나베디언의 접근방법 중 과정의 평가방법이 아닌 것은?
   ① 동료의사심사(Peer Review)
   ② 의료자원이용심사(Utilization Review)
   ③ 진료비청구심사(Claims Review)
   ④ 의료 감사(Medical Audit)
   ⑤ 환자만족도 평가(Patient Satisfaction)

2. 도나베디언의 질 관리 접근방법에서 구조의 요소에 해당하지 않는 것은?
   ① 신의료기관 평가
   ② 병상수, 의료장비, 시설
   ③ 신임제도나 면허제도
   ④ 의료 인력의 수나 훈련정도
   ⑤ 사용된 자원의 기획, 관리, 회계 평가

3. 도나베디언의 양질의 의료 요소 중 편안한 진찰실, 깨끗한 입원실 침대, 좋은 음식 등이 의료의 질을 결정하는 독립된 구성요소이기보다 대인관계의 한 부분으로 보는 것이 타당하다고 언급한 것은?
   ① 의학기술
   ② 쾌적성
   ③ 인간관계
   ④ 접근성
   ⑤ 사회적 심리적 작용

4. 도나베디언의 과정 접근 중 한 공급자가 제공한 진료나 한 환자가 받은 진료를 측정대상으로 의무기록 문서원본이나 개별관찰을 통해 수행되는 것은?
   ① 내부 평가
   ② 외부 평가
   ③ 행정적 평가
   ④ 환례검토
   ⑤ 통계 평가

5. 의무기록에서 얻은 주요 임상정보(KCFs)에 관한 자료를 이용하여 중증도를 평가하는 도구는?
   ① CSI(Computer Severity Index)
   ② PMCS(Patient Management Categories)
   ③ R–DRG(Refined Diagnosis Related Groups)
   ④ MEDIS Groups(Medical Illness Severity Grouping System)
   ⑤ APACHE III(Acute Physiology and Chronic Health Evaluation III)

6. 중환자실(ICU)에서 서비스의 강도와 환자의 사망 위험도를 예측하기 위해 만들어진 중증도 도구는?
   ① Disease Staging
   ② Comorbidity index
   ③ PMCS(Patient Management Categories)
   ④ CCS(Clinical Classification Software)
   ⑤ APACHE III(Acute Physiology and Chronic Health Evaluation III)

7. TJC 의 10단계 평가모델 중 진료서비스 주요 관리대상을 결정할 때 해당하는 요소가 아닌 것은?
   ① 다빈도(high volume) ② 고위험(high risk)
   ③ 문제발생가능성(problem prone) ④ 고비용(high cost)
   ⑤ 평가기준(criteria)

8. 주진료 경로(Critical Pathway)에 대한 설명으로 옳지 않은 것은?
   ① 진료를 담당한 의사나 간호사들이 참고하게 한다.
   ② 특정 진단명의 진료순서와 치료의 시점 등을 사전에 정해 둔 진료과정이다.
   ③ 적절한 진료가 되도록 의사와 환자간의 의사결정을 돕는 체계적인 과정이다.
   ④ 환자는 진료 과정을 미리 알 수 있어 두려움이나 궁금증 없이 진료에 협조할 수 있다.
   ⑤ 양질의 진료와 적정한 의료자원 이용의 목표를 동시에 충족시키기 위한 환자관리 도구이다.

9. 임상진료지침Clinical practice guideline)의 사용목적이 아닌 것은?

① 규제를 위한 진료지침 ② 교육을 위한 진료지침
③ 질 관리를 위한 진료지침 ④ 비용절감 위한 진료지침
⑤ 안전관리(RM)를 위한 진료지침

10. 환자중심진료(Patient focused care) 모델 수행을 위한 4가지 원칙이 아닌 것은?

① 유사환자군으로 그룹핑
② 진료과정의 단순화와 재조정
③ 직원의 기술 확대를 통한 다기능 인력활용
④ 환자 진료시간 단축을 위한 통합된 일괄서비스 제공
⑤ 환자 가까이 서비스를 이동하여 분산화된 서비스 제공

[정답] 1. ⑤ 2. ⑤ 3. ② 4. ④ 5. ① 6. ⑤ 7. ⑤ 8. ③ 9. ④ 10. ④

Chapter 5

적정진료관리의 기법

학습목표

1. 적정진료관리 모델의 종류에 대해 이해할 수 있다.
2. 적정관리도구의 종류를 파악한다.
3. BSC에 대해 파악한다.
4. 6-sigma에 대해 파악한다.

5-1 적정진료관리의 모델

1. PDCA cycle

PDCA Cycle은 원래 1930년대 통계학자 Shewhart에 의해 고안되어 'Shewhart Cycle' 로 불렸으나 1950년 Deming(1900-1986)이 일본에 이를 소개하면서 'Deming Cycle' 이라고 불리면서 품질관리모델로 대중화되었다.

2차대전 후 일본인 인구조사 고문으로 파견된 에드워드 데밍은 1950년 6월 일본의 주요기업 사장과 임원들을 모아놓고 라디오와 TV를 통해 전국적으로 품질관리의 방법을 강의했다.

거기에서 데밍은 "생산 라인에서 가장 중요한 요소는 소비자이다. 소비자를 만족시켜 주는 일이 회사의 모든 사람들이 해결해야 할 최우선 과제이다. 모든 직원들이 자기가 만든 제품의 품질에 대해서 스스로 책임을 지는 품질 책임체제를 구축해야 한다. 기업의 수익은 제품과 서비스에 만족하고 이를 지속적으로 구매하는 단골고객으로부터 나온다." 라고 하였고, 자신의 말을 따르면 일본시장이 세계를 장악하게 될 것이라고 강조하였다.

반신반의하던 일본은 데밍의 아이디어를 실행에 옮겼다. 이 때 데밍의 아이디어는 문제해결을 위해 체계적인 접근방법을 이용하는 것을 강조하였는데 이것이 "PDCA Cycle"로 불리게 되었다.

데밍의 지속적인 개선과 학습을 위한 질 향상 모델 P-D-C-A(계획-실행-확인-조치)는 반복적 순환과정을 논리적·과학적으로 수행하는 Cycle 모형을 그림으로 나타내었다.

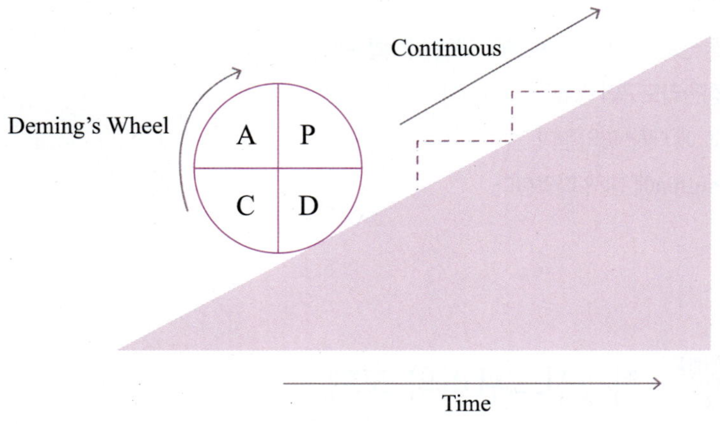

그림 5-1 PDCA cycle 단계

(1) PDCA Cycle 단계

1단계 : Plan (계획)

어떤 업무를 시작하기 위한 목적과 목표를 설정하고, 그 목표를 달성하기 위한 활동 계획을 세우는 단계이다.

현재 수행하고 있는 업무가 어떠한 잘못으로 향상되지 않고 있는지를 발견하고, 문제를 기회로 인식하여 이러한 문제를 해결하고 개선하기 위해 변화계획을 세우는 단계이다. 계획단계에서는 문제파악, 필요성 및 이론적 근거, 개선목표와 측정지표를 설정하게 된다.

2단계 : Do (실행)

규정, 지침, 표준, 계획 등의 수립된 시스템에 따라 실제로 일을 하는 단계이다.

변화를 검증하는 단계이다. 문제해결을 위하여 변화계획을 검증하는 동안 일상업무의 혼란을 최소화하기 위한 소규모의 시범적용을 하는 단계이다. 실행단계에서는 자료수집과 분석 및 해석, 문제의 원인, 개선활동을 위한 구체적인 계획등을 실행하게 된다.

3단계 : Check (확인)

일을 진행하고 있는 가운데 일이 정확하게 잘되고 있는지 점검, 검사, 평가, 검증하고 목표의 결과를 비교하는 등의 분석을 통해 개선해야 할 점을 분명히 밝히는 단계이다.

선별된 변화 업무 프로세스를 면밀히 검토하고, 변화 수행을 관찰하는 단계이다. 확인단계에서는 활동효과를 파악하고, 개선활동을 실행한 후 변화가 이루어졌는지에 대해 개선결과를 확인하게 된다.

4단계 : Act (조치)

실제로 개선된 것들을 다시 실행하는 단계이다. 이 4단계는 지속적인 개선이 요구되는 순환 구조를 나타내고 있다.

변화로부터 최대의 이익을 얻고자 수행하는 단계이다. 소규모 시범적용 단계에서 획득한 결과를 기초로 수행과정을 결정하고 일상 업무 활동이 되도록 적용한다. 만일에 개선활동의 적용이 성공적이었다면 확대 적용하여 수행하고, 성공적이지 않았다면 새로운 계획을 세우는 단계부터 PDCA 사이클을 다시 수행한다. 조치단계에서는 추후관리, 지표관리, 모니터링 방법 등이 이루어진다.

(2) PDCA Cycle의 활용

① 제품이나 조직의 지속적 개선 프로젝트를 추진할 때
② 새로운 개선 프로젝트를 시작할 때
③ 과정, 제품 및 서비스에 대하여 새로운 또는 개선된 설계를 할 때
④ 반복적인 업무 과정을 명확하게 할 때
⑤ 문제나 근본적인 원인을 확인하고 우선순위를 설정하기 위하여 자료를 수집하고 분석하고자 할 때
⑥ 특정한 변화를 수행하고자 할 때

2. HCA의 Focus-PDCA

(1) Focus-PDCA의 단계

1989년 HCA(Hospital Corporation of America: 미국병원법인)에서 개발한 9단계로 구성된 모형으로 보건의료조직의 QI활동에 효과적으로 이용되고 있다.

이 모형은 PDCA 모델을 실시하기 전 단계로 FOCUS(Find → Organize → Clarify → Understand → Select) 과정을 제시하고 있다. 각 단계별로 살펴보면 다음과 같다.

1단계는 F 발견(Find)은 기회 또는 개선이 필요한 과정을 발견해 내는 것이다.

2단계는 O 조직(Organize)은 과정을 파악하고 있는 팀을 구성하는 것이다.

3단계는 C 명확화(Clarify)는 과정에 대한 현재의 지식을 명확히 하고, 규범적인 것과도 비교하는 단계이다.

4단계는 U 이해(Understand)는 과정에서 변이의 원인을 이해하는 것이다.

5단계는 S 선택(Select)은 과정에서 개선이 필요한 사항을 선택하는 것이다.

6단계는 P 계획(Plan)은 개선을 위한 자료 수집을 명확히 하는 계획의 단계이다.

개선을 목표로 변화를 계획하거나 테스트를 한다. 계획 단계에서는 문제 인식을 위한 자료 수집, 수집된 자료의 분석, 개선 계획 등을 수립한다. 개선 계획에는 계획 목표 및 계획을 평가하기 위한 기준(5W: who, when, where, what, why) 등을 설정한다.

7단계는 D 실행(Do)은 변화를 위한 계획을 이행하는 과정으로 개선, 자료수집, 자료 분석이 실제적으로 이루어진다.

8단계는 C 확인(Check)은 실행을 통한 개선과정이 마무리 되면 변화를 확인, 검토, 분석하는 과정이 요구된다. 이때, 얻은 정보는 조직 구성원이 공유하여 학습할 수 있도록 하여야 한다.

9단계는 A 조치(Act)는 확인과 학습 단계에서 얻은 것을 기초로 환류(feedback)하는 단계이다. 변화가 성공적이었다면 이를 표준화 정착시키고, 변화를 가져오지 않았다면 계획을 수정하거나 새로운 계획을 수립하여 변화를 추진하게 된다. 즉, 적용 후 발생된 장점을 유지(Hold the gain)하면서 변화의 조정(Adjusting), 채택(Adopting), 폐기(Abandoning)를 통하여 지속적으로 실행하는 것이다.

Act 단계에서 발생할 수 있는 문제 유형별 개선활동은 다음과 같다.

① 지식이 부족한 경우이다. 이때는 직무 교육(education), 훈련(training), 적응(orientation) 프로그램의 개선, 과거의 결과를 환류(feedback), 참고문헌의 제공, 지침서, 매뉴얼, 문서화된 방침 등을 이용한다.

② 업무 태도와 형태의 문제의 경우이다. 이때는 보상과 제재, 과거의 결과를 환류, 상담(공식/비공식적), 업무전환, 감독 등을 실시한다.

③ 시스템의 문제이다. 이때는 의사소통체계의 변화, 새로운 업무분담, 조직구조의 변화, 물리적 환경의 변화, 정책의 변화, 경영방식의 변화, 자원의 추가, 장비사용의 변화 등을 실시한다.

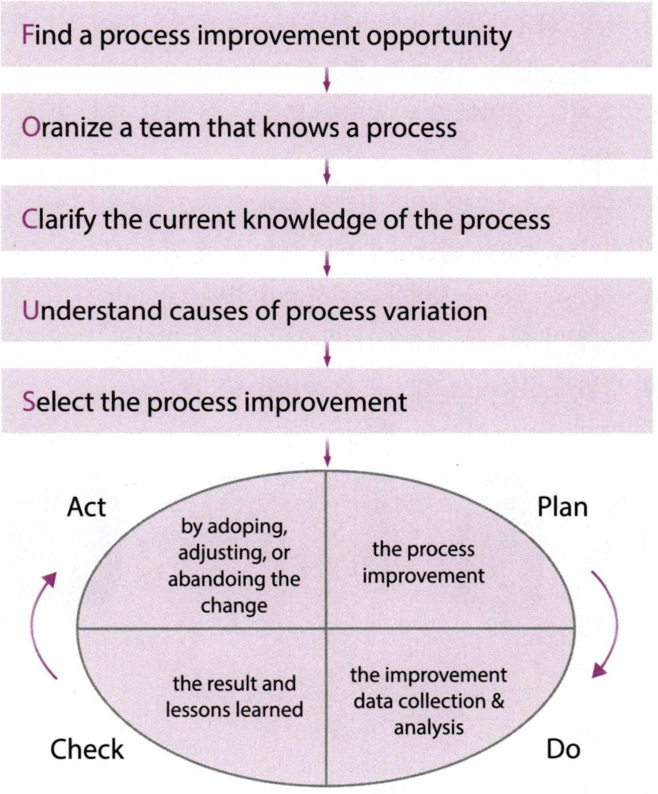

그림 5-2 FOCUS-PDCA의 단계

check point

변이(variation)란?

변이의 사전적 의미는 같은 종류의 개체 사이에서 형질이 달라짐을 뜻한다. QI에서 말하는 의미는 모든 업무과정 중에 내재하는 요인으로 질 평가에 중요한 부분이다.

같은 사람이 같은 방법으로 업무를 처리하더라도 여러 상황에 따라 약간씩은 다르며, 특히, 의료기반의 질과 관련된 자료의 수집은 변이가 필연적으로 발생한다. 예를 들면, 동일 의료기관 내의 각각의 의사, 환자에 따라 질병의 양상, 의료비의 지출정도, 입원의 유무, 수술유무, 검사의 종류 등에 많은 차이를 보이는 것이 그렇다.

변이가 존재한다는 것만으로도 의료의 질에 문제가 있음을 알 수 있고, 이는 의료의 질 평가에 중요한 출발점이 된다. 변이를 완전히 제거할 수는 없지만, 업무과정의 개선을 통하여 최대한 제거하여야 한다.

그러므로 양질의 의료를 제공하기 위해서 변이의 정도와 그 원인을 파악하고, 적절한 방법을 적용하는 것은 매우 중요한 일이다.

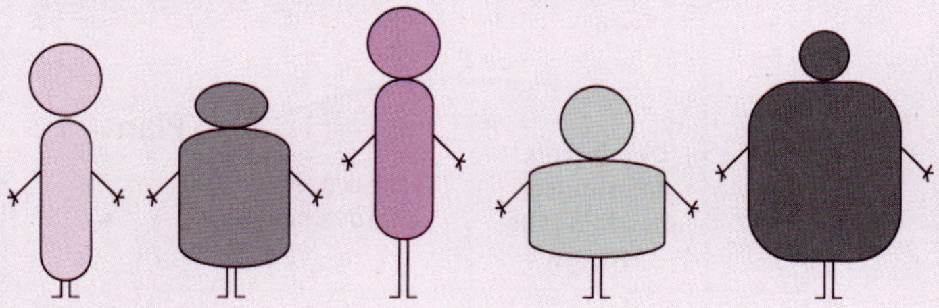

3. ODI의 FADE 4단계 모형

1990년, 매사추세츠 주 보스턴의 ODI(Organizational Dynamics Institute, Wakefield, MA)에서 개발한 질 향상을 위한 FADE Model이다. 크게 4단계로 구성이 되어 있으며, 프로세스와 결과를 측정하기 위한 모형이다.

1단계는 Focus로 문제점을 나열해 보고 우선순위에 대한 합의를 통해 해결하고자 하는 문제를 선택하는 단계이다. 이 단계에서 프로세스 향상을 위한 문제점을 정의하고 확인하게 된다.

2단계는 Analyze는 선택된 문제는 설정된 기준에 따라 데이터를 수집하고 분석하는 단계이다. 문제에 영향을 미치는 근본 원인과 해결 가능한 방법을 파악하는 작업이 이루어진다.

3단계는 Develop은 구축된 데이터를 통하여 질 향상을 위한 활동 계획을 수립하는 단계이다. 이때, 수립된 활동계획에는 실행, 커뮤니케이션, 측정, 모니터링을 포함한다.

4단계는 Execute(or Evaluate)는 3단계에서 수립된 활동계획을 예비실행계획(pilot basis)에 따라 역할을 부여하고(Execute, 실행), 그 실행이 성공적으로 수행되도록 지속적인 측정과 모니터링하여 시스템을 완료한다. 즉, 조직적인 실행과 수행에 대한 평가와 결과를 제시한다(Evaluate, 평가).

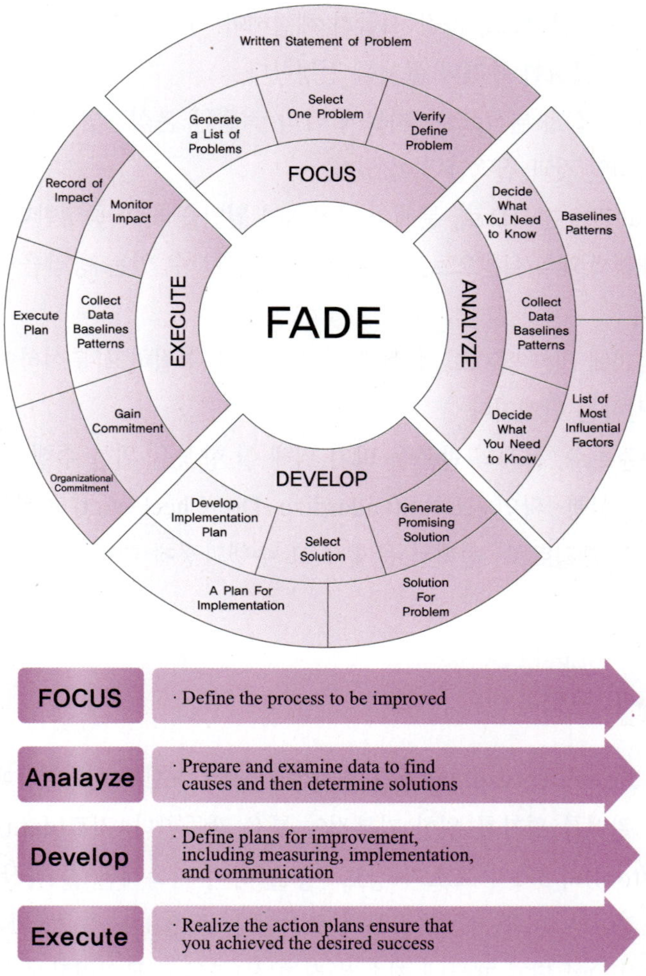

그림 5-3 ODI의 FADE 4단계 모형

다음의 FADE Model은 각 단계 별로 좀 더 자세한 내용을 포함시켜 그래픽 형태로 표현하였다. 그림에서와 같이 4단계 내에는 많은 하위 단계가 존재하며,

FADE 단계는 원의 중간에서 시작하여, 순차적인 흐름에 따라 각각의 하위 단계로 이동하게 된다. 따라서 원의 중심의 4단계 사이클보다 하위의 세부항목이 더 중요하다.

4. 아날로그 데비스(Analog Devices)의 7단계 문제해결 모형

1991년, 미국의 질병 관리센터에서 개발한 7단계의 문제해결 모형으로 다음과 같은 단계로 구성된다.

1단계는 주제의 선정으로, 가장 시급히 해결해야 하거나 가장 빨리 노력의 대가를 얻을 수 있는 중요한 주제나 문제를 선정한다.

2단계는 자료수집과 분석으로, 자료에 따라 적절한 분석방법을 사용한다. 자료의 형태는 양적인 것과 질적인 것이 있다.

3단계는 인과관계 분석으로, 문제의 근본적인 원인을 찾아 증명한다.

4단계는 해결책 계획/실천으로, 근본원인을 해결할 수 있는 방안을 찾아내고 실천한다.

5단계는 효과에 대한 평가로, 실행에 따른 자료를 수집하고 분석하여 이전 결과와 비교, 제시하는 단계이다.

6단계는 표준화로, 문제의 반복을 막기 위해 질 향상을 위한 수행과정을 표준화한다. 표준화-실행-확인-조치(Standardize-Do-Check-Act) 과정을 이용한다.

7단계는 과정 재검토로, 선택된 문제나 그 수행과정에 대한 개선정도를 재검토한다.

5. D*A*T 모형

1992년에 Joseph G. van matre가 제시한 D*A*T 모델은 QI 철학에서 핵심 개념과 중요한 관계를 평가를 위한 기본적인 틀을 제공한다. 자료(data), 태도(attitude), 도구(tool)의 3가지 요소가 상호작용을 하여 지속적인 질 향상(CQI)이 이루어진다는 것이다. 이때 '*'는 곱하기 표시이다. 즉 3요소 중 한 가지 요소라도 누락되면 값이 O이 되기 때문에 지속적 질 향상 활동은 무의미하게 된다.

① 자료(Data) : 직원/환자 설문조사, 제안제도, 업무성과 보고서, 임상 데이터베이스에 해당되는 자료원과 속성(질적), 변수(양적), 시간/연속 자료를 이해하게 하는 형태를 포함한다.

② 태도(Attitude) : 팀워크, 의사결정, 과정에 대한 고찰, 고객 중심적, 최고경영자의 의지를 포함한다.

③ 도구(Tools) : 브레인스토밍(Brainstorming), 런차트, 흐름도, 산점도, 우선순위 메트릭스, 파레토차트, 명목집단기법, 유사성 다이어그램 등을 포함한다.

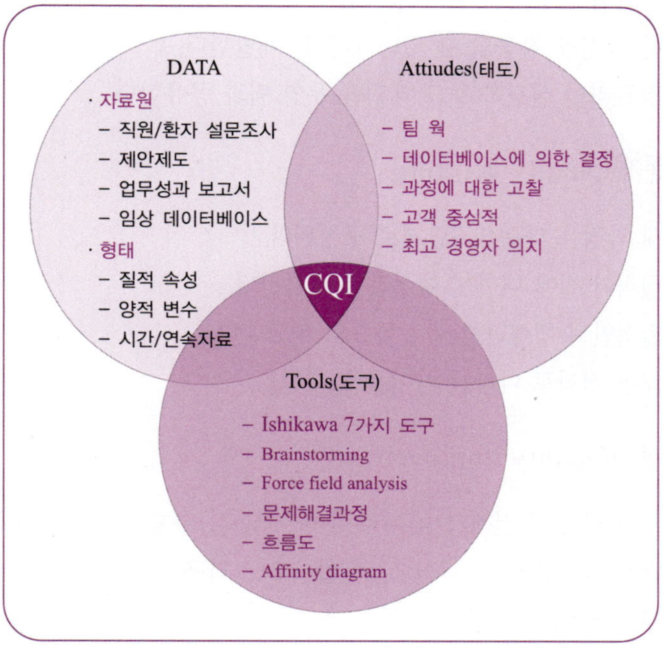

그림 5-4 D*A*T 모형

6. 쥬란(Juran)의 이론

Joseph Moses Juran(1904–2008)은 Deming과 같이 1950년대 일본 산업계의 질 관리 활동에 관여하였으며 Total Quality management(TQM, 총체적인 질 관리)의 이론적 구조를 제시하였다. 쥬란의 질 개념은 질 계획(planning), 질 통제(control), 질 개선(improvement)을 통하여 경영자가 지속적으로 개선을 요구하는 것이다. 이를 쥬란이 주장한 '질의 3요소(Quality Triology)' 라 한다. 쥬란의 또다른 이론으로 전체 결과의 80%가 전체 원인의 20%에서 일어나는 현상을 말하는 '2080법칙' 이 있다. 이는 20%의 주요 문제를 해결하면 나머지 80%도 저절로 해결된다는 '주요한 소수와 사소한 다수' 라는 주장을 펼쳤다.

쥬란의 Quality Triology를 살펴보면 다음과 같다.

(1) 질 계획(Quality planning)

고객의 요구에 대한 산출물과 서비스들을 개발하는 활동이다. 질 계획은 다음의 5가지 상황을 연속적으로 포함한다.

① 고객이 누구인지를 확인한다.
② 고객의 요구를 파악한다.
③ 고객들의 요구에 부흥하는 제품 특성을 개발한다.
④ 제품 특성을 창출할 수 있는 과정을 개발한다.
⑤ 과정관리를 설정하고 그 계획을 운영 팀과 공유한다.

(2) 질 통제(Quality control)

질 통제 과정은 다음의 3단계로 구성된다.
① 실질적인 질에 대한 수행성과를 평가한다.
② 실질적인 수행성과를 품질목표와 비교한다.
③ 비교한 결과로 나타난 차이를 조사한다.

(3) 질 개선(Quality improvement)

질 개선 단계는 전례가 없는 수준들에서 질 수행 상승을 의미한다. 이는 전체 단계들의 연속으로 구성된 방법론으로 다음 8가지를 포함한다.
① 질 개선의 필요를 증명한다.
② 일련의 질 개선이 안전하게 요구되도록 하부구조를 설립한다.
③ 개선 프로젝트를 확인한다.
④ 프로젝트팀을 구성한다.
⑤ 팀에 필요한 자원, 훈련, 동기를 제공한다.
⑥ 원인을 진단한다.
⑦ 개선에 필요성을 환기시킨다.
⑧ 결과를 가시화할 수 있도록 관리체계를 수립한다.

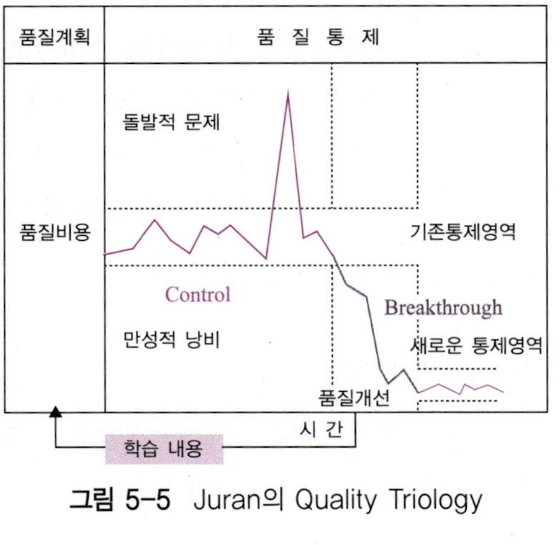

그림 5-5 Juran의 Quality Triology

7. 크로스비(Crosby)의 이론

1980년대 활동하였던 Philip B. Crosby(1926–2001)는 질 증진에 있어 통계적 방법보다는 조직과 경영이론을 강조하는 무결점(Zero Defects)운동을 창안하였다. 무결점(ZD)이란 완벽한 것이 아니라 '표준과 규격에 맞추어 결점을 제로로 하자는 것' 이다. 품질관리 기법을 제조분야에만 한정하지 않고 일반 사무관리까지 확대 적용하여 전사적으로 결점 없이 일을 하자는 것이다. 즉, 전 종업원에게 경영참여 의식을 갖게 하여 사기를 높임으로써 결점을 없애는 데 협력해 나가도록 하고자 하는 운동이다.

무결점(ZD)운동은 마틴 마리에타(Martin Marietta)사에서 퍼싱미사일 프로젝트의 품질책임자를 맡아 미사일제조의 결함을 줄이는 데 있어서 대단한 성공을 거두었는데, 이 프로그램은 후에 정부정책으로 채택되었다. 그러나 이 프로그램을 도입하였던 다른 기업에서는 큰 성과를 거두지 못하였는데, 이에 대해서 Crosby는 실패의 원인이 경영층의 의지부족이었다고 지적하였다.

그후 Crosby는 ITT로 자리를 옮겨 그 곳에서 품질담당 부서장을 역임하였다. 1979년에 퇴직하여 플로리다에 있는 윈터파크에 필립 크로스비사(PCA)라는 컨설팅 회사를 창업하였다. 1991년 그는 PCA를 은퇴하면서 품질대학(Quality College)을 운영하였다.

질에 대한 크로스비의 기본철학은 절대원칙(absolutes)이라고 지칭한 다음의 4가지 기본적인 신념에 기초를 두고 있다.

① 요구의 적합성

이 정의는 제품의 제조방식이나 서비스의 제공방법을 근거로 하지 않는다는 점에서 전통적인 품질의 정의와 차이가 있다. 이때 경영층은 다음의 3가지 역할을 수행하여야 한다. 달성한 목표를 종업원들에게 알려야 한다. 품질도구와 기법 및 훈련을 제공하여야 한다. 지속적인 지원과 격려를 아끼지 않아야 한다.

② 처음부터 올바르게 하자

프로세스상에서 검사, 평가, 테스트가 아닌 예방을 강조한다. 종업원 모두가 자신의 작업에 대한 책임감을 갖고 있다면 품질조직에서 검사자란 거의 필요 없게 될 것이다. 이는 결국 '처음부터 올바르게 하자(do it right the first time)' 는 Crosby의 기본철학이다.

③ 성과의 표준은 무결점(ZD)

Crosby는 무결점이 목표가 되어야 한다고 주장하였다. 무결점의 개념은 동기부여의 프로그램이 아니고 성과표준으로 여겨야 한다고 했다. 즉, 자신에게 주어진 작업의 성과가 조금이라도 떨어지는 것을 전제로 해서는 안 된다는 것이다.

④ 품질의 척도는 품질비용

제품 및 서비스 결함으로 인한 반품, 재작업, 보증비용 등과 같은 품질비용이 기업 총 수입의 20~40% 정도가 된다고 지적하고 최고경영층은 예방노력이나 품질교육 등에 실시해야 한다고 주장했다.

Crosby's의 품질향상(QI)을 위한 14단계는 다음과 같다. 품질향상(QI) 14단계는 반드시 연속적인 것은 아니지만 실제적으로 매우 균형적이다.

표 5-1 품질향상(QI) 14단계

단계 1	경영자의 적극 참여
단계 2	품질업무를 전담하는 품질개선팀을 설립
단계 3	품질측정 척도를 수립
단계 4	품질비용을 추정
단계 5	품질에 대한 의식수준 제고
단계 6	원인분석 및 문제해결 노력의 격려
단계 7	ZD 프로그램을 담당하는 특별위원회의 설립
단계 8	관리감독자를 교육/ 훈련
단계 9	ZD day를 정함
단계 10	품질목표 설정
단계 11	오류의 원인을 해결
단계 12	개인, 팀의 성취에 대한 인정 / 보상
단계 13	품질심의 위원회 (Quality Council)를 설치
단계 14	끊임없는 추구 노력

check point

COPQ(Cost of poor quality, 저 품질 비용)

COPQ는 회계상 쉽게 파악되는 눈에 보이는 품질과 눈에 보이지 않는 품질 비용 모두를 포함한다. 즉, 기존 품질비용에 대한 개념을 포함하면서 보이지 않는 부분의 손실비용까지 다루고 있다. 기존 품질관리 이론에 따라 기회손실, 실패 코스트, 에러코스트 등의 분석 방법이 있었지만 이것도 눈에 보이는 측면만을 관리하는 데 그쳤다. 그러나 COPQ가 다루는 품질비용은 더 깊은 수준의 비용까지 포함하고 있다. 일반적으로 기업의 프로세스상 설계부터 시작해서 생산과 설치 및 서비스까지의 전 부문을 다루고 있다.

예를 들면, 잘못된 X-ray촬영으로 인한 재촬영은 기존에 투입되었던 촬영 비용을 포함하여 재촬영으로 인한 비용의 추가를 의미한다.

또한 잘못된 작업으로 인해 업무처리시간 길어지고 저 품질을 임시방편적으로 대응하려고 하면서 발생하는 품질검사, 재작업 및 수리에 들어가는 시간과 비용이 늘어나는 경우도 마찬가지다. 그 밖에 고객납품지연 그로 인한 기업의 이미지 손상 등에 따른 비용도 포함한다.

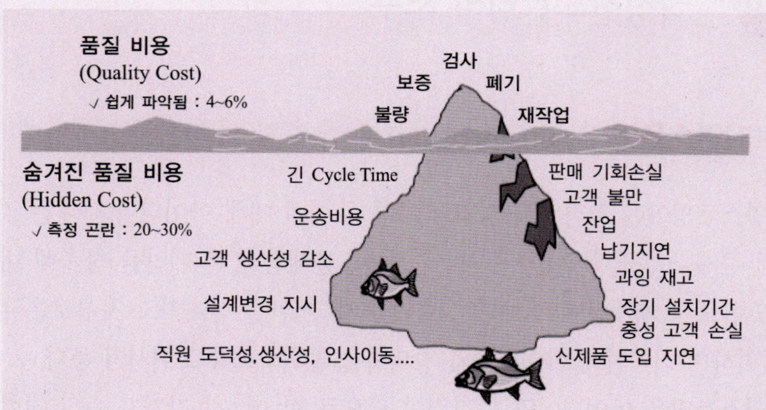

8. 파이겐바움(Feigenbaum)의 이론

A. V. Feigenbaum(1922–2014)이 말하는 품질이란 제품이나 서비스에 대해 고객의 다양한 요구사항과 기대에 부응하는 생산과 기술 및 마케팅에 대한 전체적 특성이다. 관리라는 용어는 영어로 management와 control이 있는데 management는 경영·품질의 방침과 계획을 세우고 조직을 만들어 이것을 실행하고, 그 과정에 필요한 통제를 가한다고 하는 의미를 가지며, control은 항상 기준이나 한계를

정하여 그것에 대비시키면서 어떤 행동을 제어해 나가는 것을 의미한다. 이와 같은 이유로 management에는 계획과 통제의 두 활동 분야가 있다고 할 수 있다.

종래의 quality control은 주요한 활동분야가 제조품질의 불량을 줄이는 것이었기 때문에 품질통제라고 하는 것이 좋을 것이다. 그러나 최근의 품질활동은 설계품질의 중요성 때문에 quality control 보다는 quality management라고 하는 것이 옳을 것이다.

Feigenbaum은 총체적 질 관리(TQM)의 이론적 구조를 제공하였다.

그는 TQM을 다음 3가지 기능이 통합되는 체계로 정의하였다.

총체적 질관리(TQM) = 3가지 기능의 통합(질의 관리, 질의 유지, 질의 향상)

- Quality management(질 관리) : 개념, 계획, 설계, 구성
- Quality maintenance(질 유지) : 생산, 분배, 서비스
- Quality improvement(질 향상) : 교육, 자료분석, 사용자 환류

5-2 적정진료관리의 도구

1. 브레인스토밍(Brainstorming)

브레인스토밍이란 조직의 구성원들 토론 주제에 대해 아이디어 짜내는 것이다. 즉, 어떤 주제나 문제에 관한 아이디어, 관심, 문제점 혹은 대안을 창출해 내는 것이다. 그룹 또는 개개인별로 시행할 수 있으며, 비판을 삼가하고 자유로운 분위기에서 격려하며 최대한의 아이디어와 창의력을 발휘하도록 고취시켜 준다.

브레인스토밍은 아이디어와 통찰력이 필요로 할 때, 각 참가자 등의 경험을 끌어내기를 원할 때, 그룹 내의 창의적인 아이디어가 억눌려 있을 때 등에 필요한 기법이다.

브레인스토밍은 다음의 4단계로 진행된다.

① **준비단계** : 회의진행자(facilitator)가 회의의 목적, 토론규칙, 절차 등에 대하여 설명한다.

② **산출단계** : 5~10분 동안 자유로운 분위기 조성을 위한 대화 및 아이디어를 교환한다.

③ **명료화단계** : 가능한 많은 아이디어가 도출되도록 유도하고 공통된 아이디어

를 통합한다.

④ **평가단계** : 공통 아이디어 정의와 토의 후 우선순위를 정한다.

브레인스토밍 사례 : 진료 지연 이유

check point

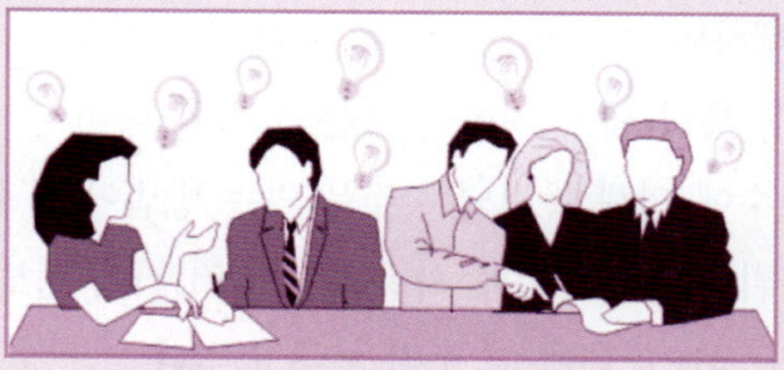

1. 환자가 너무 많다.
2. 수술환자의 검사는 입원해서 한다.
3. 검사결과에 이상이 있을 때 consult가 빨리 해결되지 않는다.
4. 심장내과문제 해결이 빨리 안 된다.
5. Thallium scan은 주 2회만 검사한다.
6. 간단한 검사이상도 전문 진료과에서 해결하지 않으면 마취과에서 마취승인이 안 된다.
7. 병실부족으로 토요일에 입원한다.
8. 환자가 입원해서 검사를 원한다.
9. 입원 후 의료인의 학회 등 일정으로 재원기간이 연장된다.
10. 환자가 수술 여부를 결정하지 못한다.

2. 복수투표(Multi-Voting)

주제 및 문제의 중요성, 우선순위를 정할 때 사용하는 집중적 사고의 한 형태이다. 브레인스토밍 등을 통하여 나온 결과가 10개 이상 많은 아이디어가 있을 경우, 중요하고 즉시 관심을 둬야 하는 아이디어로 줄이는 과정에서 사용한다. 추구할 몇 항목을 결정하고 끝내는 것으로 합의를 잘 유도할 수 있는 장점이 있다.

복수투표는 다음의 5단계로 진행된다.

1단계는 목록이 동일하거나 비슷한 경우를 모은다. 이때 접착식 메모지(post-it) 등을 이용한다.

2단계는 묶여진 목록에 대표명을 부여한다.

3단계는 참여자들이 점수를 부여하도록 한다.

4단계는 참여자들의 점수표를 합산한다.

5단계는 목록을 더 줄여야 하는 경우 이 과정을 반복한다.

3. 명목집단기법(Nominal Group Technique)

명목집단기법(Nominal Group Technique, NGT)은 의사결정에 있어 집단 간의 의견과 가치를 보다 체계적으로 이용할 수 있는 과정이다. 의사결정 주체의 배경, 전문분야와 인식이 다양한 사람들로 구성되어 있다는 것으로 전제로 하며 명목집단기법을 잘 수행하면 참여자의 다양한 견해를 조정하여 의사결정에 있어 합의를 도출할 수 있다. 특히 팀이 영향력 있는 소수와 나머지 다수로 구성되어 있을 때 의사결정이 소수에 의해 독점되는 것을 막는 방법이 될 수 있다.

이 기법은 우선순위를 결정하는데 사용되는 여러 가지 방법 중에서 통계적 방법보다는 집단토론과 정보교환에 더 중점을 두고 있다.

명목집단기법은 다음의 7단계로 진행된다.

1단계 : 의사결정 집단의 구조를 설정

우선적으로 다루어야 할 문제의 성격에 따라 집단의 크기를 결정하고, 소집단으로의 분할 여부를 결정하여야 한다. 크기는 6-10명 정도가 적절하다.

2단계 : 의사결정을 하여야 할 문제의 주요한 차원을 정의

각 집단은 사회자가 진행한다. 각 집단의 사회자는 운영절차와 다루어야 할 문제를 간략하게 참여자에게 설명한 후 합의를 도출하여야 하는 탐색적 질문을 명시한 '명목집단 임무 기술 양식' 을 배부한다.

양식은 두 종류로 의료의 질에 영향을 미치는 것으로 생각되는 문제를 열거하는 것과 문제의 중요성을 판단하는 기준을 나열하는 것으로 참여자들은 각자의 의견을 토론없이 독립적으로 두 종류의 기술양식을 정해진 시간 내에 작성한다.

사회자는 문제와 기준의 전체 목록을 준비된 차트에 기록하고 참여자들은 돌아가면서 자신이 작성한 목록의 문제와 기준의 모든 항목을 읽는다.

3단계 : 의사결정을 하여야 할 문제의 토론

이때 제시된 항목에 대하여 반대의견을 제시하거나 지지하는 의견을 제시함으로써 아이디어를 명확하게 하기 위한 것이다.

4단계 : 문제의 평가

나열된 기준에 근거하여 문제의 목록을 검토하여 재평가하는 단계이다. 참여자들은 자신의 판단이나 앞에서 진행된 토론을 참고로 하여 문제를 평가하는 기준을 다시 선택할 수 있다.

5단계 : 문제의 순위를 나열

참여자들은 각자가 평가하기에 가장 중요하다고 생각하는 5개의 문제를 선택하여 순위를 부여한 목록을 작성한다. 목록의 중요도 순위별로 5점부터 1점까지 점수를 부여한다.

참여자들의 점수부여가 끝나면 각자의 투표결과를 별도 양식의 집계표에 예비투표를 실시한다. 각 문제에 대해 참여자들이 부여한 점수의 합을 구하여 문제의 상대적인 중요도를 측정한다.

6단계 : 순위에 대한 토론

사회자는 참여자들의 투표결과를 기록하고 합계를 낸 후에 이 결과에 대한 토론을 진행한다.

이때 참여자들은 이 예비 투표결과에 대하여 반대하는 의견이나 지지하는 의견을 제시할 수 있으며, 이 토론을 통하여 제시된 문제에 대한 아이디어를 더 명확하게 할 수 있다.

7단계 : 최종 순위 결정

예비 투표결과에 대한 토론이 끝나면 사회자는 참여자에게 5개의 우선순위 항목을 검토하여 원하는 경우 우선순위를 수정할 수 있음을 알린다. 참여자들은 항목간의 상대적인 중요성을 고려하여 가장 우선순위가 높은 순서대로 5점부터 1점까지 점수를 부여한다.

사회자는 별도의 양식을 이용하여 항목의 우선순위에 대한 최종적인 평가점수를 합하여 최종순위를 결정한다. 이로써 의료기관 내에서 의료의 질에 영향을 미치는 가장 중요한 문제를 도출하게 된다.

4. 우선순위교차표(Prioritization Matrix)

우선순위교차표는 질 향상 또는 제안된 해결책을 위한 기회들 간의 우선순위, 문제 및 쟁점(issue) 등을 부여하기 위하여 사용되는 일반적인 방법이다. 구조화된 접근법을 이용하여 어떤 제안이 가장 큰 주의를 필요로 하는가를 평가하는 데에 그 목적이 있다. 개선의 핵심 영역을 발견했지만 더 초점을 좁혀야 할 때, 자원의 제한이 있을 때, 대안의 순서를 정할 때 등에 사용하게 된다.

우선순위교차표는 다음의 6단계로 진행된다.

1단계 : 대안을 나열하고 대안이 뜻하는 바를 모든 팀원들이 이해하도록 한다.

2단계 : 의사결정에 사용할 기준을 정한다. 다루어야 할 문제를 선택하는데 흔히 사용하는 기준으로는 중요성, 변화에 대한 지원, 문제의 가시성, 위험도, 실행 가능성이 있다.

3단계 : 교차표(Matrix)를 그리고 대안과 기준을 기입한다.

4단계 : 각 기준을 적용하여 대안을 평가하는 데 사용할 척도를 결정한다. 예를 들면, 대안이 기준을 잘 충족하는지 여부에 따라 높음(3점), 보통(2점), 낮음(1점)을 부여한다.

5단계 : 각 대안의 기준을 검토하고 척도를 이용하여 평가한다.

6단계 : 각 기준의 점수를 합산하여 최우선 순위를 선택한다.

표 5-2 우선순위 대상 선정 기준

item	Degree of priority			
	High(3)	Moderate(2)	Low(1)	None(0)
Impact on Patient care outcomes • improve quality of patient care • improve timeliness efficiency of care • reduce duration of patient stay				
Impact on customer satisfaction • patient/family satisfaction • staff satisfaction • referring physician satisfaction				
Impact on finances • increase revenue • reduce cost of service • reduce resource utilization				
Other criteria • project can be completed within 6months • long-term benefit • project is in direct compliance with JCAHO				

출처: 미국 University of North Carolina 병원 QI프로그램

check point

SWOT 분석

SWOT는 강점(Strength), 약점(Weakness), 기회(Opportunity), 위협(Threat)의 머리글자를 모아 만든 단어로 경영 전략을 수립하기 위한 분석 도구이다. 내적인 면을 분석하는 강점/약점 분석을 비롯하여 외적 환경을 분석하는 기회/위협 분석으로 나누기도 하며 긍정적인 면을 보는 강점과 기회 그리고 그 반대로 위험을 불러오는 약점이나 위협을 저울질하는 도구이다. 보통 X와 Y축으로 2차원의 사분면을 그리고 각각 하나의 사분면에 하나씩 배치하여 연관된 사항들을 우선순위로 배치한다.

이러한 SWOT분석의 활용은 전략수립의 필수적 기법이다. 도출하고자 하는 문제에 대해 현 상황을 인식하고, 앞으로의 전략을 수립하게 된다.

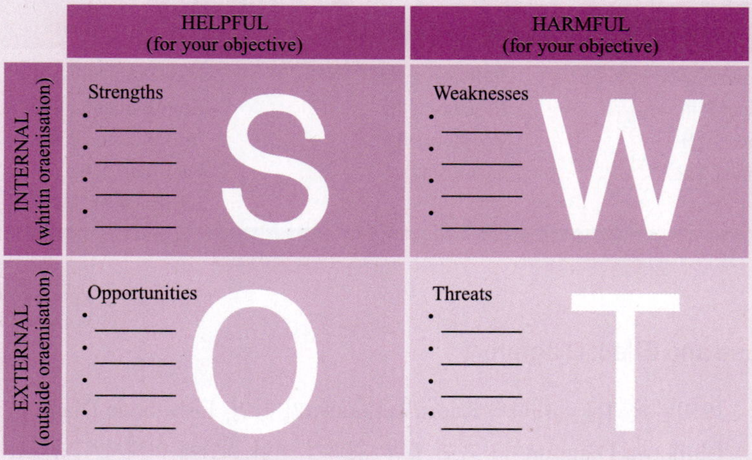

5. 인과관계도(Cause and Effect Diagram)

카우루 이시카와(Kaoru Ishikawa, 1915-1989)는 일본의 질 관리 개념과 방법, 기술을 개발하여 어떤 문제에 대한 광범위한 정보를 조직적이고도 압축된 형태로 제시하는 데 사용되는 인과관계도를 제시하였다. 즉, 어떤 결과(특성)를 가져오게 한 원인(요인)들을 파악함으로써 문제 해결방안을 찾을 수 있다고 주장하였다. 이것을 '원인과 효과도표(Cause & Effect Diagram)' 또는 '어골도(Fish-Bone Diagram)' 라고 한다.

인과관계도의 형태는 원인과 결과의 관계를 파악하여 대책을 세우는 형태의 질 관리 방식으로 거의 모든 문제(현상)에 적용가능하다는 장점이 있다. 이에 따른 인과관계도의 용도는 개선 해석용, 공정관리용, 작업표준 작성용, 품질관리 및 교육용으로 분류할 수 있다. 개선 해석용은 목표에 대한 결과현황을 해석하거나 개선하는 경우에 사용된다. 공정관리용은 이상발생 시 원인을 찾고 이것을 제거할 때의 조치용으로 사용한다. 작업표준 작성용은 작업표준을 새로이 정한다든지 표준을 개선하는 경우에 사용된다.

마지막으로 품질관리 및 교육용은 문제점의 정리나 원인을 빠짐없이 검토할 때에 사용된다. 인과관계도표 작성 시에는 주로 4M과 4P를 활용한다. 4M에는 인력(Manpower), 장비(Machine), 방법(Method), 재료(Material)를 지칭한다. 4P는 정책(Policies), 절차(Process), 인력(People), 시설(Plant)을 말하는데 이것을 이용하여 도표를 작성한다.

표 5-3 Cause의 종류

The 4M's	The 4P's	Others
Manpower(인력)	Policies(정책)	Measurement(측정)
Machine(장비)	Process(절차)	Environment(환경)
Method(방법)	People(인력)	Information(정보)
Materials(재료)	Plant(시설)	Facilities(설비)
		Facilities(시설)

check point

Cause and Effect Diagram

개념 : 1950년 초 Tokyo대학의 Kaoru Ishilkawa가 창안. Fish-bone Diagram 또는 Ishilkawa Diagram이라고도 불림. 결과가 어떤 원인에 의해서 나타나고 서로 어떤 관련이 있는지를 생선 뼈 모양의 그림으로 표현한 것.

목적 : 문제의 근본원인을 도출해서 문제점들의 재발을 제거

사용시기 : 잠정 후보 인자의 도출, 치명 인자의 분석.

요인(Cause) : 업무의 결과에 대해서 영향을 미치는 원인이 되는 것.
(4M에 근거하여 조사)

특성(Effect) : 업무의 결과로 나타나는 것.
[예] 제품의 성질, 생산량, 안전의 상황 등

인과관계도의 작성방법은 다음과 같다.

① 문제로 할 특성(결과)을 정한다.

특성은 일의 결과로 가능한 한 구체적으로 나타낸다(숫자 등). 예를 들면, 제품의 품질, 제품 생산량, 안전 등 현장에서 문제가 되는 것을 말한다.

② 특성을 기입한다.

③ 큰 가지를 기입한다.

보통 4M으로 하지만 그 밖에 측정(Measurement)이나 환경(Environment)도 사용될 수 있다.

④ 작은 가지를 기입한다.

⑤ 요인을 확인한다.

요인 누락 확인하고 가지와 요인 간이나 요인과 특성 간에 인과 관계가 확실하게 성립되는지를 확인한다.

⑥ 특성에 직접적인 영향이 큰 요인을 확인하고 표시한다.

대책을 생각해 두면서 확인한다.

⑦ 관련사항을 기입한다.

특성요인도 제목, 작성일, 작성자 등이다.

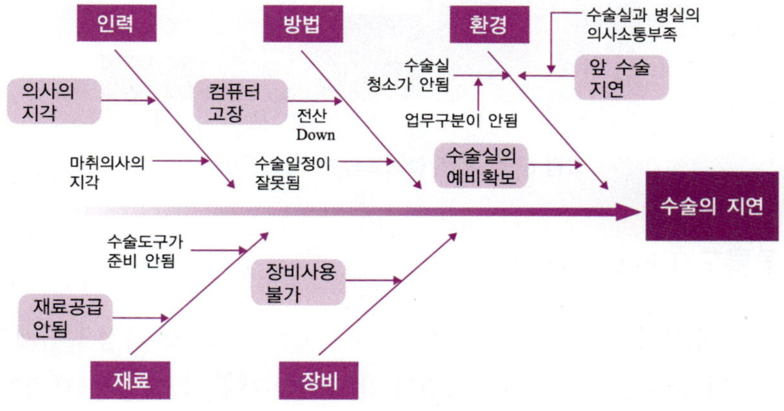

그림 5-6 수술지연의 Cause and Effect Diagram

6. 파레토 차트(Pareto Chart)

파레토 차트(Pareto Chart)는 측정치의 상대적 중요도를 제시하는 도식화 기법이다. 이 도표는 순위를 매긴 막대그래프(histogram)와 함께 항목별 누적 백분율을 동시에 표시한다. 이 도표는 두 가지 추가적인 특성이 있다. 첫째는 왼쪽에서 오른쪽으로 갈수록 빈도가 감소한다. 따라서 최빈수가 왼쪽에 위치한다. 둘째는 누적 빈도를 표시하는 점들이 있고 선으로 연결된다.

파레토의 용도는 개선항목의 우선순위를 결정하고, 문제점의 원인을 파악할 수 있다. 또한, 개선효과를 확인할 수 있으며, 보고나 기록용으로도 도움이 된다.

파레토의 특징은 다음과 같다.

① 어느 항목이 가장 문제가 되는지를 찾아낼 수 있다.

② 문제항목의 크기, 순위를 한눈에 알 수 있다.

③ 항목이 전체의 어느 정도를 점유하고 있는지 알 수 있다.

④ 문제의 크기를 한 눈에 볼 수 있기 때문에 설득력이 있다.

⑤ 복잡한 계산이 필요 없고 수월하게 그림을 그릴 수 있다.

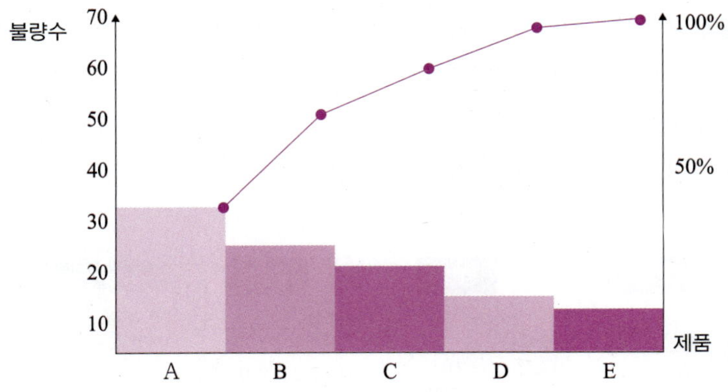

그림 5-7 제품 불량률의 Pareto Chart

7. 흐름도(Flow Chart)

흐름도는 업무과정을 개선하고자 할 때 사용하는 방법으로 과정을 단계적으로 제시하는 기법이다. 즉, 업무수행과정의 각 단계인 행위, 의사결정, 대기기간 및 문서화 등의 과정을 도식화한 것이다. 기본적인 기호로 표현하여 사용목적에 따라 흐름을 파악할 때 사용한다. 타원형은 시작과 끝을 의미하고 직사각형은 프로세스의 절차나 조치를 의미하며, 마름모형은 예, 아니오의 의사결정을 의미한다. 원형은 흐름도에서 거리에 의해 분리되는 두 부분 사이의 연결을 나타낸다. 관련되는 것을 알리는 숫자나 글씨를 써 넣는다.

흐름도의 특성은 다음과 같다.

① 모든 단계를 연속적인 순서로 표현하여 업무흐름을 쉽게 파악한다.

② 세부화 정도를 여러 가지로 검토해 볼 수 있다.

③ 프로세스를 단순화하는 방법이나 불필요한 단계를 찾을 때 유용하다.

④ 의사소통을 개선한다.

⑤ 팀원이 프로세스를 충분히 이해하지 못하고 있을 때, 명확한 흐름 파악과 팀워크를 강화할 수 있다.

⑥ 모든 사람들이 최종적인 서비스, 생산품 혹은 정보를 제공하는 데 자신이 어떻게 기여하는지를 관찰 가능하게 한다.

⑦ 프로세스상의 업무 담당자 간에 상호 존중하게 된다.

⑧ 피드백이나 재작업 경로, 명확한 활동이 없는 결정, 중복행위, 중복승인을 집중 조명하여 업무수행 단계별 목적, 가치 및 결과를 검토하는 데 유용한 접근법을 제시한다.

⑨ 현재의 프로세스, 대체 프로세스, 혹은 계획된 프로세스를 놓고 비교할 수 있다.

⑩ 프로세스의 절차별로 공급자와 고객을 확인한다.

⑪ 모니터링이나 자료 수집이 필요한 영역을 결정할 때 사용한다.

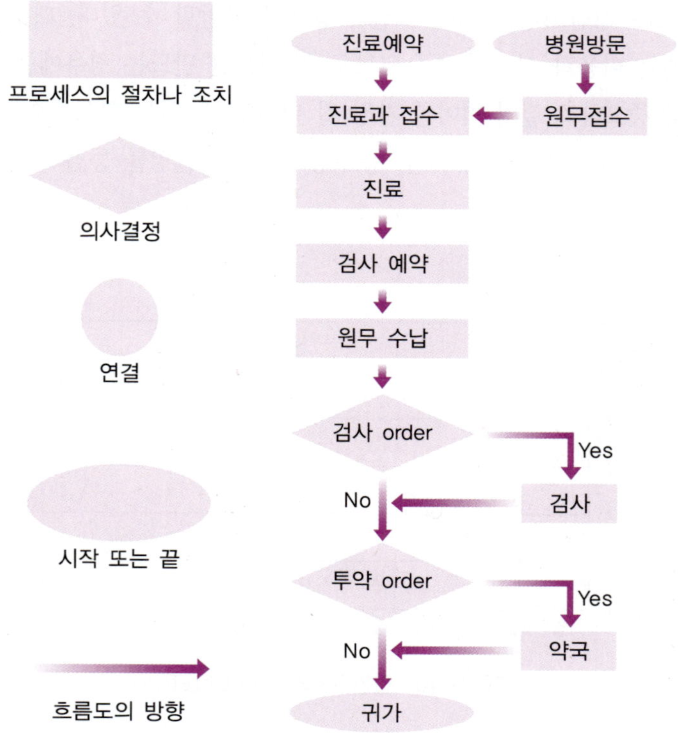

그림 5-8 Flow Chart 기호의 의미와 외래진료 흐름도

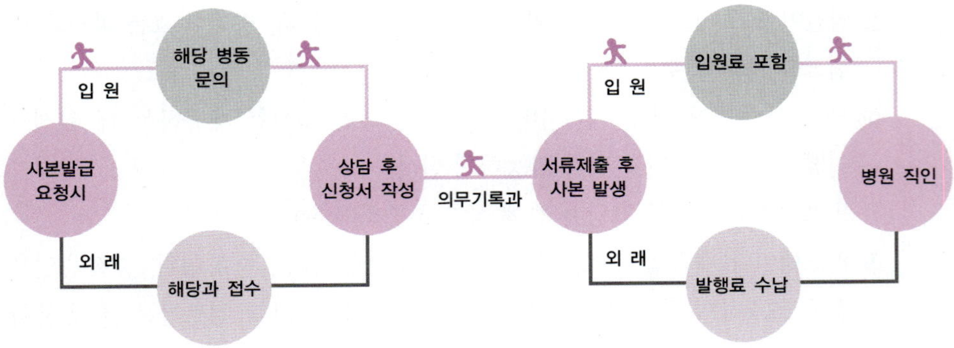

그림 5-9 의무기록 사본발급 흐름도

8. 런차트(Run Chart) : 추세표(Trend Chart)

시간의 변화에 따른 과정의 변이들을 그림으로 나타내는 것으로 추세표라고도 한다. 런차트는 개선조치를 취하기 전의 상태를 파악할 수 있다. 대부분의 경우 자료 획득에는 비용과 시간이 소요되므로 런 차트를 만드는 경우에는 환자의 관점에서 가장 중요하고 질의 변이를 가장 잘 나타낼 수 있는 항목들이다. 즉 월별 민원접수 건수, 잘못된 투약의 비율, 흉부방사선의 재촬영률 등을 선정하여야 한다.

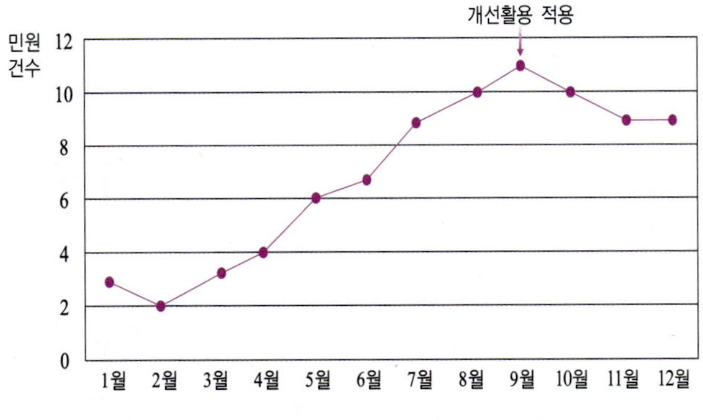

그림 5-10 민원건수의 Run Chart

9. 관리도(Control Chart)

슈하트(Shewhart)는 1920년대와 1930년대 미국의 벨연구소(Bell Laboratory)에서 근무한 통계학자이며, 관리도는 Shewhart Cycle이라고도 한다. 그가 창안한 관리도는 품질관리기능에 통계적 기법을 접목시킨 통계적 질관리 방법의 시초이다. 그는 완성된 제품 중에서 불량품 제거는 사후 약 처방격의 품질검사로 제품의 질을 향상시킨다거나 불량품을 예방하기는 어렵다고 주장하였다. 즉, 예방 원칙에 입각해서 합리성과 경제성을 추구하였다.

관리도는 문제를 해결하거나 수행을 개선시키는 용도는 아니지만, 현재의 상태에 대한 변화를 감지하고자 할 때 사용가능하다. 따라서 통계적으로 관리 한계선을 결정하고 관리한계는 각각의 측정치들이 평균에서 얼마나 많이 벗어나는지를 판단해 줌으로써 과정의 변화 여부를 보여주는 데 사용하게 된다.

관리도를 통하여 관찰된 프로세스가 값에 대한 특별한 원인이 있거나 측정치 중 상한관리 범위 밖에 있다면, 불안전한 것으로 판단되므로 원인을 조사해야 한다. 또한 상·하한선 관리 범위 밖에 있다면, 공통 원인이 있는지를 조사해야 한다. 만약 각각의 점들이 관리 범위 밖에 있지 않고 변화가 없다면 그 과정은 거의 안정된 것이고, 전체적인 과정을 개선 이유를 파악해야 한다.

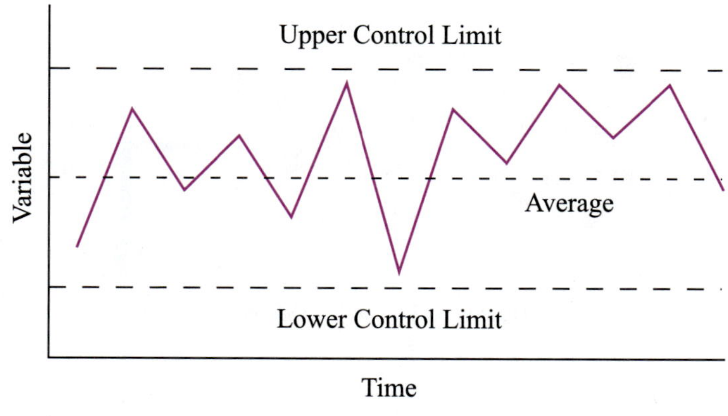

그림 5-11 Control Chart

10. 유사성 다이어그램(Affinity Diagram)

유사성 다이어그램은 아이디어를 유사 그룹으로 묶기 위한 접근법이다. 팀원들이 여러 주제에 관하여 brainstorming(브레인스토밍)이나 다른 접근법을 통해 많은 아이디어를 생각해 내고 평가하는 것이다. 참여자들은 항목을 재배열하고 항목은 테이블 위에 있는 카드에 기록되거나 벽 차트에 떼었다 붙일 수 있는 형태로 기록된다. 그룹의 아이디어가 만족스러운 수준에 도달할 때까지 누구나 개별적으로 참여하고 이동이 계속된다.

유사성 다이어그램의 진행단계는 다음과 같다.

① 연구(research) 결과로부터 요구도(needs) 데이터들을 정리하여 카드 형태(Affinity note)로 적는다.

② 의미론적 연관성이나 상호의존성에 의해 카드 형태들을 그룹 짓고 거기에 제목(Header)을 붙인다.

③ 2번의 작업을 계속 반복하고 점검한다.

④ 유사한 제목들을 묶어서 요구도 패턴을 만든다.

⑤ 제목에 해당되지 않는 아이디어 요구도들을 유사성과 연관성의 원칙에 따라서 큰 범주 아래에 정리한다.

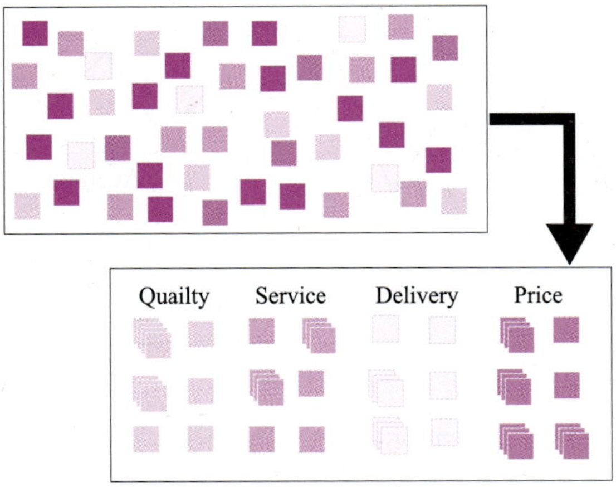

그림 5-12 유사성 다이어그램

11. 역장분석(Force Field Analysis)

이 기법은 미국의 사회학자 쿠르트 레빈(Kurt Lewin)이 최초로 개발한 기법으로서 '장 이론' '세력권 분석기법' '요인역학분석' 등의 명칭으로 불리며 널리 활용되고 있다. 잠재적 변화에 대한 추진력(Driving Force)과 저항력(Restraining Force)을 보여주는 도표를 말한다. 즉, 저항력(견제세력)이 추진력(추진세력)보다 강하면 바람직한 변화는 일어나지 않게 된다.

어떤 상황이나 운영에는 이를 이끌어 가는 힘과 이에 반대하는 힘을 분석할 수 있도록 한다. 이들 두 힘은 서로 균형을 유지하고 있는데, 이 힘의 균형이 깨질 때 변화가 일어나게 된다. 따라서 조직을 변화시키고자 하면, 기존의 균형을 깨고 새로운 균형을 이룬 다음에 그 상태가 변화되지 않도록 정착시켜야 한다. 이 역장분석은 조직개발실천가들이 가장 오래 전부터 사용하여 온 개입기법으로 창조적 문제해결, 기획, 조직 그리고 교육훈련과 개발을 실행하는 데 사용되고 있다.

역장분석의 과정은 다음의 7단계를 구성이 된다.

1단계 : 개선이 필요한 문제 상황 파악 및 현재 상황을 설명한다.

2단계 : 원하는 상황에 대하여 설명한다.

3단계 : 현재 작용하는 세력 및 요소 파악, 원하는 장으로 가기 위한 추진요소 및 제거요소를 파악한다. 힘의 장에 대한 철저한 분석을 통하여 현재 상황이 야기된 이유를 이해하는 단계이다.

4단계 : 힘(세력)들에 대한 검토를 한다.

5단계 : 원하는 상태로 이동하기 위한 전략을 수립한다.

6단계 : 실천계획을 실행한다.

7단계 : 원하는 상황에서 균형을 유지하면서 행동을 실행하기 위한 단계이다.

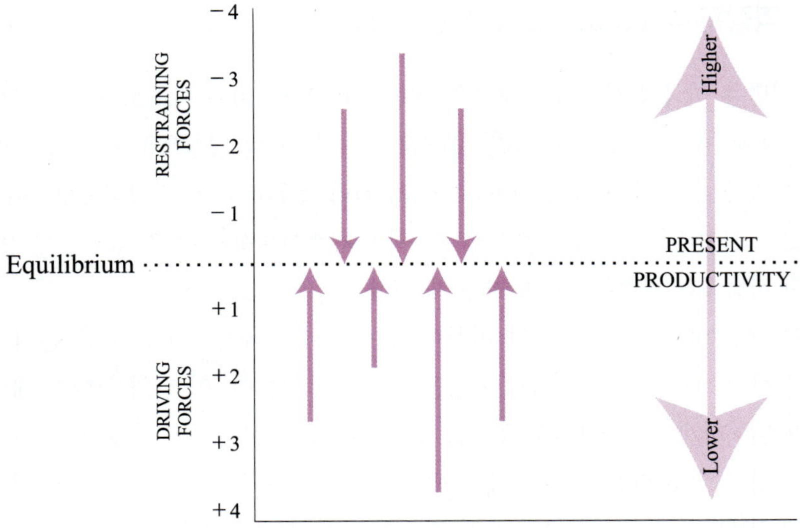

그림 5-13 역장분석

12. 산점도(Scatter Plot)

산점도는 대응하는 두 변수 간의 관계를 그래프로 표시한 것으로 결과와 원인 사이에 어느 정도 관계가 있는지를 검토하는 데 사용된다. 즉, 두 요인 간의 인과 관계가 서로 어떻게 작용하는가를 보여주는 기법이다.

산점도의 특징은 두 데이터의 산포상태를 보고 관계가 있는지 없는지 등을 파악하고, 관계가 있다면 어떤 특성 값을 규격 값의 범위에 넣기 위해서 요인을 어떤 값으로 조절하면 좋은가를 조사하는 데 사용된다.

이에 따른 산점도의 용도를 살펴보면 다음과 같다.

첫째, 특성(결과)와 요인(원인)과의 관계를 파악한다. 예를 들면, A약품사용에 따른 B질환의 호전 정도 등이다.

둘째, 어떤 특성과 다른 특성과의 관계를 파악한다. 예를 들면, 체중과 신장과의 관계 등이다.

셋째, 한 특성에 대한 두 요인 간의 관계를 파악한다. 예를 들면, 환자의 질환 치료에 사용된 두 가지 치료방법 간의 관계 등이다.

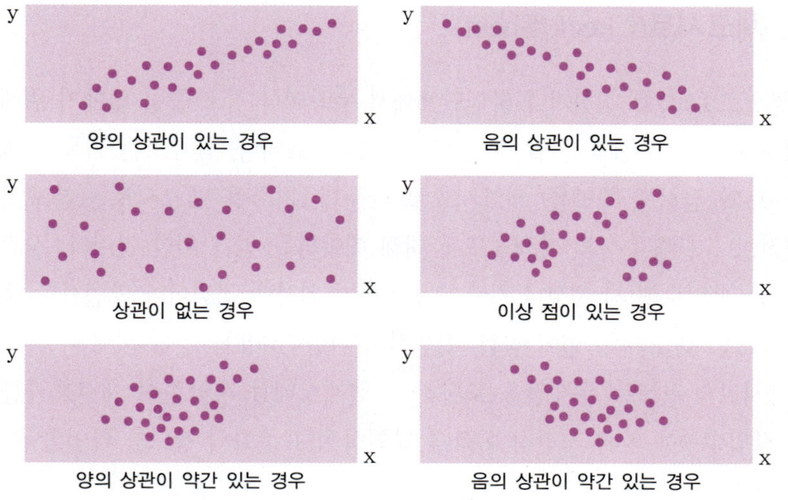

그림 5-14 산점도의 유형

13. 원그래프(Pie Chart)

원 그래프는 원의 중심으로부터 안정 각도 속에 포함되는 면적을 이용하여 항목의 측정값의 크기를 이해하고자 할 때에 사용한다.

사용방법으로는 각 항목의 값(전체의 합으로 나눈 후 100을 곱하여) 백분율로 계산하고 백분율로 계산된 각 항목의 값을 원 조각으로 나타낸다.

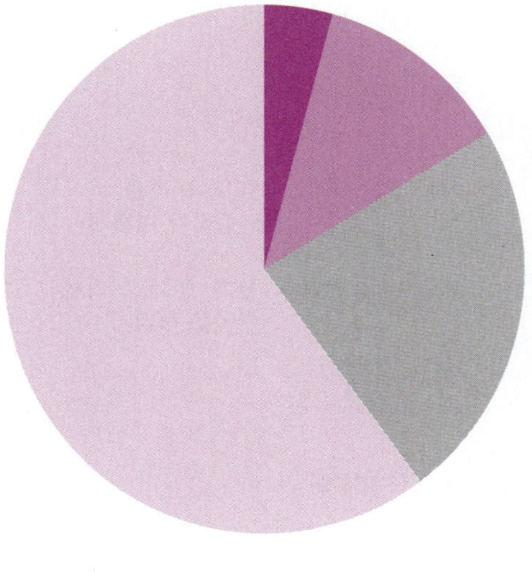

그림 5-15 Pie Chart

14. 체크시트(Check Sheet)

종류별로 Data를 취하거나 확인단계에서 누락이나 착오 등을 없애기 위해 간단히 Check하여 그 결과를 알 수 있도록 만든 도표이다. 종류로는 기록용(조사용) 체크시트와 점검용(확인용) 체크시트로 나눈다. 기록용 체크시트는 분포의 상태 및 결점이나 불량항목의 발생정도에 대해 데이터를 얻기 위한 것이다. 점검용 체크시트는 작업수행 시 사고나 착오를 방지하기 위하여 점검이나 확인사항 등을 미리 정하고 그것을 누락 없이 점검, 확인하기 위한 것이다.

체크시트의 용도는 문제점을 조사하고, 현재상태를 파악하여 개선효과를 확인하며, 작업수행에 따른 시간적 변화를 확인하여 표준화의 정도를 확인할 수 있다.

체크시트의 활용절차를 살펴보면 다음과 같다.

첫째, 목적을 명확히 한다. 수집된 결과로 무엇을 알고자 하는지 또는 어떤 효과를 기대하는지에 따라 시트가 결정되어야 한다,

둘째, 이용할 체크시트를 선택하는데, 이때 데이터의 추출 및 정리가 쉬운 시트로 선택한다.

셋째, 체크시트를 작성한다. 누가, 언제, 무엇을, 어디서, 어떻게 할 것인가를 포함하여 작성한다.

넷째, 작성된 시트에 체크를 하고, 체크시트를 분석한다.

다섯째, 작성된 내용으로 원인을 파악한다.

여섯째, 확인된 원인에 대하여 대책을 세운다.

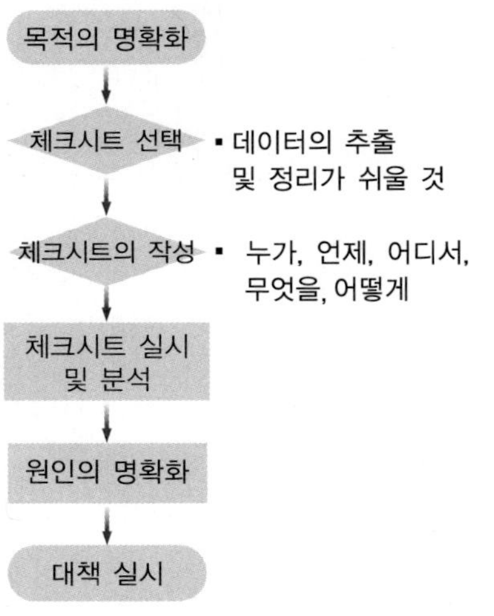

그림 5-16 체크시트의 활용 절차

15. 히스토그램(Histogram)

히스토그램은 데이터의 존재범위를 몇 개의 구간으로 나누어 구간별 출현도수를 도형화한 것이다. 히스토그램의 용도는 분포모습 및 산포를 파악한다. 평균치와 표준편차의 산출이 가능하고, 데이터와 규격을 비교할 수 있다. 또한, 개선 전후의 분포상태도 비교 가능하다.

히스토그램의 특징은 다음과 같다.

- 데이터의 분포모습 및 산포상태를 그림으로 알 수 있다.
- 규격과 데이터를 비교 판단하여 문제영역을 볼 수 있다.
- 평균, 표준편차를 구해 모집단을 예측할 수 있다.
- 계산이 필요 없고 쉽게 그림을 그릴 수 있다.

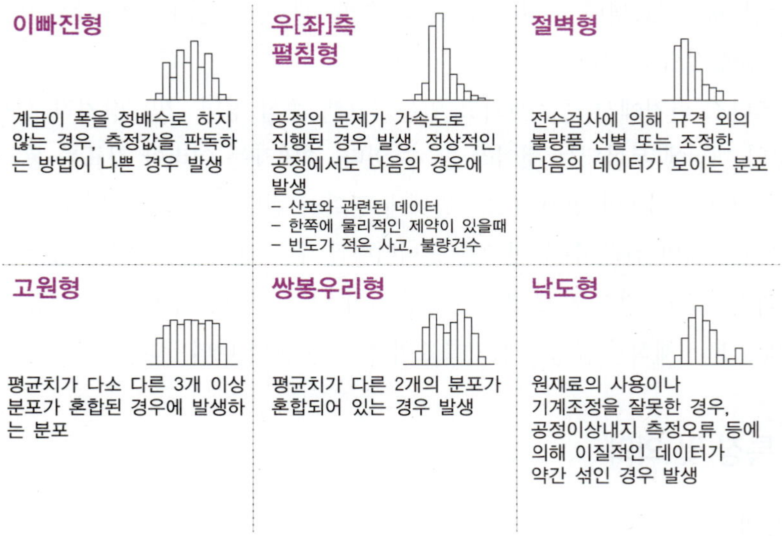

그림 5-17 히스토그램의 유형

5-3 균형성과표(BSC)

BSC기법은 1992년에 하버드대학교 캐플린(Robert Kaplan)과 컨설팅 회사인 Renaissance Solutions사의 컨설턴트인 David Norton의 주도하에 연구개발된 방법이다. 전통적인 성과평가시스템은 대부분 기업의 재무지표를 중심으로 운영되어 기업의 평가가 재무적인 시각에만 국한되어 다양한 경영역량의 측정이 결여되고 기업전략과의 연계성이 부족하게 되는 한계점을 극복하고자 개발된 기법이다. BSC는 전통적인 재무적 성과지표와 더불어 비재무적인 성과지표를 통한 다각적인 측면으로 기업을 평가하고자 한 균형잡힌 성과측정도구라고 정의할 수 있다.

1. 개념

균형성과표(BSC, balanced score card)는 과거의 성과에 대한 재무적인 측정지표에 추가하여 미래성과를 창출하는 기간에 대한 측정지표인 고객, 공급자, 종업원, 프로세스 및 혁신에 대한 지표를 통하여 미래가치를 창출하도록 관리하는 시스템이다. BSC 조직의 비전과 전략을 달성하기 위해 수행해야 할 핵심적인 사항을 측정 가능한 형태로 바꾼 성과지표의 집합을 말한다. 성과지표를 도출하려면 전통적인 재무제표뿐만 아니라 고객, 내부업무관리, 학습과 성장 같은 비재무인 측면도 균형적으로 고려한다.

e비즈니스 환경에서 중요시되고 있는 '고객 중심 경영' 및 '장기적 성장가능성' 등의 개념에 부합되는 것이라 할 수 있다. 경영자는 이러한 지표를 통해 전략수행을 위한 핵심적인 영역을 조직원에게 명확히 전달할 수 있게 되고 이를 관리함으로써 조직의 전략 수행 여부를 모니터링할 수 있게 된다. 재무 상태는 양호하나 고객만족도와 내부 프로세스의 효율성이 낮고 구성원의 학습과 성장 상태가 좋지 않으면 전체적인 균형성과 기록표의 점수는 낮게 나타난다.

2. 특징 및 의의

BSC의 특징을 살펴보면 다음과 같다.

첫째, 조직의 사명(Mission)과 전략들을 가시적인 목표와 측정지표들로 전환하는 것이다.

둘째는 지표 간의 균형(Balanced set of measures)과 완전성이다. 여기에는 재무와 비재무의 균형, 결과와 과정간의 균형, 단기계획과 장기계획 간의 균형, 과거와 미래의 균형, 외부와 내부의 균형 등을 말한다.

셋째는 전략과의 연계(Derived from vision and strategies)로 조직의 전략으로부터 도출되어, 조직의 비전 및 전략을 이행하기 위한 목표를 기반으로 하여 전략적 목표와 경쟁적 수요에 근거를 둔 측정이다.

넷째는 전략에 대한 의사소통(Communicating strategies)으로 전략에 대한 조직 구성원 간의 의사소통이 원활해짐으로써 공통의 목표를 지향하게 한다. 경영자, 직원, 투자자 및 고객 간의 의사소통을 통하여 조직 노력을 한 곳으로 집중하는 것이다.

이에 따른 의의는 다음과 같다.

① 조직의 비전과 전략으로부터 도출된 성과지표의 조합이다.

② 조직 구성원에게 전략적 방향을 알려주며 변화에 대한 동기를 부여한다.

③ 계획 수립, 예산편성, 조직구조 조정 및 결과통제 등의 의사결정에 있어서 기초를 형성한다.

3. BSC의 4가지 관점

BSC기법을 창안한 Kaplan & Norton은 기업의 업무 성과를 재무적인 측면 외에 3가지 항목을 추가하여 4가지 관점으로 성과지표들을 개발했다. 즉, 그것은 재무적 관점(financial perspective), 고객 관점(customer perspective), 내부업무관리(internal business process perspective), 그리고 학습과 성장(learning & growth perspective)의 접근이다.

이 4가지 범주의 성과측정지표들이 하나의 BSC에 밀접하게 연결되어 있으며, 조직의 전략과 비전을 가시화하고, 목표를 달성할 수 있게끔 이끌어 준다. BSC는 체계적이고 구조화된 측정지표군(family of measurement indicators)을 통해 조직의 비전과 목적이 어떻게 최하위의 조직단위에서 가장 일상적이고 구체적인 업무 행태에 구현되고 있는지, 최종적으로 조직의 중장기적 비전과 목적이 어떻게 달성될 수 있는지 등을 보여준다.

(1) 재무적 관점(financial perspective)

기존의 성과평가에 있어 재무적인 성과지표가 일반적으로 사용되어 왔다. 그러나 재무성과지표들은 부정확하고 과거 지향적이며 현재의 가치 창출 행동을 반영하지 못한다는 비판을 받아왔다. 일부에서는 좀 더 강하게 재무성과지표들을 비판하고 있는데, 그 내용은 기존 재무성과지표들이 고객만족, 제품 및 서비스의 품질, 제품 생산 사이클타임, 종업원 동기부여 등의 개선에 도움을 주지 못한다는 것이다.

이들은 재무적 성과는 단지 영업활동의 결과이고 따라서 재무성과가 성공적이었다면 이는 사업의 기반요인이 잘 수행되었음을 말해주는 논리적 결론에 지나지 않는다고 말한다.

실무에서 많은 기업들은 모든 사업부와 사업단위에 대해 동일한 재무 목표를 적용하고 있다. 가령 회사 전체의 목표로 수립된 수익률을 각 사업단위가 똑같이 달성해야 한다고 요구한다. 이와 같이 일률적인 접근방법에서는 모든 사업단위의 관리자를 동일한 측정기준으로 평가하게 되므로 성과평가 시스템이 편리하고 일관성이 있으며 어떤 의미에서는 공정하다고 볼 수 있지만 실제로는 사업단위가 다른 만큼 전략도 다를 수 있다는 사실을 간과하고 있는 것이다.

일반적으로는 단 하나의 목적이 모든 사업단위에 적용되는 것은 가능하지 않고, 바람직하지도 않다. 따라서 사업단위의 경영자는 재무적 관점을 개발할 때 전략에 부합되는 재무적 측정기준을 결정하여야 한다. 즉, 재무적 목표와 측정지표는 전략으로부터 기대되는 재무 성과지표를 규정하여야 한다. 그러므로 사업조직별 재무 성과지표 설정 시 사업조직의 전략에 대한 고려가 필수적인 요소이다. 재무성과 측정지표는 기업 경영이 기업의 손익개선에 기여하고 있는지를 나타내 준다. 의료 측면에서 본 재무적 관점은 수익적인 측면을 고려한 의료서비스 제공이라 할 수 있다.

(2) 고객 관점(customer perspective)

오늘 날 많은 기업들은 고객들에게 영업활동의 초점을 맞추고 있다. 최고경영자는 회사의 활동을 어떻게 하면 고객 관점에서 수행되도록 할 것인가에 최우선 순위를 두고 있다. 이러한 고객만족경영에 의해 고객의 관점에서 한 기업이 어떻게 영업활동을 실행하고 있는가는 최고경영층의 중요 관심사항이다. 일반적으로 고객의 관심사항은 시간, 품질, 성능 및 서비스, 비용의 4가지 범주로 구분된다. 따라서 4가지 범주에 대한 목표를 분명하게 설정하고, 이 목표를 구체적인 성과측정지표로 전환시켜야 한다.

고객의 관점에서 회사는 재무적 목표에서 수익의 원천이 되는 고객 및 시장을 파악하여야 한다. 회사의 목표가 고객만족이라 하여도 수익을 창출하지 못하는 고객만족은 곧 기업의 붕괴를 의미한다.

이는 결국 고객만족이 재무적 성과지표의 선행지표가 되어야 한다는 것이다. 또한 고객은 내부 업무관리와도 밀접한 관계를 가지고 있는데 이 지표들에게는 후행지표가 되는 것이다. 고객의 욕구를 만족시키기 위하여 내부 업무관리를 개선하여야 한다는 것이다.

고객을 고려하지 않는 기업은 지속적인 성장을 할 수 없다. 기업의 입장보다는 고객의 입장에서 조직을 바라보고 고객의 요구사항을 적극 수용하는 것이 기업의 가치를 향상시키는 것이다. 고객 관점에서의 대표적인 성과지표로는 시장점유율, 고객확보율, 고객수익성, 고객유지율, 고객만족도 등이 있다.

의료 측면에서 본 고객 관점은 의료기관에 방문하는 고객(환자)에 대한 의료서비스의 만족도라 할 수 있다.

(3) 내부업무관리 관점(internal business process perspective)

고객 지향적인 성과지표도 중요하지만 이들 성과지표는 고객의 기대에 부응하기 위하여 기업이 내부적으로 무엇을 해야 하는가에 대한 성과지표로 전환되어야 한다. 즉, 고객관점에 기반을 둔 성과지표를 토대로 하여 자사가 고객들의 기대에 부응하여 내부적으로 무엇을 해야 하는가에 대한 성과지표를 구해야 한다. 경영자는 고객의 욕구를 충족시켜 줄 수 있는 중요한 내적 활동에 관심을 집중시킬 필요가 있다.

내부성과지표는 고객만족에 가장 큰 영향을 주는 업무관리에서 유래한다. 내부 업무관리란 기업 내의 원재료, 정보, 사람 등과 같은 투입요소를 제품과 서비스 등의 산출요소로 변환시키는 과업이나 활동들의 집합을 의미한다. 예를 들면 신제품 개발, 주문 처리, 자원배분 등을 들 수 있다. 기업은 이러한 업무관리를 활용하여 고객의 기대를 충족시키고 조직의 전략을 성공적으로 실행할 수 있다. 따라서 기업은 고객의 욕구를 가장 신속하게 파악하고 충족시켜 주는 내부 업무관리를 보유함으로써 급변하는 경쟁환경에 적응해 나갈 수 있다.

내부 업무관리 관점은 앞의 고객 관점을 만족시키기 위하여 경영관리 측면에서 필요한 프로세스, 의사결정, 조직을 통한 지표들로 이루어져 있다. 즉, 고객의 욕구를 만족시켜 주는 데에 중요한 내부 업무관리에 초점을 맞추는 것으로 순환주기, 품질, 종업원 기술, 생산성에 영향을 미칠 수 있는 요소들이 포함된다.

내부 업무관리 관점은 혁신 프로세스, 운영 프로세스, 그리고 판매 후 프로세스 등 세 가지 주요 업무관리를 포함한다. 혁신 프로세스는 현재와 미래의 고객욕구를 파악하고 그 욕구를 충족시킬 수 있는 제품과 서비스를 기획, 창출하는 가치사슬에서의 첫 번째 과정이며 운영 프로세스는 창출된 제품과 서비스를 제조하여 고객에게 전달하는 가치 사슬에서의 두 번째 과정이며, 마지막으로 판매 후 서비스 프로세스는 고객욕구를 충족시켜 주기 위해 판매 후 고객에게 각종 부대 서비스를 제공하는 가치 사슬에서의 마지막 과정이다.

판매 후 서비스로서는 예를 들어 판매한 기계장비의 효율적 작동을 위해 고객회사 종업원들에게 훈련 프로그램을 제공하거나 판매한 장비고장에 대해 즉각적인 조치를 취하는 것을 들 수 있다. 전통적인 접근방식에서는 가치 사슬에서의 두

번째 관점인 운영 프로세스만 중점관리를 해왔으나 균형성과표에서는 혁신, 운영, 그리고 판매 후 서비스 등 가치 사슬의 모든 프로세스를 중요하게 여기고 있다.

고객 측면과 핵심역량의 측면에서 접근할 수 있다. 고객측면에서는, 고객들의 기대에 부응하기 위하여 내부적으로 무엇을 어떻게 해야 하는가를 결정하는 것을 말한다. 즉, 균형성과표의 내부 업무관리 측정지표는 고객 만족에 가장 큰 영향을 미치는 업무관리에서 나와야 한다. 핵심역량 측면에서는 경쟁사보다 뛰어나야 하는 주요 기술과 업무관리를 확인하고 그것에 대한 측정을 구체화한다. 의료 측면에서 본 내부업무관리는 각 부서별 협력 및 불필요한 업무과정을 개선하여 외부고객(환자 및 가족) 및 내부고객(직원 등)의 만족도 향상과 업무의 효율을 높이는 것이라 할 수 있다.

(4) 학습과 성장 관점(learning & growth perspective)

고객관점의 측정지표와 내부 업무관리 관점의 측정지표는 기업이 경쟁에서 우위를 점유하기 위해 가장 중요하게 고려해야 할 요인들을 식별하는 데 도움을 준다. 이는 현재와 미래의 성공을 위해 가장 중요한 요소들이다. 그러나 문제는 기업이 현재의 기술과 역량만으로는 고객 그리고 내부 업무관리 관점에서의 장기적 목표를 충족시키기가 어렵다는 데 있다.

조직의 현재 역량과 필요한 역량 사이에는 격차가 존재하고 있으며 그 차이를 줄이기 위해서 기업은 종업원들을 재교육시키고 정보기술과 시스템을 강화시켜야 하며 조직의 절차와 일상적인 업무를 전략에 부합되도록 정렬시키는 일에 노력을 기울여야 한다.

학습과 성장의 관점에서는 부족한 조직역량을 개선시키기 위해서 조직의 학습과 성장을 실행시키기 위한 목표와 성과지표를 개발한다. 조직학습과 성장은 주요한 세 가지 원천인 사람, 시스템, 그리고 조직의 각종 절차로부터 나온다. 전략이 효과적으로 달성되기 위해서는 조직의 역량을 구축하도록 도와주는 사람과 시스템, 그리고 프로세스에 대해 상당한 투자가 필요하다.

학습과 성장 관점에서는 앞의 세 가지 관점에서 나타난 기업의 궁극적인 목표인 장기적인 성장과 가치창조를 위해 필요한 목표와 성과지표를 개발한다. 혁신하고 개선할 수 있는 기업의 능력은 곧바로 기업의 가치창조와 연결되기 때문에 학습과 성장 관점은 중요한 성과측정 부문이 된다. 학습과 성장 관점에는 종업원의 역량, 조직의 각종 절차(동기부여, 권한위양 등) 등의 영역이 존재하며 각 영역별로 세부적인 성과지표들을 개발하여야 한다. 핵심적 성과지표로서는 직원만족도와 직원생산성 등이 있다.

기업의 비전을 달성하기 위해 조직이 무엇을 학습하고 무엇을 개선해야 하는지 측정한다. 의료측면에서 본 학습과 성장 관점은 내부 직원의 직속적인 교육과 학습을 통한 직무향상 및 만족도를 높이는 것이라 할 수 있다.

앞에서 살펴본 균형성과표의 네 가지 관점은 서로 독립적인 것이 아니며 서로 인과관계를 지니고 있다. 이러한 네 가지 관점에 의한 성과지표는 결과적으로 기업의 전략과 연결시켜야 한다.

대부분의 성과평가시스템의 궁극적인 목적은 기업의 전략을 성공적으로 이행할 수 있도록 하는 것이다. 전략은 원인과 결과에 대한 일단의 가정들이다. 성과평가시스템은 다양한 관점에서 목표들 간의 관계를 명확하게 하여야 한다.

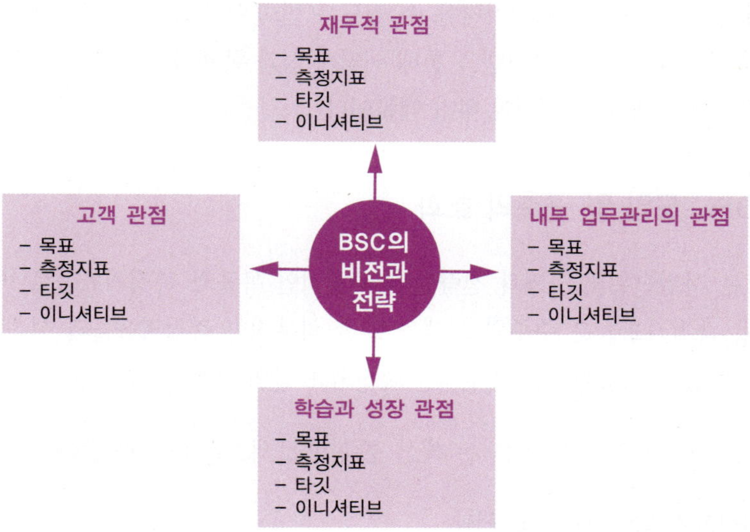

그림 5-18 BSC의 4가지 관점

4. 기존 성과평가시스템과의 차이점

BSC를 기존 평가시스템과 비교해 볼 때, 재무 평가지표(기존 평가지표)와 비재무 평가지표를 단순히 결합한 형태가 아니라 다음과 같은 4가지 특징을 갖는다.

① BSC는 4가지 관점 내에 포함되어 있는 지표들 간의 인과관계가 설정되어 있다. 조직의 전략은 원인과 결과에 대한 일련의 가설이기 때문에 성과 평가시스템은 적절하게 전략을 관리할 수 있도록 목표 간, 평가지표 간에 인과 관계가 있어야 하는 것이다.

② BSC는 내부 업무관리와 고객 서비스 및 제품의 개선이 어떻게 재무적 성과로 나타나는지를 보여준다. 이것은 평가지표 간의 인과관계는 재무 성과목표로 최종 귀속되어야 한다는 것이다.

③ BSC는 결과 평가지표와 과정 평가지표가 균형을 이루고 있다. 과정 평가지표가 없는 결과 평가지표는 어떻게 결과가 달성되는지를 설명할 수 없고, 성공적으로 전략이 조직 내부에 이해되는지를 사전에 제시하지 못한다. 반대로 결과 평가지표가 없는 과정 평가지표는 단기적인 프로세스의 개선을 가져올 수는 있지만, 이것으로 말미암아 고객이 얼마나 증대하는지, 궁극적으로 재무성과가 얼마나 향상되는지를 밝혀내지 못하기 때문이다.

④ BSC의 평가지표는 조직의 행동과 프로세스를 변화시킬 수 있다. 각 평가지표는 바람직한 성과를 가져올 수 있도록 변화관리 프로그램과 반드시 연결되어야 하다. 이 프로그램을 통해 어떻게 성과 목표가 달성되는지를 각 구성원들이 이해할 수 있어야 하기 때문이다.

5. BSC 도입 및 구축의 효과

BSC는 사업단위의 사명과 전략들을 가시적인 목표와 측정지표들로 변환시켜야 한다. 측정지표들은 주주와 고객을 위한 외부적인 측정지표들과 핵심적인 업무관리, 학습과 성장이라는 내부적인 측정지표 간의 균형을 나타낸다.

BSC를 활용함으로써 달성되는 핵심 구축 프로세스는 다음과 같다.

1) 비전과 전략의 명확화 및 전환

조직은 수립된 재무적인 목표들과 고객 목표들을 가지고 조직의 내부 업무관리를 위한 실질적인 목표와 측정지표의 제시해야 한다. 특히 고객 관점을 위하여 경쟁하기로 결정한 고객과 세분화된 시장을 반드시 규명해야 하며, BSC는 고객과 주주를 위하여 획기적인 성과 달성을 하는 데 가장 핵심적인 관리를 강조하고 있다.

2) 목표와 측정지표 전달과 연결

BSC의 전략적인 목표들과 측정지표들은 회사 사보, 게시판, 비디오 또는 그룹웨어와 네트워크로 상호 연결된 매체 등에 의하여 조직 전체에 전달된다. 일단 모든 종업원들이 수준 높은 목표들과 측정지표들을 이해하면, 그들은 사업단위의 포괄적인 전략을 지원할 목표들을 세울 수 있게 된다.

3) 기획 및 목표 설정

BSC는 조직의 변화를 구동시키기 위하여 전개될 때 가장 큰 영향을 미친다. 조직 경영층은 조직을 변화시킬 성과 측정기록표를 위해서 3~5년 간에 걸친 목표를 수립한다. 일단 고객, 내부 업무관리, 학습과 성장을 위한 목표가 수립되면, 관리자들은 이 획기적인 목적을 달성하기 위하여 전략적인 품질과 대응시간, 리엔지니어링 이니셔티브(initiative), 시작, 솔선, 주도들을 정렬시킬 수 있다. 따라서 BSC는 지속적인 개선과 리엔지니어링, 그리고 변혁 프로그램을 위한 초점과 통합뿐만 아니라 사전정당화(front-end justific ation)도 제공해 준다.

4) 전략적인 피드백과 학습

최종적인 관리 과정은 BSC를 전략적인 학습 틀에 새겨 넣는 것이다. 이러한 프로세스가 전체적인 측정기록표 프로세스에서 가장 중요하고 혁신적인 측면이라고 볼 수 있다. 전략적인 학습 프로세스는 전 조직이 달성하길 원하는 공통의 비전을 구체화함으로써 시작된다.

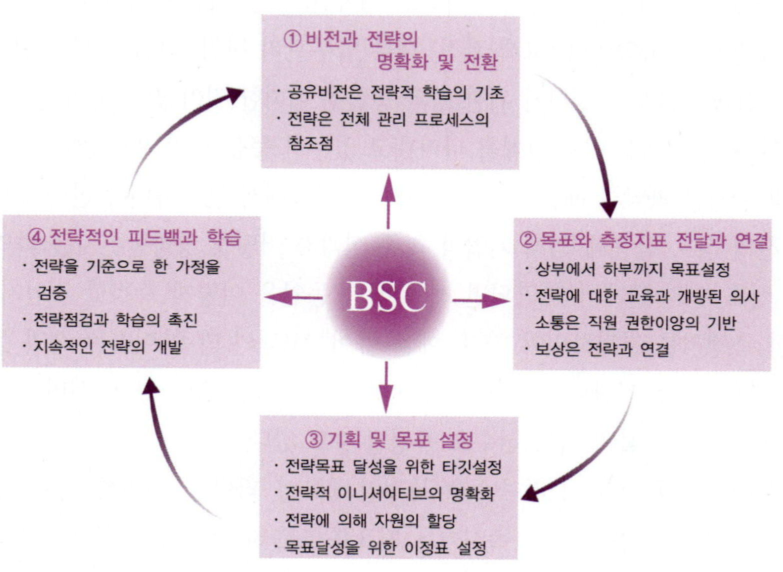

그림 5-19 BSC 구축 효과

6. BSC 구축 단계

BSC의 구축 단계는 크게 BSC 개발 단계와 BSC 활용 단계로 나눌 수 있다.

(1) BSC 개발 단계

① 준비 단계

BSC에 적합한 사업 단위를 결정하는 단계이다. 사업 단위가 고유의 고객, 유통 채널, 설비를 갖추고 있는지, 또한 사업 단위 고유의 재무적 성과 측정지표를 선정할 수 있는지 등을 살펴보아야 한다.

② 비전 해석 단계

BSC 구축 단위의 비전, 미션 및 전략을 파악하고 조직 구성원들과 파악된 비전, 미션 및 전략에 대하여 합의를 도출하는 과정이다. 이를 위해서 우선 경영진, 고객, 주주 등 이해관계 집단과의 면담을 통해 해당 조직 단위의 존재 이유를 명확하게 하고 왜 BSC를 구축하여야 하는지에 대한 사전 설명을 실시한다.

③ 협의의 BSC 구축 단계

성과지표의 결정을 위해서 우선적으로 해야 할 것은 기업의 비전을 달성하기 위한 성과 동인의 파악이다. 고객 관점, 내부 업무관리 관점, 학습과 성장 관점에서 기업의 전략 목표를 달성하기 위한 성과 동인은 어떠한 것이 있는지, 또한 이들 성과 동인은 서로 어떤 인과 관계를 나타내고 있는지 등을 파악해야 한다.

인과 관계를 파악할 때는 시스템적 사고에 입각해서 분석하여야 한다. 즉, 성과 동인 간의 상호 작용에 의해 기업의 최종 성과가 어떻게 영향받는지를 파악해야 한다. 상호 인과 관계가 파악되면 해당 성과 동인을 어떻게 측정할 것인지 가장 적당한 측정치를 결정하여야 한다. 예를 들어 '고객의 만족'이라는 성과 동인은 공신력 있는 외부 기관이 측정한 고객 만족도로 측정할 수도 있고, 서비스 부서에서 집계되는 고객 불만 사항 건수로 측정될 수도 있다.

일반적으로 성과지표가 지녀야 할 특성인 중요성, 타당성, 신뢰성, 단순성, 지속성, 영향성, 책임성을 모두 만족시키는 지표를 도출하여야 한다. 중요성이란 기업의 최종 성과에 정말로 중요한 지표여야 한다는 것이다. 또한 측정하려는 대상은 모든 구성원이 타당하다고 여기는 것이어야 한다.

측정 결과에 대해 신뢰성도 부여되어야 한다. 이해 및 설명이 쉬운 지표일수록

좋고, 중요성이 어느 정도 지속되어야 한다. 사업단위 및 개인에 대한 영향력이 존재하여야 하며, 해당 측정결과에 대해 피 측정대상이 책임질 수 있어야 한다.

④ 커뮤니케이션 단계

BSC의 측정지표가 잠정적으로 결정되면 조직 구성원과 지속적 커뮤니케이션을 통해 잠정 BSC의 검토 및 합의 도출을 이루어야 한다. 이 단계에서는 조직 구성원의 다양한 의견 수렴 과정에서 해당 성과지표의 타당성 및 공정성 여부, 시행과 관련된 이슈 등을 이끌어 내야 한다.

(2) BSC 활용 단계

BSC의 활용 단계는 Plan, Do, See 사이클과 관련되어 이루어진다. 즉, BSC의 성과지표에 대한 목표를 수립하고, 계획 대비 성과지표의 측정치를 관측한다. 만일 계획 대비 차이를 발견하면 원인을 규명, 분석하고 개선을 위해 필요한 활동을 입안, 실행하여 성과지표의 변화를 관측하고 피드백하게 된다.

이상의 각 활동은 기업을 둘러싼 환경의 변화에 따라 지속적으로 순환 실시되면서 해당 구축 단위의 실질적 성과 개선을 유도하게 된다. 측정할 수 있으면 개선될 수 있으므로 BSC는 효과적인 성과 평가를 통해 기업에 성과 개선 및 궁극적 성공을 가지고 올 수 있다.

5-4 Six Sigma(6-σ)

1. 개요

6시그마(Six Sigma)는 1987년 Motorola에 근무하던 마이클 해리(Mikel Harry)에 의해 6시그마 경영이 창안되었다. 시그마는 통계학에서 데이터의 산포를 나타내는 지표인 표준편차를 의미하는 기호를 말한다. 즉 데이터들이 중심으로부터 전형적으로 떨어진 거리를 말한다. 품질관리에서는 공정의 수행능력을 나타내는 척도로 사용한다. 이때 6이라는 숫자는 목표치이다.

6시그마($6-\sigma$)는 규격상한과 규격하한이 있는 경우, 단기적으로 분포의 중심과 규격한계 사이의 거리가 표준편차의 6배나 될 정도로 불량률이 아주 낮은 상태이다. 생산품 100만 개 중에서 3.4개의 불량품 수준이라는 의미이다.

의료분야의 질 관리는 제조분야의 제품의 질관리(Quality Control: QC)에서부터 시작이 되어 의료의 질 보장(Quality Assurance: QA), 의료의 질 향상(Quality Improvement, QI), 일반산업분야의 총체적 질 관리(Total Quality Management: TQM)를 의료기반에 접목한 지속적 의료의 질 향상(Continuous Quality Improvement, CQI), 업무수행 향상(Performance Improvement, PI), 그 다음의 단계가 바로 6시그마 의료의 질 관리로 발전하게 되었다.

개념적 정의가 왜 이렇게 많은지에 대한 의문을 가지게 되겠지만 질을 한 단계 올리기 위해서는 피해 갈 수 없는 과정이며, 이는 바로 6-σ라는 새로운 이론이 창출되는 계기가 되었다.

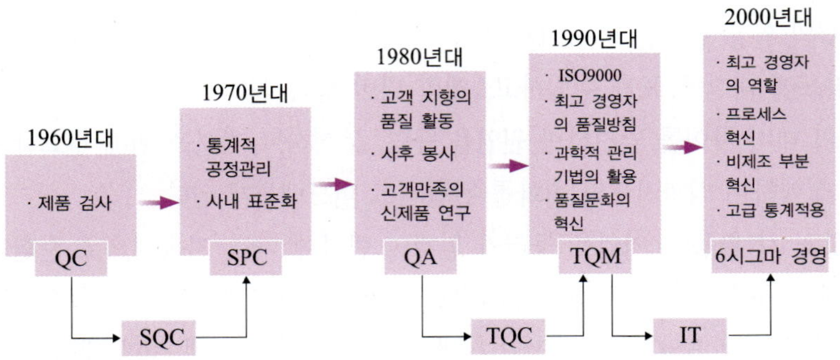

그림 5-20 품질경영의 발전과정

2. 기존의 의료 질 관리와 차이점

6시그마는 의료의 질 보장(QA), 의료의 질 향상(QI), 지속적 질 향상(CQI)의 전통적인 질 관리기법과는 커다란 차이가 있다. 과거의 질 관리는 업무중심의 질 관리운동이었다면 6시그마 운동은 불량이 발생될 수 있는 근본 원인을 제거하는 기법이다. 조직의 전 부문에서 실수가 발생될 수 있는 구조와 시스템자체를 중심으로 한다. QC 등은 하위상달(bottom-up)방식인 데 반하여 6시그마는 상위하달(top-down) 방식이다. 즉, 경영능력이 뛰어난 최고 경영자가 강력한 목표를 향해서 추진력을 동원하여 전사적 효과를 발휘할 때에 가능하다. 기존의 질 관리 측정은 불량률을 퍼센트(%)에 두지만 6Sigma는 시그마(δ)에 둔다.

품질의 수준에서는 기존의 질 관리는 현상의 품질에 두나 6시그마는 경영의 질에 두며, 기본적 관점에서 보면 기존의 질 관리는 조직의 관점에 두지만 의료조직에서 6시그마는 환자 만족에 둔다.

추진자는 기존의 질 관리운동은 현장담당자에게 두지만 6시그마는 유도와 태권도의 벨트(belt)라는 사내정도관리전문가인 챔피언(champion), 마스터 블랙벨트(master black belt), 블랙벨트(black belt), 그린벨트(green belt), 화이트벨트(white belt)에 둔다.

개선방법은 기존의 질 관리는 임기응변적인 대처이지만 6시그마는 경영프로세스의 총체적 설계에 두며, 적용범위는 기존의 질 관리는 생산과정의 실수발생 장소에 두나 6시그마는 총체적인 경영프로세스, 구매, 마케팅, 서비스 등의 전 분야에 둔다.

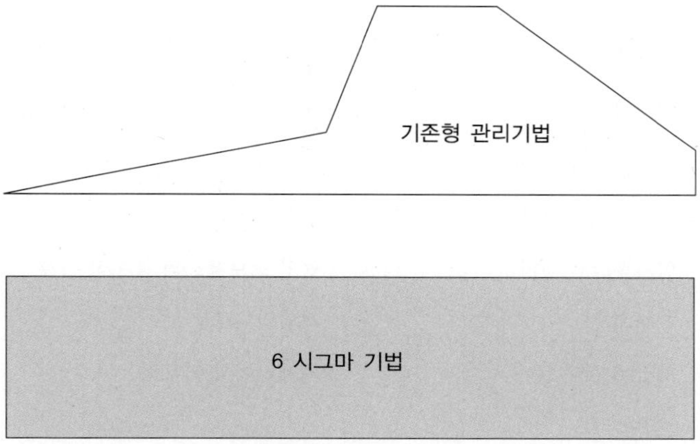

면적의 넓이는 프로젝트 활동의 무게를 이미지로 표시한 것이다.

그림 5-21 기존의 질 관리와 6시그마의 차이점

표 5-4 기존의 질 관리와 6시그마의 비교 (자료 : NCE종합연구소)

구 분	기존의 질 관리 운동	6시그마의 질
기본관점	조직의 관점	환자만족
추진방법	하의상달(bottom-up)방식	상의하달(top-down) 방식
목표설정	추상적, 정성적	구체적, 정량적
목 표	생산공정의 만족	환자 만족
문제의식	드러난 문제 중시	드러난 문제 및 잠재적 문제까지 포함
성공요인	감각과 경험	감각과 경험 및 객관적 데이터 분석 중시
적용범위	실수나 오차가 발생한 곳	모든 프로세스
개선방법	부분 최적화	전체 최적화
활동기간	제약이 없음	제약이 있음(일반적으로 6개월)
추진자	현장 담당자 중심	사내전문가
담당자	자발적 참여 중시	전임요원 및 의무적 수행
개선방법	임기응변적 대처	경영 프로세스의 총체적 설계
질 수준	현재의 질	경영의 질
교육	자발적 참여 중시	체계적이고 의무적
측정지표	불량률(%)	시그마(σ)
기본기법	PDCA의 4단계	DMAIC의 5단계
적용기법	QC 7가지 도구 및 통계적 기법	광범위한 기법 및 통계적 기법
평가방법	노력을 중요시	가시화된 이익으로 평가

3. 정 의

6시그마란 제품이나 의료서비스를 초월하여 모든 운영관리 시스템을 전 분야에 적용하며, 총체적 의료의 프로세스에 내재된 모든 종류의 실수를 제거하여 경영손실을 획기적으로 개선하는 의료의 질 관리운동이다.

6시그마 원리는 Motorola의 미국정부용 전자기기 사업부에 근무하던 Mikel J. Harry가 Motorola의 사내대학에 설치된 Motorola University 내에 6시그마 연구소를 개설하고 연구를 거듭하여 6시그마를 수준 높게 발전시켰다.

그 결과로 Texas Instrument(1988), Asea Brown Boveri(1993), General electrics(1995), IBM, Sony, Nokia 등에서 성공적으로 적용되었다. 1970년대 말부터 사내에 공유되어 온 Robert W. Galvin회장의 품질개선운동과 결합한 것이다.

(1) Six sigma의 개념

그리스 문자인 sigma(σ)는 통계적 용어로 표준편차(standard deviation: SD)를 의미한다. 즉, 실수의 발생확률을 가리키는 통계적 용어로 100만 번에 3.4회의 실수를 나타내는 수준을 6시그마로 규정한다.

5시그마는 100만 번에 233회, 4시그마는 6,210회의 실수가 발생되는 수준이다. 경영혁신 수단으로서 6시그마는 제품설계나 검사서비스의 산포를 최소화하여 관리상하한이 목표치로부터 최소한의 결함만을 발생시킨다는 것이다.

6시그마의 수리적 의미는 생산품 100만 개 중 결함의 수(DPMO, Defect Per Million Opportunities)를 3.4개 정도로 발생시키겠다는 수준으로 백분율로 표시하면 99.9997%의 공정률을 나타낸다. 이는 기업의 전사적 경영혁신 활동으로서 실제 업무상 실현될 수 있는 가장 낮은 수준의 실수로 인정된다.

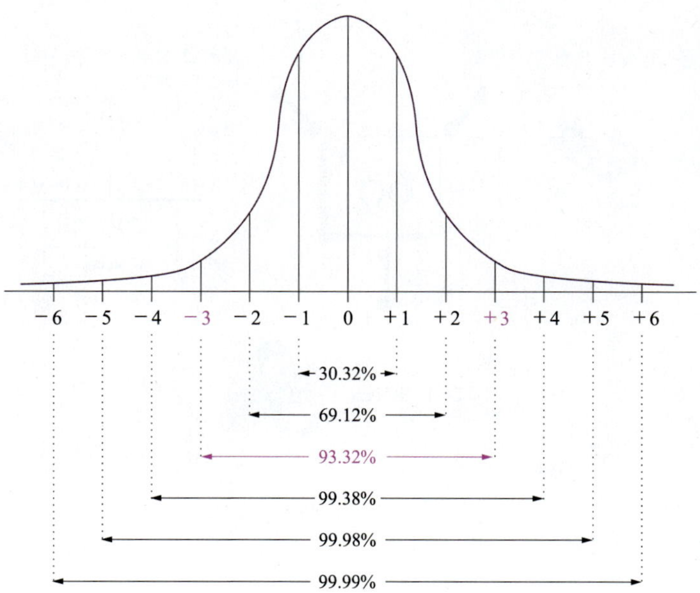

그림 5-22 6시그마 확률

check point

Mikel J. Harry박사가 말하는 6시그마

① 통계적 측정치이다(statistical measurement).

객관적이 통계수치로 나타나기 때문에 제품이나 업종, 업무 및 생산 process가 달라도 비교가 가능하고 고객만족의 달성 정도와 방향 등을 정확하게 알 수 있게 해주는 척도로 제품이나 서비스 공정의 적합성을 표현하는 탁월한 척도이다.

② 기업 전략이다(business strategy).

시그마 수준을 높이는 만큼, 서비스가 높아 원가절약으로 경쟁우위를 갖게 해준다.

③ 철학이다(philosophy).

서비스의 생산방식으로부터 인사, 경리, 원무, 진료, 검사실 등의 모든 부서에서 발생할 수 있는 실수를 감소시키는 것이다. 6시그마는 직장 내의 새로운 사고방식을 갖게 해준다.

"만일 우리가 수치로 설명할 수 없다면 우리는 그것을 잘 알지 못할 것이다. 잘 알지 못하면 우리는 관리할 수 없다. 관리할 수 없다면 기회를 잃게 된다."

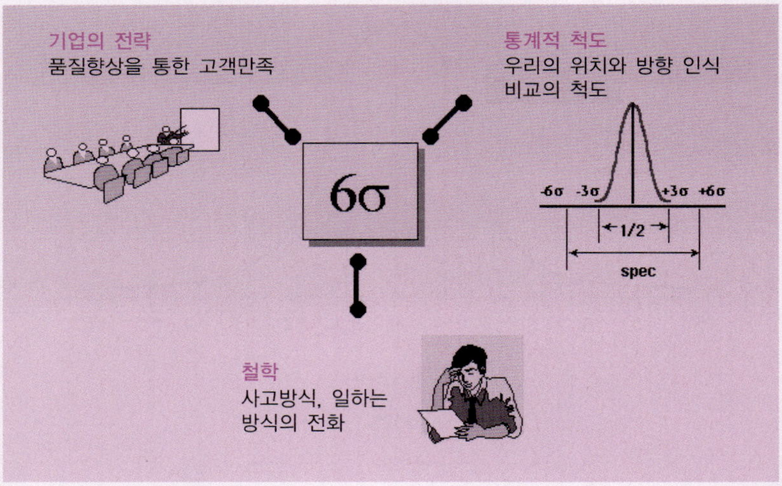

표 5-5 6시그마의 불량률과 수율

σ 순준	프로세스 능력(CP)	DPMO	수 율
2σ	0.67	308,770	69.12%
3σ	1	66,811	93.32%
4σ	1.33	6,210	99.38%
5σ	1.67	233	99.98%
6σ	2	3.4	99.99%

* CP : capacity process, 프로세스 능력
* DPMO : Defect Per Million Opportunities, 백만 번의 기회 중 결함의 수

check point

3시그마 vs 6시그마 공정

99.32% Good(3Sigma)

· 한 병원에서 연간 1만 건의 틀린 약 처방
· 어느 도시에서 안전하지 않은 식수를 매월 2시간 공급
· 어느 종합병원에서 연간 500건의 잘못된 수술
· 어느 나라에서 의료진의 실수로 땅에 떨어지는 신생아가 년간 100명
· 한 대학에서 연간 약 200통의 우편물 분실
· 김포공항에서 연간 40건의 항공기 불시착

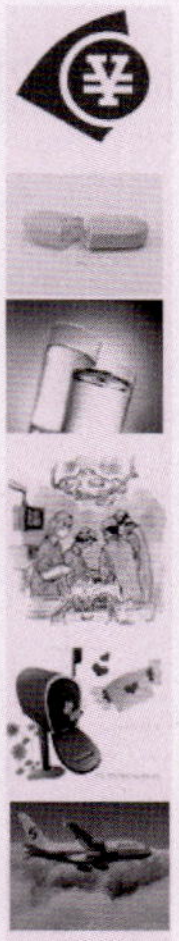

99.99% Good(6Sigma)

· 한 병원에서 2년에 단 1건의 틀린 약 처방
· 어느 도시에서 안전하지 않은 식수를 10년 동안 약 1분간 공급
· 어느 종합병원에서 40년에 1건 정도의 잘못된 수술
· 어느 나라에서 의료진의 실수로 땅에 떨어지는 신생아가 200년 동안 1건
· 한 대학에서 100년간 약 1통의 우편물 분실
· 김포공항에서 500년에 1건의 항공기 불시착

4. 6시그마 경영

경영기법으로서의 6시그마는 제품의 품질 및 판매, 구매, 회계 등 사내의 전 프로세스에 대한 경쟁력, 즉 총체적 경쟁력 강화를 위해 근래에 세계적인 기업들이 채택하고 있는 경영 기법 중 하나이다. 6시그마 경영의 패러다임은 완벽한 품질을 추구하여 고객만족을 가져오는 통계적 사고이다.

전형적인 Top-Down 방식의 강력한 전개와 자발적인 종업원의 참여의식을 요구하는 전체부문 참여의 총체적 경영혁신 활동의 실행구조를 가지고 있다. 또한 철학으로서의 6시그마는 우리가 하는 모든 일에서 실수를 줄여 손실을 개선하고자 하는 것이다. 열심히 하기보다는 현명하게 하자는 것이다.

6시그마의 목표는 기업이 생산하는 제품이나 서비스 중에서 불량품이나 결점이 발생할 수 있는 기회를 장기적으로 100만 개당 3.4개 이하로 줄이는 것이다. 이는 곧 인간의 힘으로 성취할 수 있는 최고의 경지이다. 공정의 일부를 바꾸거나 최신 기계를 도입한다고 해서 달성할 수 있는 것이 아니며, 기업 내에서 행해지는 모든 프로세스 및 임직원의 가치관이 바뀌어야 한다.

모든 문제점을 환자의 입장에서 출발하고 전체 프로세스에서 무결점의 품질을 달성하며 최고수준의 인재를 양성하는 데 있다. 예를 들면, 그림과 같이 검사실의 업무 프로세스 내에 사람, 설비, 재료, 방법, 환경, 시약, 지식 등을 병원의 진료 프로세스조직에 투입하여 산출물인 검사결과를 얻어서 환자만족 검사서비스를 제공하는 것이 6시그마의 프로세스이다.

이때 프로세스 능력(capacity process)은 산출을 투입으로 나눈 것이다. 즉, 환자의 요구수준을 프로세스 산포로 나눈 것이다. 따라서, 관리상한 – 관리하한/6Sigma×SD가 된다.

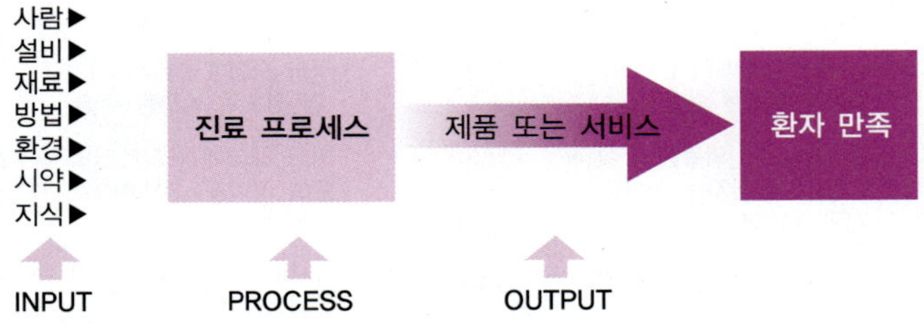

$$\text{프로세스 능력} = \frac{\text{OUTPUT}}{\text{INPUT}} = \frac{\text{고객요구수준(CTQ)}}{\text{Process 산포}} = \frac{\text{SU-SL}}{6\delta \times \text{표준편차}(\partial)}$$

그림 5-23 6시그마 프로세스

5. 6시그마 추진 프로세스

6시그마 프로세스는 조직 환경에 따라서 다르지만 일반적으로 DMAIC방식과 DMADV방식의 두 가지 주요 방법론이 있다.

DMAIC는 기존의 프로세스를 향상시키기 위해 쓰이고, DMADV는 새로운 제품을 만들거나 예측 가능하고 결함이 없는 성능을 내는 디자인을 만들기 위한 목적으로 쓰인다.

6시그마 기법을 이용하는 경영개혁 프로세스는 DMAIC(또는 MAIC)나 DMADV를 통해서 최종적으로 6시그마 기준에 도달하도록 하는 것이 목표이다.

6시그마 활동은 프로젝트팀을 조직하고 운영하는 것이다.

(1) DMAIC 단계

6시그마의 DMAIC방식은 다음의 절차를 거쳐 수행된다.

DMAIC는 Define(정의) → Measure(측정) → Analyze(분석) → Improve(개선) → Control(관리)의 단계로 구성된다.

① **정의**(Define) **D**는 주요고객과 고객의 요구사항(CTQ)을 정의하고, 각 고객의 요구에 해당되는 프로세스의 정의와 개선대상이 될 프로세스를 선정한다.

- **활동목적** : 고객의 핵심 요구사항을 정의하고 프로젝트를 선택한다.
- **활동내역** : 주요 고객을 정의하고, 고객의 요구사항을 파악하며, 고객만족을 위한 내부 프로세스를 정의하고, 개선 프로젝트를 선정한다.
- **사용도구** : field claim, 검사불량, 고객불만 사항, logic tree 등이다.

② **측정**(Measure) **M**은 문제가 되는 부분의 현재 상태를 측정하고, 우리가 목표로 잡아야 할 상태를 수치화하는 것을 말한다.

- **활동목적** : 고객의 요구사항을 충족했는가를 평가하기 위하여 필요한 핵심지표를 도출하고, 프로세스 성과를 측정하기 위해서 효과적으로 자료를 수집하는 방법을 개발한다.
- **활동내용** : 목표의 수치화로 측정지표화(CTQ의 선정 및 문제를 정량적으로 규명), 평가기준의 설정(목표점수, 기대점수), 정보수집(VOC, 평가기준에 따라 수집), Process mapping 처리, 측정시스템을 확인, 프로세스 시그마 수준을 확인하고, project team 및 communication의 흐름을 개발한다.
- **사용도구** : Process mapping, Gage R&R, Cp, Cpk, Ppk, 품질기능전개(QFD), FMEA 등이다.

③ **분석**(Analyze) **A**는 불량의 발생원인을 데이터를 기반으로 어떤 계획으로 데이터를 수집할 것인가 하는 계획을 세우며, 개선 대상을 선정하는 단계이다.

- **활동목적** : 구체적인 문제점을 도출하기 위해서 개선기회를 층별하고 분석하여 쉽게 이해할 수 있는 문제기술서를 정의한다.
- **활동내용** : 언제, 어디서 발생했는지, 결함의 형태와 원인을 파악한다. 불량의 잠재적인 원인을 층별로 상세하게 파악하고, 요인 간 관련짓기와 목표달성의

주요인의 분석 및 프로세스에 영향을 주는 소수인자를 정의하고 평가하며, 우선순위를 설정한다.

- **사용도구** : pareto도표, 프로세스 benchmaking, 특성요인도, 분산분석, 상관, 회귀분석, 확률분포 등이다.

④ **개선**(Improve) I는 개선안의 특성에 따라 최적 조건을 설정할 것인지, 최적안을 도출할 것인지 등을 정하여 개선작업을 수행하는 단계이다.

- **활동목표** : 올바른 개선방안의 도출과 평가, 선택해결방안을 제시하여 변화의 대응방법을 개발한다.
- **활동내용** : Process를 어떻게 개선, 연관도, 특성요인도 등을 활용한 다수인의 두뇌폭풍기법, 불필요한 업무는 제거, 해결책은 시험으로 효과를 검증, 선별된 소수인자의 평가 및 문제에 대한 통계적 해답을 정의, 개선의 최적조건의 결정을 위한 실험개선기법을 사용한다.
- **사용도구** : 실험계획법(DOE), 분산분석(ANOVA), 최적화기법(RSM, EVOP 법 등)이다.

⑤ **관리**(Control) C는 프로젝트의 완료 후에도 지속적으로 개선안을 유지 및 관리하는 데 초점을 맞춘다. 이때, 개선 결과유지와 더불어 새로운 목표를 설정하는 단계이다.

- **활동목표** : 인자관리방법, 관리체계 확립, 표준화, 공유 등 일상적인 업무 프로세스와 해결방안의 통합화 관리실시이다.
- **활동내역** : ① 개혁레벨의 유지로 시스템화와 체크포인트, ② 새로운 프로세스의 설계와 절차를 제도화하고 문서화, ③ 프로세스의 적절한 성과지수를 만들고 관리한계를 설정, ④ 개선효과의 파악, ⑤ SPC기법을 사용하여 검사공정을 지속적 안내 실시 등이 있다.
- **사용도구** : ① 통계적 공정관리(Statistical Process Control: SPC), ② 관리도(control chart), ③ 검사공정 모니터링 시스템 등이 있다.

DMAIC 프로세스는 현실적 문제를 파악 후 통계적 문제해결형태로 바꾸고 풀어서 통계적 해결책을 구한 뒤에 그 결과를 다시 현실에 적용하는 5단계로 이루진 것이 차이점이다. 그러나 고전적인 QC는 현장개선으로 분임조 활동을 통해서 개선현상을 파악하고 목표를 정하고 PDCA cycle를 통해서 개선하고 표준화와 효과를 파악한다.

기존의 질 관리는 전문가 한 사람에 의해서 달성되거나 TQM은 전문가와 최고 경영자의 관심으로 달성하였지만 6시그마의 특성은 병원 내의 벨트라는 사내 계층별 전문가인 챔피언, 마스터 블랙벨트, 블랙벨트, 그린벨트, 화이트벨트에 의해서 달성되고 사내자격증을 주고 인적자원개발의 측면에서 제도적 경력개발의 승급에 반영하는 점이 혁명적이라고 할 수 있다.

(2) DMADV 단계

6시그마의 DMADV방식은 다음의 절차를 거쳐 수행된다.

DMADV는 Define(정의) → Measure(측정) →Analyze(분석) → Design(디자인) → Verify(검증)의 단계로 구성된다.

① **정의**(Define) **D**는 기업 전략과 소비자 요구사항과 일치하는 디자인 활동의 목표를 정한다.

② **측정**(Measure) **M**은 현재의 프로세스 능력, 제품의 수준, 위험 수준을 측정하고 어떤 것이 품질에 결정적 영향을 끼치는 요소(CTQs, Critical to qualities)인가를 밝혀낸다.

③ **분석**(Analyze) **A**는 디자인 대안, 상위 수준의 디자인을 만들기 그리고 최고의 디자인을 선택하기 위한 디자인 가능성 평가를 개발하는 과정이다.

⑤ **디자인**(Design) **D**는 세부사항, 디자인의 최적화, 디자인 검증을 위한 계획 단계이다. 여기서는 시뮬레이션 과정이 필요하다.

⑥ **검증**(Verify) **V**는 디자인, 시험작동, 제품개발 프로세스의 적용과 프로세스 담당자로의 이관 등에 관련된 단계이다.

check point

6시그마의 사내 질 관리 전문가 제도의 도입(belt system)

6시그마 운동의 주도자는 집단은 벨트(belt)라 부르는 사내정도관리 전문가에 의해서 이루어진다. 벨트제도는 임직원들의 참여를 유도하고 인적자원개발 계획에 의하여 개발된 유자격자들에게 수여하는 제도이다. 일반적의 챔피언. 마스터 블랙벨트, 블랙벨트, 그린벨트, 화이트벨트 등으로 구분한다. 각 벨트는 다음과 같은 역할을 수행한다.

구분	챔 피 언	마스터 블랙벨트	블랙벨트	그린벨트
대상	원장 임원급	일반적인 통계이론, 실험계획, SPC, 등을 포함한 6시그마 기법에 대한 박식한 지식 보유하고 현장의 문제해결능력과 자문기법을 가춘 전문가로 직급과 무관함. 6시그마 전문가, 지도전담관리관리	문제해결 전문가로 활동함. 6시그마 전임자로 프로젝트만 수행함. 추진팀(task force team leader 팀장)	현업근무자로 블랙벨트를 지원하고 프로젝트를 수행함. 문제해결 전무가로 TF팀원
역할	6시그마 활동의 전략계획의 설정, 프로젝트의 선정 및 진행상태 확인. 블랙벨트와 그린벨트의 선정하고 프로젝트의 성공적 독려,	블랙벨트의 프로젝트 수행에 대한 자문, 문제해결과정의 애로와 지원. 인력개발과 교육자료개발, 새로운 문제해결기법의 소개	개선 전문가로 프로젝트 수행, 프로젝트 리더, 그린벨트 교육과 프로젝트 지원	현업에 관련된 프로젝트 수행, 문제해결 전문가이며 프로젝트 수행
교육	1주 정도 챔피언교육	블랙벨트 이수. 마스터 브랙벨트 교육 2주 이수	총 16주 교육 프로젝트 진행	2주 내외 교육
적정 인원	임원급 및 최고경영자		직원의 1-2명	직원의 10-20%의 비율

* 화이트벨트는 문제해결 참여자로 조장이나 반장이다.

요점정리

1. 각종 적정진료관리 모델에는 Deming의 PDCA 4단계 모형, HCA의 FOCUS-PDCA 9단계 모형, ODI의 FADE 4단계 모형, Analog Devices의 7단계 모형, D*A*T 모형 등이 있다.

2. 총체적인 질 관리(TQM)의 이론적 구조를 제공한 Juran과 Feigenbaum이 있고, Crosby는 조직과 경영이론을 강조하는 무결점(Zero Defects)운동을 창안하였다.

3. 적정관리도구에는 브레인스토밍, 복수투표, 명목집단기법(NGT), 우선순위교차표, 인과관계도, 파레토차트, 흐름도, 런차트, 관리도, 유사성 다이어그램, 역장분석, 산점도, 원그래프, 체크시트, 히스토그램 등이 있다.

4. 균형성과표(BSC, balanced score card)는 전통적인 재무적 성과지표와 더불어 비재무적인 성과지표를 통한 다가적인 측면으로 기업을 평가하고자 한 균형 잡힌 성과측정 도구이다.

5. 6sigma(6-σ)는 제품설계나 검사서비스의 산포를 최소화하여 관리상하한이 목표치로부터 최소한의 결함만을 발생시킨다는 의미이다. 수리적 의미는 생산품 100만 개 중 결함의 수(DPMO, Defect Per Million Opportunities)를 3.4개 정도로 발생시키겠다는 수준으로 백분율로 표시하면 99.99%의 공정률을 나타낸다.

학습문제

1. PDCA에 대한 의미로 맞게 연결된 것은?

① 투입–실행–지속–확인
② 투입–실행–지속–확인
③ 계획–실행–확인–조치
④ 계획–지속–검토–조치
⑤ 계획–실행–지속–공식화

2. 의료의 질 향상(QI)모델과 그것을 주장한 사람과 맞게 연결된 것은?

① Feigenbaum: D*A*T 모델
② Crosby: 무결점 개념
③ Juran: 질의 관리, 유지, 향상
④ Ishikawa: 측정치의 상대적 중요도
⑤ Shewhart: COPQ 주장

3. TQM모델에 속하지 않는 인물은?

① Juran
② Crosby
③ Shewhart
④ Huffman
⑤ Feigenbaum

4. Crosby의 14단계에 속하지 않는 것은?

① 의무기록위원회 구성
② 관리자 교육 및 훈련
③ 질 비용 추정
④ 오류 원인 제거
⑤ 특별위원회 설치

5. QA에서 발견된 문제점을 분석 시 문제의 원인을 생선뼈 모양으로 도식화한 것은?

① run chart
② pie chart
③ affinity diagram
④ cause-effect diagram
⑤ nominal group techniques

6. 어떤, 주제에 관한 관심, 문제점, 대안을 창출해 내는 질 관리 도구는 무엇인가?

① flow chart
② scatter plot
③ pareto chart
④ affinity diagram
⑤ brainstorming

7. Trend chart라고도 하며 시간의 변화에 따른 과정의 변이들을 장기간 관찰하여 그림으로 나타내는 것은?

① run chart
② flow chart
③ pareto chart
④ scatter plot
⑤ prioritization matrix

8. 순위를 매긴 막대그래프와 항목별 누적 백분율을 동시에 표시하는 도식화 기법은?

① run chart
② flow chart
③ pareto chart
④ prioritization matrix
⑤ nominal group techniques

9. BSC(균형성과표)의 4가지 관점이 아닌 것은?

① financial
② customer
③ satisfaction
④ learning & growth
⑤ internal business process

10. 기존의 프로세스를 향상시키기 위한 6시그마의 5단계 절차가 잘못 표기된 것은?

① Define
② Measure
③ Analyze
④ Improve
⑤ Management

[정답] 1. ③ 2. ② 3. ④ 4. ① 5. ④ 6. ⑤ 7. ① 8. ③ 9. ③ 10. ⑤

Chapter 6

임상 질 지표

학습목표

1. 임상 질 지표의 도입배경 및 개념을 이해한다.
2. 임상 질 지표의 특성에 대해 파악한다.
3. 임상 질 지표의 분류에 대해 정리할 수 있다.
4. 임상 질 지표의 개발과정을 나열할 수 있다.

6-1 도입배경 및 개념

1. 도입배경

1992년 스코틀랜드 Clinical Resource and Audit Group(CRAG)에 Clinical Outcomes Working Group이 구성되어 임상 질 지표 사업을 시작하였다. 2005년 스코틀랜드 Freedom of Information Act(2002)가 완성되어 어떤 사람이라도 공공부문의 정보를 요구하면 특별한 경우를 제외하고 정보제공을 보장받게 되었다.

임상 질 지표는 보건의료시스템에 있어서 책임성(accountability), 질 향상(quality improvement), 우선순위(prioritization), 투명성(transparency) 등을 보장하는 기초자료가 되었다.

2. 개 념

지표(Indicator)란 "기관이 달성하고자 하는 목표에 비추어 현재 수행되고 있는 기능 및 과정의 수준을 정확하고 신뢰성 있게 정량적으로 나타낸 수치"이다. 임상 질 지표(Clinical Indicator)란 "계량적인 방법으로 환자진료의 결과나 과정을 측정하는 객관적인 측정도구"이다.

지표의 용어로는 질 지표(Quality indicator), 성과지표(Performance measure), 질 측정지표(Quality Measure Indicator), 임상 질 지표(Clinical Quality Indicator, Clinical indicator, CI) 등이 있다. 이중 CI(Clinical indicator)가 의료기관에서 일반적으로 사용하는 용어이다.

CI는 의료기관 또는 의료종사자가 제공하고 있는 의료서비스의 질을 정량적으로 평가하여 질적인 측면의 문제점이나 개선점을 찾아냄으로써 의료 질 향상을 성취하는 데 사용하는 도구이다. 미국 의료기관평가기구인 The Joint Commission (TJC)은 1993년 CI를 의료기관이 달성하고자 하는 목표에 맞추어 현재 수행하고 있는 기능, 과정의 수준을 신뢰성 있게 정량적으로 나타낸 측정도구라고 정의했다.

미국의학원(IOM)는 의료의 질을 '개인과 인구집단에 제공되는 의료서비스가 바람직한 결과로 나타나고, 현재의 전문적 지식과 부합하는 정도' 로 정의하고 있다. 이러한 의료의 질을 평가하는 임상 질 지표는 의료기관, 의료진 및 직원, 정책입안자 등에게 질 향상을 위한 기초자료를 제공하는 기능을 한다고 인식되고 있으며, 다양하게 정의될 수 있다.

한편, TJC(1994)는 임상 질 지표가 균일하게 적용될 수 있도록 자세한 설명서가 필요하다고 하였다. 이는 측정대상의 정의, 비율에 사용하는 분자와 분모, 분자와 분모에 대한 구체적인 설명, 자료 수집과 자료 분석 절차 등을 일정하게 기술되어야 한다는 것을 의미한다. 또한 임상 질 지표는 구체적 측정 단위로 제시되어야 하며, 가급적이면 각 측정치에 대한 신뢰 구간을 제시하는 것이 바람직하다.

3. 속 성

지표는 질적 수준이나 목표 달성 정도를 나타내는 측정 가능한 변수나 특성을 말한다. 따라서 지표는 질 그 자체를 나타내는 것은 아니지만 진료의 영역 중 문제가 있거나 개선의 여지가 있는 부분을 찾는 도구로 사용된다.

한편 JCI는 임상 질 지표를 질 향상과 환자안전을 대변하는 개념으로 규정하고 있다. 이에 지표를 측정하여야 하는 절차, 시술, 결과를 명확하게 규명하고 과학적 근거에 기반을 두어 명확한 측정방법을 사용해야 함을 강조하고 있다.

다음은 **임상 질 지표 선정을 위한 속성**이다.

① 지표는 명확하게 잘 정의되어야 한다.
② 지표에는 해당 부서의 중요한 진료/서비스 요소가 모두 포함되어야 한다.
③ 지표의 산출에 수반되는 자료 수집이 정확하고 용이하여야 한다.
④ 지표는 임상적으로 타당하며 진료/서비스 결과와 관련이 있어야 한다.
⑤ 지표는 중복되지 않으면서 가치 있는 정보를 제공하여야 한다.
⑥ 지표는 전문가, 최근 문헌 또는 병원의 실정에 기초를 두어야 한다.
⑦ 지표를 통하여 측정한 결과는 진료/서비스 개선에 적용 가능하여야 한다.

check point

임상 질 지표와 관련한 용어

- **기준(Criteria)** : 평가항목이라 함. 표준을 충족시키기 위해 달성해야 할 진료/서비스 수준을 측정 가능한 형태로 기술한다.
- **표준(Standard)** : 해당 주제에 대하여 병원이 목표로 하고 있는 진료/서비스의 질적 수준을 수치로 표현한다.
- **역치(Threshold)** : 지표를 통해 의료의 질을 평가할 때 모니터링 결과를 일정 수준 이상 또는 이하일 때는 정밀검토가 필요하게 되는데, 이때의 기준점이다.
- **지표(Indicator)** : 질적 수준이나 목표의 달성정도를 나타내는 측정 가능한 변수 또는 특성이다.
- **변이(Variation)** : 원칙적으로 모든 진료 또는 의료서비스의 질적 수준은 일정하지 않다. 이를 변이라 말하는데, 변이가 있다는 것이 반드시 질적 수준에 문제가 있음을 의미하는 것은 아니지만, 의료의 질적 수준에 차이가 있음을 의미한다.

6-2 임상 질 지표의 특성

1. 임상 질 지표의 특성

2003년 Mainz J.에 의해 주창된 임상 질 지표의 기본원칙은 다음과 같다.

① 근거를 기반으로 해야 한다.

② 합의된 정의에 기초해야 하며, 지표 측정에 필요한 요소들을 명확하게 기술해야 한다.

③ 특이적이고 민감도가 높아야 한다. 즉 위양성(false positive) 및 위음성(false negative)의 사례를 추적할 수 있어야 한다.

④ 타당성과 함께 신뢰성을 갖추어야 한다.

⑤ 높은 변별력이 있어야 한다. 즉 양질의 의료서비스와 그렇지 못한 의료서비스의 차이를 잘 구분할 수 있어야 한다.

⑥ 의료서비스의 내용과 연관이 있어야 한다. 즉 사용자가 분명하게 파악할 수 있는 의료서비스의 내용과 명확한 연관성이 있어야 한다.

예를 들면, 의사의 임상진료 관련 지표 등이 있다.

⑦ 비교 가능해야 한다.

이에 따른 임상 질 지표의 성과측정의 조건(Institute of Medicine, USA)은 다음과 같다.

① Safe(안전성을 담보하는가?)

② Effective(효과성이 있는 것인가?)

③ Patient centered(환자 지향적인가?)

④ Timely(적시성이 있는가?)

⑤ Efficient(효율성이 있는가?)

⑥ Equitable(공정성이 있는가?)

2. 임상 질 지표의 필요성

임상 질 지표를 환자, 의료기관, 정부. 정부/보험공단, 학계 4자 간의 이해관계자들의 입장에서 살펴본 필요성은 다음과 같다.

1) 의료소비자(환자)의 입장

환자의 입장은 양질의 의료서비스에 대한 정보를 제공받는다. 임상 질 지표를 통하여 환자는 더 좋은 의료서비스를 선택할 수 있는 기회를 제공받게 되기 때문이다.

2) 의료공급자(의료기관)의 입장

의료기관 입장은 질 측정결과를 활용하여 의료서비스의 문제점을 파악하고 이를 개선하는 것이다. 의료기관은 치료과정 및 치료결과를 파악하고, 의사 간 비교자료로 사용할 수도 있다. 또한, 장기재원환자 등에 대한 재원일수를 관리하며, 더 나아가 타 의료기관과의 비교자료로 사용할 수 있기 때문이다.

3) 국가(정부/보험공단)의 입장

정부/보험공단의 입장은 비효과적이고 안전하지 못한 의료서비스를 규제할 수 있다. 병원의 과잉진료에 대한 대처방안, 국민의료비 지출을 감소시킬 방안 등을 해결하기 위한 용도로 임상 질 지표는 필수적이라 하겠다. 의료서비스의 질을 모니터링하여 양질의 의료서비스 제공을 유도하고, DRG 도입에 따른 국민의료비를 절감할 수 있기 때문이다. 또한, 언론·소비자단체·심평원 등의 정보공개를 통하여 비용 대비 양질의 의료를 제공하고자 하는 이유도 있다.

4) 학계의 입장

임상 질 지표에 대한 학계의 관심은 환자의 예후와 치료효과를 예측할 수 있는 좋은 지표 탐색, 의료기관 간의 수준을 비교할 수 있는 좋은 자료를 찾기 위한 고민에서부터 임상 질 지표의 필요성을 찾을 수 있다.

이처럼, 이해관계자들 사이에 다양한 임상 질 지표의 필요성이 존재하고 있다.

이러한 이해관계를 떠나 일반적이고 구체적인 임상 질 지표의 필요성을 살펴보면 다음과 같다.

① 질 평가가 필요하다는 사회적 합의와 요구가 증가하고 있다.
② 다양한 이해집단이 의료의 질에 대한 결과를 원한다.
③ 의료기관 간의 비교를 통한 벤치마킹이 일반화되고 있다.
④ 의사결정과 우선순위 설정이 요구된다.
⑤ 사회적 책무, 질 향상 지원, 보건의료의 투명성이 제고되고 있다.

⑥ 의료기관에서의 임상 질 지표 관리에 대한 사회적 요구가 증대되었다.
⑦ 국제적인 병원신임기구의 요구가 증가되었다.
⑧ 보건의료관련 전문가단체, 정부, 보험자, 의료소비자의 요구가 증가되었다.
⑨ 과거 의료기관평가제도에 대한 비판으로 인한 질 향상 사업의 범위 확장 필요성, 병원정책 수립을 위한 적절한 지표 및 모형의 개발 필요성, 임상 질 지표 관리와 질 향상 활동의 연계의 필요성 등이 요구되고 있기 때문 등으로 정리해 볼 수 있다.

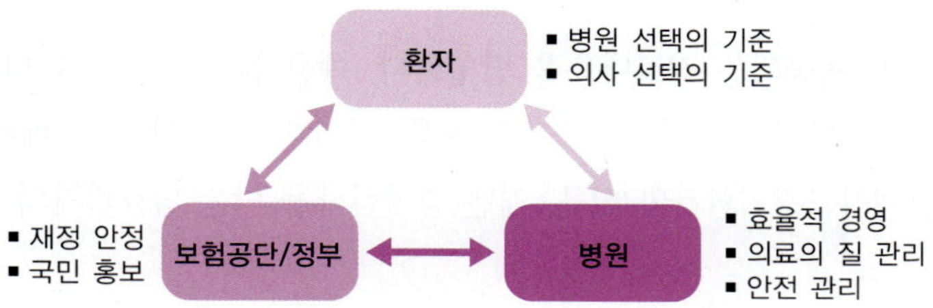

그림 6-1 임상 질 지표의 필요성

3. 임상 질 지표의 중요성 및 활용

임상 질 지표는 의료 질에 대한 객관적인 평가를 가능하게 하고, 의료기관뿐만 아니라 국가 간 의료의 질을 비교할 수 있기 때문에 중요하다 할 수 있다. 의료공급자가 제공하는 의료 질에 대한 문제점을 발견하고 개선할 수 있는 기회를 제공하며, 의료소비자들이 적절한 의료서비스를 받을 수 있는 권리를 확보하고 의료기관을 선택하는 데 도움을 받을 수 있다.

이러한 임상 질 지표는 의료 질에 대한 객관적 결과를 제시하게 되고, 개선과제를 도출하는 데 활용된다. 동료평가를 통한 의료 질 개선을 보조하고, 중증도를 보정하면 타 의료기관과 비교도 가능하다. 우선순위에 대한 선택 및 판단을 가능하게 하고, 환자가 의료기관 및 의사를 선택할 수 있는 정보를 제공하는 데 활용된다.

4. 임상 질 지표의 분류

Mainz(2003)는 임상 질 지표의 유형을 비율지표와 적신호지표, 구조, 과정, 결과 지표, 일반지표 및 질병특이 지표, 진료유형, 기능, 중재방법으로 구분하고 있다. 임상 질 지표는 다음 7가지 형태로 분류된다.

(1) 질병관련유무에 따른 분류

1) 일반지표(Generic Indicator)

모든 환자에게 적용 가능한 진료측면을 반영한다. 예를 들면, 일반의사와 대비한 전문의사의 비, 예정에 없는 수술실 귀환, 응급실에 6시간 이상 체류한 환자의 비율, 입원환자 사망률 등이다.

2) 질병특이 지표(disease-specific Indicator)

특정 질병에 제공되는 진료내용을 반영한다. 예를 들면, 입원 후 24시간 이내 항혈소판제제를 투여받은 뇌졸중환자의 비율, 입원 후 24시간 이내 베타차단제를 투여받은 급성심근경색환자의 비율, 매년 망막검사를 받은 당뇨환자의 비율 등이다.

표 6-1 질병관련유무에 따른 지표 사례

구분	사례
일반지표	일반의사와 대비한 전문의사의 비 예정에 없는 수술실 귀환 응급실에 6시간 이상 체류한 환자의 비율 입원환자 사망률
질병특이 지표	심장내과 전문의에게 치료받은 심부전 환자의 비율 고관절 골절로 2차 수술을 받은 환자의 비율 입원 후 24시간 이내 항혈소판제제를 투여받은 뇌졸중 환자의 비율 수술 후 30일 동안 생존한 폐암 환자의 비율 입원 후 24시간 이내 베타차단제를 투여받은 급성심근경색환자의 비율 매년 망막검사를 받은 당뇨 환자의 비율

(2) 진료형태(type of care)에 따른 분류

진료형태(Care Type)는 예방관련 의료와 급성질환과 만성질환의 치료로 구분할 수 있다.

① 예방관련 지표

② 급성질환관련 지표

③ 만성질환관련 지표

(3) 기능에 따른 분류

기능(function)에 따른 분류는 스크리닝, 진단 및 치료, 추적관찰(Follow up)로 구분된다.

① 스크리닝 지표
② 진단 지표
③ 치료 지표
④ 추적관찰 지표

(4) 중재유형(Modality)에 따른 분류

중재유형에 따른 분류는 병력 및 신체검진, 임상병리 및 방사선 검사, 약물치료 및 기타 중재활동 등이 포함된다. 중재방법에 있어서는 모든 환자 및 질병 특이적 환자평가 및 치료 중재활동의 시행 여부를 지표로 선정하여 평가할 수 있다.

① 병력 지표
② 이학적 검진(Physical examination) 지표
③ 임상병리/방사선검사 지표
④ 투약 관련 지표
⑤ 기타 중재(Other interventions) 지표

(5) 결정근거에 따른 분류

① **과학적 근거기반 지표**(Evidence-based indicators)
이것은 과학적 근거가 존재하는 지표이다.

② **전문가 합의기반 지표**(Consensus-based indicators)
이것은 보건의료전문가 또는 의료기관내 종사자 패널을 통해 결정되는 지표로 과학적인 근거가 부족할 경우 합의과정을 통하여 결정한다.

(6) 발생빈도에 따른 분류

① **비율 지표**(Rate-based indicators)
빈도를 담고 있는 자료를 사용하여 비율 혹은 평균값으로 결과를 제시한다. 표본집단의 평균값(mean), 비율(proposition), 비(ratio)로 표현된다. 위험에 노출된 집단의 분모와 실제 방생한 수로 표현되는 분자가 필요하다. 비교대상 간 혹은 시간의 흐름에 따른 추세를 파악하기 위해서는 분자와 분모가

특이적으로 정의되어야 한다.

② 적신호사건 지표(sentinel indicators)

본질적으로 바람직하지 못한 사건이 발생한 개별적 사건을 파악하는 것으로 낮은 성과수준(poor performance)으로 표현된다. 위험관리 대상을 골라내는 데 사용하고, 심층조사나 분석을 하게 하는 계기가 되는 지표이다. 적신호 사건은 의료의 질이 매우불량하다는 것이 나타내며, 위기관리 대상이 된다. 적신호지표의 예로 수술과정에서 사망한 환자의 수, 출생전후기에 사망한 환자수 등을 제시하고 있다.

표 6-2 발생빈도에 따른 지표

비율(rate based) 지표	적신호(sentinel) 지표
창상 감염 분자 : 수술 5일 이후 창상 감염 환자수 분모 : 수술 후 5일 이상 병원에 입원한 수술받은 환자 수	수술 중 사망한 환자 수
병원성 감염 분자 : 감염자 수 분모 : 연구 기간동안 병원입원 환자 수	주산기 동안 사망한 환자 수

(7) 구조/과정/결과에 따른 분류

도나베디언(Donabedian)이 의료의 질 평가를 위해서 구조, 과정, 결과영역이 평가되어야 함을 제시한 것과 같이 구조는 시설, 장비, 인력, 조직 구도 등을 말하며, 과정은 실제 진료가 제공되는 과정으로 진단, 치료내용이 포함된다. 결과는 환자결과에 영향을 미치는 중재의 효과로 고지혈증 환자의 혈중지질상태, 고혈압 환자의 혈압상태 등이 포함된다.

① 구조(Structure) 지표

물적 자원(병원시설, 장비, 재정), 인적자원(질, 양), 조직구조(의사 수, 조직체계, 동료심사방법, 상환방법) 등이 해당된다.

② 과정(Process) 지표

환자의 치료과정이 잘 이루어졌는지를 나타내는 지표이다. 진단과정에서 의사의 활동, 치료의 적정성, 환자와 의사와의 관계 등이 해당된다.

③ 결과(Outcome) 지표

환자 및 집단의 건강상태에 대한 치료효과를 나타내는 지표이다. 환자의 지식 및 행태변화, 환자의 만족도 등이 해당된다.

표 6-3 구조, 과정, 결과 지표

구분		지표
구조		전문의 비율 MRI 접근성 뇌졸중 치료센터 접근도 임상 가이드라인 2년마다 갱신 물리치료사 수
과정		당뇨 환자 중 규칙적인 발 관리를 받는 환자의 비율 급성심근경색환자 중 혈전용해제를 사용한 환자의 비율 의뢰 24시간 이내 의사에게 평가받은 환자 비율 임상 가이드라인에 의해 치료받는 환자 비율
결과	중간 결과	당뇨환자에서 HbA1c 고지질혈증 환자에서 Lipid profile 고혈압 환자에서 혈압
	최종 결과	사망률(Mortality) 이환율(Morbidity) 기능상태 건강상태측정(Health status measurement) 작업을 할 수 있는 정도 삶의 질(Quality of life) 환자 만족도(Patient satisfaction)

6-3 임상 질 지표 개발과정

1. 개발 과정

임상 질 지표는 의미 있는 내용으로 과학적 근거에 기반을 두어 체계적으로 개발되고, 테스트한 후 사용하는 과정이 적용된다, Mainz(2003)가 제시한 임상 질 지표 개발과정은 다음과 같다.

1. 개발 영역 선정
(choose the clinical area to evaluate)

2. 평가팀 구성
(organize the measurement team)

3. 근거자료 검토
(provide an overview of existing evidence and practice)

4. 질 지표 선정
(select indicators and standards)

5. 질 지표 세부사항 수립
(design measure specification)

6. 시범평가
(perform pilot evaluation)

그림 6-2 임상 질 지표 개발과정

(1) 개발 영역 선정(choose the clinical area to evaluate)

임상 질 지표의 개발영역은 크게 임상분야와 경영관리 분야로 나눈다. 평가는 의료의 질 관리가 요구되는 주요 영역을 검토하여 선정한다. 다빈도 진단 및 수술, 고비용, 변이가 큰 영역, 임상적 중재가 요구되는 영역 등을 검토하여 선정하게 된다. 이를 통해 임상적 중재술을 파악할 수 있다.

대부분의 의료기관은 가용자원이 한정되어 있기 때문에 모든 영역을 측정할 수 없다. 따라서 의료기관의 사명, 제공하는 의료서비스의 특징, 환자의 특성 및 요구도 등을 반영하여 가장 중요한 임상 및 경영관리영역의 질 지표를 선정하는 것이 중요하다. JCI는 환자에 대한 위험도가 높거나 사용 빈도가 높은 영역으로 아래의 분야에서 질 지표를 선정하도록 권고한다.

임상분야는 환자평가, 진단검사서비스, 방사선 및 영상진단서비스, 외과적 시술, 항생제 및 기타 약물 사용, 약물오류 및 기타 약물사용, 마취제 및 진정제 사용, 혈액 및 혈액제제 사용, 의무기록, 감염예방 및 관리, 임상연구 등이다.

경영관리분야는 물품 및 약물의 구매, 법규로 요구되는 보고활동, 위험관리, 이용도관리, 환자와 가족의 기대 및 만족도, 직원의 기대 및 만족도, 환자집단의 특성 및 임상진단, 재무관리, 안전을 위협하는 사건사고의 관리 등이다.

(2) 평가팀 구성(organize the measurement team)

의료의 질 관리 평가를 위한 팀을 구성한다. 해당 영역의 실무를 잘 이해하고 있는 임상 전문가들로 구성하는 것이 바람직하며, 연구나 역학전문가처럼 평가 팀의 운영을 지원하는 팀원도 필요시 포함시키는 것이 필요하다. 평가 팀이 일단 구성되면 전체 조직의 팀 회의를 개최하고, 질 평가의 영역에 따라 세분화된 일부 팀원만 참여하는 소회의를 개최하기도 한다. 따라서 명확한 평가를 위해서는 팀 구성원의 역할이 매우 중요하다.

(3) 근거자료 검토 (provide an overview of existing evidence and practice)

잠재적인 지표를 선택하기 위해서는 전문가나 임상 실무전문가들의 의견만을 반영하는 것보다는 과학적으로 검증된 지식이나 문헌을 근거로 하여 해당 분야의 실무를 담당하는 사람들의 합의를 기초로 질 지표 선정에 반영하는 것이 요구된다.

(4) 질 지표 선정(select indicators and standards)

해당 영역의 과정 지표 또는 결과 지표를 통하여 관리 질 지표를 선택한다. 질 지표 팀은 가능한 질 지표를 검토한 후 팀원의 합의과정을 거쳐 질 지표를 선택한다. 선택기준으로 질 지표의 중요성, 근거의 강도, 타당도 밑 신뢰도, 자료수집의 용이성 등을 포함하여 선택할 수 있다. 이러한 기준에 근거하여 합의에 도출하거나 투표 혹은 우선순위 결정방법 등의 다양한 방법을 통하여 질 지표를 선정한다.

(5) 질 지표 세부사항 수립(design measure specification)

질 지표의 세부내용으로는 우선적으로 지표의 정의이다. 이는 지표의 개념을 명확히 정의하고, 의료의 질 평가에 요구되는 구조, 과정, 결과 등의 유형을 선정해야 한다.

다음으로 목표 집단을 규명하고, 포함기준 및 제외기준을 설정하게 된다. 또한 위험보정방법을 규명하고, 자료 출처를 명시한다. 그 다음으로는 자료수집방법을 기술하고, 시범평가계획을 수립하게 된다. 이는 순차적으로 이루어져야 한다.

(6) 시범평가(perform pilot evaluation)

임상 질 지표의 지속적인 관리를 시작하기 전에 시범평가(pilot test)가 우선되어야 한다. 시범평가를 통해 질 지표와 관련하여 수립한 세부내용을 검토하고 보완하여 데이터의 신뢰도와 타당도를 검증하게 된다. 질 향상 프로그램의 효과는 신뢰도 높은 데이터 사용 여부에 따라 달라질 수 있으므로 전체적인 평가 지표를 실행하기 전에 면밀한 내부자료 검증절차를 거치는 것은 매우 중요하다.

이러한 단계의 과정을 통해 임상 질 지표를 개발하기 위하여 주기적으로 모니터링하고, 결과를 진료과정에 반영하여 지속적인 개선을 통한 질 향상 활동에 활용하게 된다.

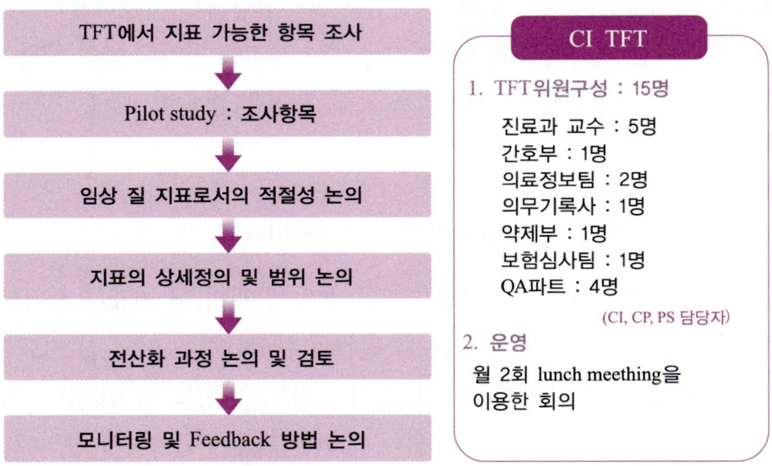

그림 6-3 임상 질 지표 프로세스 사례

2. 임상 질 지표 개발시 고려사항

① 질 평가의 목적을 분명히 해야 한다. 의료기관이 자체적으로 실시하는 질 평가와 정부·보험자가 실시하는 외부평가에 활용되는 임상 질 지표는 차이가 존재하기 때문이다.

② 진료의 어떤 측면을 평가할 것인지 정해야 한다. 임상적으로 중요한 내용을 다루는가? 평가대상자가 수용할 수 있는가? 의료 질 개선을 기대할 수 있는가? 등을 우선적으로 선정하여야 한다.

③ 임상 질 지표의 실행가능성에 대한 검토가 필요하다. 의료 질 측정에 필요한 자료의 존재 유무와 함께 조사방법 및 데이터시스템 등을 확인해야 한다.
④ 질 평가 결과의 해석과 활용에 있어서 신중한 접근이 필요하다. 측정오류가 발생할 가능성이나 다른 영역에서 의료 질 문제가 발생할 가능성을 예측해야 한다. 그러한 부작용을 예방하기 위해 노력해야 한다.

3. 임상 질 지표 개발시 기본사항

① 임상적으로 중요한 영역이어야 한다. 예컨대 흔히 보는 중증질환, 흔히 수행되는 수술의 주요합병증 등이 해당된다.
② 자료를 병원에서 구할 수 있어야 한다.
③ 지표는 평가를 받는 주체(실제 수행자)에게 받아들여져야 한다.
④ 임상 지표 set의 평균수는 약 4.5개가 적당하다.
⑤ 개별 임상 지표의 평균수는 약 25개가 적당하다.

4. 임상 질 지표 개발시 우선순위

① 대부분의 환자에게 영향을 미치는 것
② 잘못 수행될 경우, 환자에게 심각한 위험을 초래할 수 있는 것
③ 문제의 발생소지가 클 것으로 예상되는 것
④ 병원경영이나 손익에 큰 영향을 미치는 것
⑤ 의료관계법상 국가의 규제사항
⑥ 국내외 의료기관평가 기준(JCI, 의료기관인증평가, 심평원 적정성평가, 상급종합전문요양기관평가 등)
⑦ 학회의 권고안
⑧ 업무 처리 모범 기준(Best Practice, 근거에 대해 지표 정의에 규정)
⑨ 다른 기관의 실적
⑩ 병원 내부 자료를 기준으로 우선순위 결정

표 6-4 임상 질 지표 개발 시 선정기준

기준	세부기준	내용
1. 중요도 (Importance)	핵심요소(Key leverage point)	의료의 효과성을 향상시키는 데 핵심적인 역할을 담당하는 것
	질적 변이(Variation in quality)	의료의 질적 변이와 관련이 있을 것
	개선가능성(Significant opportunity for improvement)	해당 의료행위의 개선가능성이 있을 것
	정보유용성(Information caqn be used for action)	정책결정 또는 개선활동을 시행하기 위한 정보가 산출될 수 있을 것
2. 과학적 수용가능성 (Scientific acceptable)	지표특이성(Precisely specified)	모든 기관에 대해 동일하게 적용할 수 있고 다른 지표와 차별성이 유의하게 있을 것
	신뢰성(Reliable)	동일대상에 반복 적용할 경우, 동일한 결과가 산출될 것
	타당성(Valid)	평가하고자 하는 내용을 정확하게 반영하도록 구성할 것
	적용성(Adaptable)	환자의 선호와 다양한 임상상황에 적용가능할 것
	중증도 보정(Risk adjusted)	필요한 경우, 중증도나 환자구성 등을 보정할 것
	활용의 명확성(Explicit conditions of use)	다양한 조건에서도 적절하게 활용될 수 있도록 명시적일 것
	환자와의 연관성(Evidence linking measure to patient outcoms)	환자의 임상결과와의 관련성에 대한 과학적인 근거가 존재할 것
3. 활용성 (Usable)		일반인이 결과를 이해할 수 있고 도움이 될 것
4. 기술적 실행가능성 (Feasible)		자료수집, 분석, 행정, 비용부담 측면에서 실행가능할 것

check point

외국 의료기관의 질 지표

1) AHRQ(Agency for Health Research and Quality) : 외래 질 지표, 입원 질 지표, 환자안전 지표

2) ACHC(Australian Council on Health Care) : 18 Set, 245 Indicators

3) Joint Commission : JCI 핵심측정 지표 5개 영역

- 11개 주요 임상영역

① 환자 평가
② 진단검사 서비스
③ 방사선 및 진단영상 서비스
④ 외과적 시술
⑤ 항생제 및 기타 약물사용
⑥ 약물오류 및 근접사고
⑦ 마취제 및 진정제 사용
⑧ 혈액 및 혈액제제 사용
⑨ 환자 의무기록의 가용도, 내용, 사용
⑩ 감염예방 관리, 감시, 보고
⑪ 임상연구

- 9개 주요 행정영역

① 필수 물품과 약물의 구매
② 법규로 요구되는 보고 활동
③ 위험 관리
④ 이용도 관리
⑤ 환자와 가족의 기대 및 만족도
⑥ 직원의 기대 및 만족도
⑦ 환자집단의 특성 및 임상 진단
⑧ 재무관리
⑨ 환자, 가족, 직원의 안전을 해치는 사건사고의 예방과 관리

- 국제환자안전목표 6가지 영역

① 정확한 환자 확인
② 효과적인 의사소통
③ 고주의 약물관리
④ 정확한 환자, 정확한 부위, 정확한 수술/시술
⑤ 의료관련 감염 위험 저감
⑥ 낙상으로 인한 환자 위해 위험 저감

check point

국내 의료기관의 질 지표

한국 의료 QA학회에서 규정한 8개의 지표

① 계획에 없던 재입원율
② 재수술률
③ 교차시험/수혈비
④ 응급실 재원시간
⑤ 제왕절개율
⑥ 수술취소율
⑦ 신생아 합병증률
⑧ 응급실CT촬영 소요시간

건강보험심사평가원의 요양급여 적정성 평가지표

① 고혈압 환자대상 지표
② 관상동맥우회술 환자대상 지표
③ 급성 심근경색증 환자대상 지표
④ 뇌졸중 환자대상 지표
⑤ 수술예방적 항생제 투여환자대상 지표

요점정리

1. 임상 질 지표는 보건의료시스템에 있어서 책임성(accountability), 질 향상(quality improvement), 우선순위(prioritization), 투명성(transparency) 등을 보장하는 기초자료이다.

2. 지표(Indicator)란 기관이 달성하고자 하는 목표에 비추어 현재 수행되고 있는 기능 및 과정의 수준을 정확하고 신뢰성 있게 정량적으로 나타낸 수치이다.

3. 임상 질 지표(Clinical Indicator)란 의료기관 또는 의료종사자가 제공하고 있는 의료서비스의 질을 정량적으로 평가하여 질적인 측면의 문제점이나 개선점을 찾아냄으로써 의료 질 향상을 성취하는 데 사용하는 도구이다.

4. 임상 질 지표의 분류는 질병관련유무에 따른 분류, 서비스의 형태에 따른 분류, 기능에 따른 분류, 중재유형에 따른 분류, 결정근거에 따른 분류, 발생빈도에 따른 분류, 구조/과정/결과에 따른 분류 등이 있다.

5. 임상 질 지표의 개발은 개발 영역 선정 → 평가팀 구성 → 근거자료 검토 → 질 지표 선정 → 질 지표 세부사항 수립 → 시범평가 단계로 구성된다.

학습문제

1. 임상 질 지표가 처음 도입된 연도는?
   ① 1981년　② 1985년
   ③ 1990년　④ 1991년
   ⑤ 1992년

2. 임상 질 지표를 선정하는 데 해당되는 속성이 아닌 것은?
   ① 명확한 정의　② 자료 수집이 정확하고 용이
   ③ 가치 있는 정보를 제공　④ 측정한 결과는 참고용 자료로 사용
   ⑤ 해당 부서의 중요 요소를 모두 포함

3. 임상 질 지표의 특성이 아닌 것은?
   ① 과학적 근거　② 특이성
   ③ 평이성　④ 변별력
   ⑤ 비교성

4. 진료의 질을 재는 자인 측정도구를 무엇이라고 하는가?
   ① criteria　② standard
   ③ tracer　④ technique
   ⑤ idea

5. 표준과 역치 설정 시 근거로 옳지 않은 것은?
   ① 교과서　② 권위 있는 문헌
   ③ 타원의 참고자료　④ 과거의 자체 자료
   ⑤ 저명인사의 조언

6. 임상 질 지표의 필요성 중 국가의 입장에 해당하는 것은?
① 다른 의료기관과의 비교자료로 사용
② 양질의 의료서비스에 대한 정보 획득
③ 비효과적이고 안전하지 못한 의료서비스를 규제
④ 환자의 예후와 치료효과를 예측할 수 있는 지표 탐색
⑤ 측정결과 활용으로 의료서비스의 문제점 파악 및 개선

7. 임상 질 지표의 분류 중 기능에 해당되지 않는 것은?
① 예방 지표
② 치료 지표
③ 진단 지표
④ 추적관찰 지표
⑤ 스크리닝 지표

8. 위험관리 대상 선별 및 심층조사나 분석을 하는 지표는?
① 병력 지표
② 중재 지표
③ 비율 지표
④ 적신호사건 지표
⑤ 질병특이 지표

9. 임상 질 지표 개발 단계에 해당되지 않는 것은?
① 개발영역 선정
② 평가 팀 구성
③ 근거자료 검토
④ 질 지표 선정
⑤ 결과 평가

10. 임상 질 지표 개발 시 우선순위에 해당되지 않는 것은?
① 학회의 권고안
② 특정 환자에게 국한된 것
③ 국가의 규제사항
④ 병원경영에 큰 영향을 미치는 것
⑤ 환자에게 심각한 위험이 따르는 것

[정답] 1. ⑤ 2. ④ 3. ③ 4. ① 5. ⑤ 6. ③ 7. ① 8. ④ 9. ⑤ 10. ②

Chapter 7

환자 위험관리

학습목표

1. 위험관리의 개념, 목적, 필요성에 대해 이해한다.
2. 환자 안전관리의 기본개념을 파악한다.
3. 환자 안전관리방법론에 대해 파악한다.
4. 위험관리 시행과정을 체계적으로 정리할 수 있다.
5. 병원감염에 대해 정리할 수 있다.
6 의료분쟁에 대해 정리할 수 있다.

7-1 환자의 안전

1. 위험관리(RM, Risk Management) 배경

B.C 400년경 그리스 시대 의학의 아버지인 히포크라테스와 B.C 4000년 전의 함무라비법전(Code of hamurabi)에 환자에게 상처를 입힐 수 있는 손상에 대해 의사의 책임을 정의하였다. "의사가 사람의 몸에 깊은 절개를 가하여 죽게 하거나, 눈의 고름을 제거하다가 눈을 멀게 하면 수술한 의사의 손가락을 절단할 것이다." 이로부터 의사의 의인성(iatrogenic) 손상에 대해 의사가 책임을 져야 한다는 원칙이 인식되기 시작했다.

미국은 1965년 Darling이 Charleston Community Memorial Hospital을 대상으로 한 소송사건에서 법정은 의사와 병원의 의료과실에 대한 보상을 받을 환자의 권리를 시인하였다. 그 후 1970년대의 의료과실 위기(malpractice crisis)로부터 병원의 위험관리 프로그램으로 발전하게 되었다.

2. 정 의

위험이란 진료 중 발생할 수 있는 예측할 수 없는 불확실한 상황, 사고 또는 경제적 손실을 일컫는다. 위험관리란 인간의 실수나 기계로 인한 사고 등으로 인하여 의료기관이 책임져야 하는 사고 발생을 극소화하여 환자가 당하는 부상이나 병원이 겪는 손실을 경감시키기 위한 프로그램이다. 즉, 의료서비스 중에 발생하는 위험상황이나 사고의 결과로 빚어지는 경제적 손실로부터 의료기관을 보호하기 위한 프로그램을 말한다.

병원에서의 위험관리는 금전적 범위를 넘어서 병원 내에서 발생하거나 발생가능성이 있는 임상적이고 행정적인 위험이다. 환자, 보호자, 방문객 및 직원의 안전과 관련된 위험을 발견하여 이를 평가하고 원인을 분석하여 개선방향을 마련하고 적용함으로써 위험을 감소시키거나 제거하고 예방하기 위한 역할이다. 따라서 위해한 사건의 발생을 감소시킴으로써 병원자산을 보호하고 경제적 손실을 최소화하는 예방적 의미가 있다.

3. 목적

위험관리란 의료서비스 중 발생하는 위험상황이나 사고의 결과로 빚어지는 경제적 손실로부터 의료기관을 보호하기 위한 프로그램으로, 위험관리의 목적은 사고를 조기에 찾아내어 발생 초기나 직후에 수습이나 보상이 가능하도록 하는 데에 그 일차적 목적이 있다.

이에 따른 구체적인 목적은 다음과 같다.

① 안전하고 건강한 환경을 유지함으로써 의료의 질을 증진시킨다.
② 병원의 문제점을 파악하고 대처하며 후유증을 감소하거나 극소화한다.
③ 의료상 또는 비 의료상의 원내 사고와 그로 인한 손실을 극소화한다.
④ 재정적 손해를 최소화하기 위한 비용-효율적인 기법을 제시한다.

4. 환자 안전관리의 필요성

보건의료영역에서 환자안전을 위한 의료기관에서의 위험관리는 의료서비스제공 과정에서 환자에게 발생할 수 있는 손상의 가능성을 조기에 발견하며, 안전을 위협하는 요인을 제거하여 의료사고의 발생을 감소시키고, 예방하여 비용손실 및 심리적 부담감을 감소시키기 위한 일련의 활동이다. 또한 양질의 의료를 제공하기 위한 업무 표준화 직업과 모니터링 활동을 포함한 질 관리 활동으로 의료오류와 적신호사건에 초점을 둔 활동이기도 하다.

이처럼 환자 안전관리를 위한 체계적인 위험관리가 필요한 이유는 다음과 같이 요약할 수 있다.

① 환자의 의학적 요구에 따라 환자들에 대한 의료서비스가 달라져야만 하는 상황에서 진료과와 관련한 오류의 발생 가능성을 배제할 수 없기 때문이다.
② 의료공급자인 의사진과 의료소비자인 환자 간의 의학적 처치 결과에 대한 비현실적인 기대에 의한 소송이 빈발하고 있기 때문이다.
③ 오늘날 의과학의 발달에 의한 의료시술에 위험성이 높은 침습적 시술이 증가하고 있기 때문이다.
④ 환자들의 권리의식이 증대되어 의료과실에 대한 책임과 보상 요구가 증가하고 있기 때문이다.
⑤ 의료진과 환자 간의 관계가 비인간화 되어가는 경향이 증가되고 있기 때문이다.

위와 같은 이유로 환자 안전을 위한 위험관리는 매우 중요하다 할 수 있으며, 이는 곧 '질 관리' 의 한 부분이기도 하기 때문이다.

환자 안전과 관련된 예방적 시스템이 가장 앞선 미국의 경우에도 의료사고 등의 환자위험요소가 여전히 높은 것으로 보고되고 있다. 1991년 하버드의대 연구팀에 의해 발표된 환자 안전과 관련된 연구에서 뉴욕 주 51개 병원의 1984년 의무기록 30,121건을 검토한 결과, 그 중 약 3.7%의 환자가 병원치료로 사망, 장애, 입원 등의 의료사고 또는 부작용을 경험한 것으로 보고되었다. 이 중 약 27.6%가 의료과실(medical negligence)로 인한 것으로 나타났다.

1999년 미국의학원(IOM, Institute of medicine)에서 발표된 "To Error is Human(모든 인간은 실수한다)"라는 보고서에 따르면 매년 44,000~98,000명이 의료과실로 인하여 사망한 것으로 추정되었다. 의료사고에 의한 사망이 자동차사고나 유방암이나 AIDS로 인한 사망보다 많은 8위에 해당한다.

예방 가능한 위해사건으로 인한 국가 총 손실규모는 170~210억 불로 총 보건의료비의 절반을 상회하고 있다. 이러한 까닭으로 환자안전에 대한 사회적 관심이 증가하고 중요한 보건의료문제의 하나로 부상되게 되었다.

우리나라의 경우 한국의료분쟁조정중재원 통계를 살펴보면, 의료분쟁 상담건수 2012년 26,831건, 2013년 36,099건, 2014년 45,096건으로 매년 1만여 건씩 증가하였다. 또한 지난 3년간 (2012~2014년) 조정처리가 완료된 1,215건 중에서 합의 또는 조정이 성립된 948건의 총 성립액은 약 71억9,394만 원이었고, 건당 평균 성립금액은 약 759만 원으로 보고되었다. 한편 2009년 사법연감에 따르면, 의료소송청구 건은 연간 894건이고, 의료분쟁해결 기간은 1심에서 평균 2.6년, 항소심에서 평균 1.3년이 소요된 것으로 보고되었다.

그 밖의 의료사고로 인한 부정적인 요인은 무형의 손실로 병원신뢰 및 이미지 손상, 의료진의 심리적 위축에 따른 방어 진료 등이 증가하게 되었다. 이 손실을 회복하려면, 20~50배의 추가 매출 수입이 필요하게 되며, 이는 곧 일반적인 진료 수익률의 2~5%에 해당하는 수치이다.

따라서 의료분쟁예방 및 환자안전관리 활동의 목적은 환자에게 나타날 수 있는 손상 가능성을 조기에 발견하고 환자안전을 위협하는 요인을 사전에 제거하여 안전한 진료를 받을 수 있는 시스템을 구축하는 것이 무엇보다 중요하다. 아울러 과학적인 환자안전시스템을 구축하고 의료기관과 의료종사자는 환자안전 문화가 형성될 수 있도록 힘써야 할 것이다.

5. 위험과 관련된 개념 비교

(1) 의료사고(medical accident)

의료서비스를 제공 받음에 있어서 발생하는 예상하지 못한 악의 결과로 그 자체가 가치중립적인 단계이다. 의료사고 피해구제 및 의료분쟁 조정 등에 관한 법률 제2조제1호에 의하면 '의료사고'는 '보건의료인이 환자에 대하여 실시하는 진단, 검사, 치료, 의약품의 처방 및 조제 등의 행위(의료행위 등)로 인하여 사람의 생명·신체 및 재산에 대하여 피해가 발생한 경우'로 정의하고 있다.

의료사고는 의료행위과정 중에서 발생하는 악의 결과 이외에도 병실에서 미끄러져 부상을 입거나 기구의 결함으로 환자가 부상을 입는 등의 병원의 환자관리나 시설 관리면에서 발생하는 사고도 포함된다.

(2) 의료분쟁(medical disputes)

의료사고 등으로 잘못이 '있다 없다'를 다투는 상태로 가치개념의 개입단계이다. 의료인과 의료종사자의 행위에 의한 의료사고를 주 원인으로 한, 의료진과 환자 측의 다툼인데 의료인이 의료행위에서 업무상 요구되는 주의 의무를 게을리 하여 그 결과 환자의 증상이 악화되거나 사망하게 되었다고 환자 측에서 주장하는 것으로 시작된다.

의료사고 피해구제 및 의료분쟁 조정 등에 관한 법률 제2조에 의하면 의료사고가 발생한 때부터 의료과실이 인정될 때까지 일반적으로 불리는 용어(의료사고로 인한 다툼)로 정의하고 있다.

(3) 의료과오(medical malpractice)

법원에 대해 객관적 판명을 요구하는 단계이다. 의료과오는 소송의 진행단계이다. 의료에서 일정한 사실을 인식할 수 있었는데도 부주의로 인식하지 못한 것, 의료에서 발생한 판단 및 시술의 잘못, 잘못된 의료행위에 대하여 법적으로 비난할 수 있는 요소로 의사의 주의 의무를 위반하여 진료 등을 행하여 환자의 생명이나 신체에 좋지 못한 결과를 발생하게 한 것 등을 말한다. 이는 법률적 개념이다.

(4) 의료과실(medical negligence)

법원의 객관적 판명이 있은 이후의 단계로 손해배상금을 지급하는 단계이다. 의료과오가 있다는 것이 객관적으로 입증되었을 경우 사용되는 용어로 넓은 의미의 의료과오에 속한다.

7-2 환자 안전관리 이론

1. 시스템적 접근

(1) 개념

시스템적 접근(System Approach)이란 환자에게 가해진 상해의 이유를 의료진 개인에게 돌리기보다(Person Approach), 관련될 수 있는 여러 요인들의 상관관계를 함께 고려하여 분석하는 과학적 접근법이다. 이는 현대적 환자안전의 기본적 개념이 된다.

시스템적 접근방식의 전제는 "사람은 실수를 할 수 밖에 없다"라는 대전제에서 시작된다. 따라서 환자 안전관리 향상도 중요하지만, 그보다 과학적인 방법으로 대처하여 실수를 하더라도 그 실수가 사고로 연결되지 않도록 시스템을 구축하는 것이다.

(2) 스위스치즈모델(Swiss Cheese Model)

1997년 James Reason은 한 건의 사고가 발생하기 위해서는 여러 가지의 결함이 동시에 존재해야 한다는 것을 여러 개의 구멍이 뚫린 스위스치즈 모양으로 설명하고 있다. 스위스치즈모델은 심리학적 측면에서 인간이 실수를 범할 수 있는 요인에 대한 시스템적 접근방법을 제시한 유용한 모델이다. 예를 들면, 항공사고는 최종적으로 조종사의 불완전한 행동에 의해 발생하지만 그 배경에는 불완전한 행동의 전제조건(감독·조직 등)들이 하나로 연결되어 사고의 원인으로 작용하게 된다는 이론이다.

스위스치즈모델을 보건의료분야에 적용하면, 환자안전사건이 발생했을 때 의료제공자(개인)보다는 의료제공시스템(구조) 내에 숨어 있는 결함의 연속으로 인해 발생한다는 가정 하에 후자에 초점을 맞추는 것이 효과적이라는 견해이다. 보건의료시스템에서 구멍(결함)은 의료제공시스템의 다양한 수준(제도·조직·팀·개인·기술 등)에서 발생할 수 있는 오류를 말하고, 환자안전사고의 경로를 벗어나기 위해서는 조직적, 인적, 기술적 방어기전이 성공적으로 작동되어야 한다는 것이다.

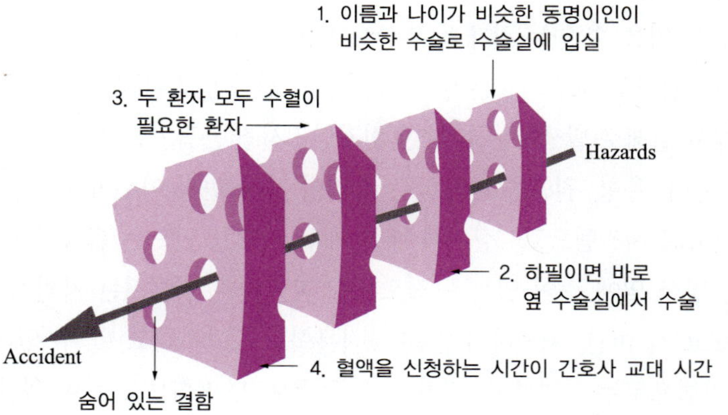

그림 7-1 Swiss cheese model

2. 환자 안전보고 시스템

(1) 개념

양질의 의료란 곧 안전한 진료를 의미한다. 환자 안전을 위해서는 의료진, 행정가, 환자 등 의료서비스와 관련된 모든 사람들이 안전한 의료 환경을 조성하고, 보장하기 위한 신뢰할 수 있는 시스템을 구축하는 것이 필수적이다.

따라서 환자 안전 시스템(patient safety system)은 환자 안전사고와 관련하여 적절한 보고 시스템을 수립하여 하나의 큰 사고가 발생하기 전에 잠재된 수많은 위험 요인을 파악하여 그 원인을 제거함으로써 사고를 미연에 방지하고자 하는 조직의 활동이다.

환자 안전사고는 질병의 자연경과와 관계없이 발생하게 되는 환자 안전을 위협하는 사건으로 위중 정도에 따라 적신호사건, 위해사건, 근접오류 등으로 나뉜다. 환자 안전사고의 종류로는 병원 내에서의 환자에게 발생할 수 있는 모든 위험사항이 될 수 있다. 즉 낙상, 잘못된 환자 위치, 시술, 수술, 자살 투약 사고, 수혈 등을 포함한다.

(2) 하인리히 법칙(Heinrich's Law)

1931년 H. W. Heinrich에 의해 제시된 이론이다. 일명 '1:29:300법칙' 또는 '빙산의 일각법칙' 이라 한다. 대형사고가 발생하기 전에 그와 관련된 수많은 경미한 사고와 징후들이 반드시 존재한다는 것을 밝힌 법칙이다. 산업재해가 발생하여 중상자가 1명 나오면 그 전에 같은 원인으로 발생한 경상자가 29명, 같은 원인으로 부상을 입을 수 있는 잠재적 부상자가 300명이 있었다는 법칙이다.

하인리히 법칙을 보건의료분야에 적용하면, 환자 안전관리를 위해서는 의료제공 현장에서 실제로 발생하는 다양한 환자안전사건(근접오류, 위해사건, 적신호사건 등)의 사례, 유형, 원인을 파악하는 작업이 가장 먼저 이루어져야 한다. 이것이 환자 안전보고 시스템으로 '실패에 대한 개선 기회를 만드는 활동' 이라 할 수 있다. 특히, 빙산 밑에 숨어 있는 근접오류를 파악하기 위해서는 자발적 보고문화, 자발적 보고 시 비난, 처벌하지 않는 조직문화도 중요하다고 할 수 있다. 이에 따른 보고 방법으로는 서면보고, 전산보고, 구두보고, 전화보고 등이 있다.

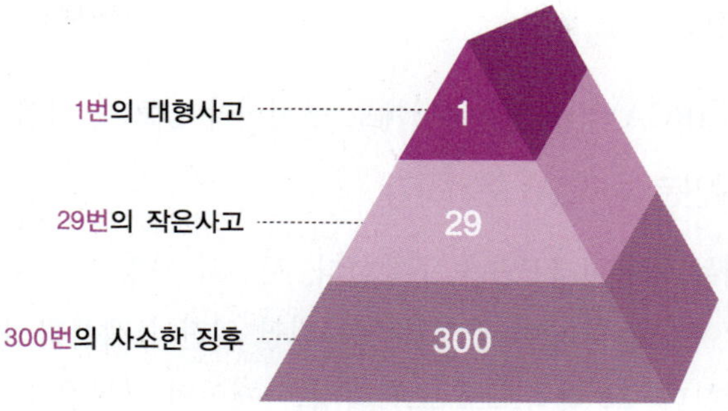
1번의 대형사고
29번의 작은사고
300번의 사소한 징후
1
29
300

그림 7-2 Heinrich's Law

7-3 환자 안전관리의 방법론

1. 근본원인분석(RCA, Root Cause Analysis)

(1) 개념

근본원인분석은 Jens Rasmussen의 오류에 대한 시스템적, 환경적, 인간적 측면을 다루는 방법과 James Reason의 인간적 요인의 역학과 오류로 이어지는 잠재적 요건을 이해하는 노력에 의해서 발전되었는데, 1999년 미국 NCPS(National Center for Patient Safety, 국가환자안전센터)에서 위의 두 학자이 이론을 통합하여 제시하였다.

어떤 문제나 사건과 직접적으로 관련된 근접 원인에 기여한 시스템이나 프로세스 상의 원인으로 찾아내 유사한 문제나 사건의 재발을 예방하는 개선방안을 마련하는 것이다. NCPS의 핵심을 이루는 RCA의 표적은 누가(Who)했나? 가 아니라, 무슨(What)사고가 발생했나? 왜(Why) 발생했나? 재발방지를 위해 무엇을(What) 하나?의 What와 Why를 찾아내는 일이다.

의료기관에서 오류, 사고, 그리고 근접 오류는 사망이나 영구적인 손상과 같은 심각한 결과를 일으킬 수 있다. 하지만, 그것들은 여러 가지 요인들이 작용하여 발생한다. 근본원인분석(RCA)은 오류가 발생할 수 있는 시스템의 잠재적인 취약점, 원인을 변화시키거나 수정하여 동일한 상황의 재발이 되지 않도록 도와주게 된다. 즉, 근본적인 원인을 알고 이해함으로써 보다 나은 예방대책을 강구할 수 있기 때문이다.

(2) 분석과정

근본적인 분석(RCA)의 과정은 4단계로 구성되어 있으며, 다음과 같다.

1단계 : 근본원인분석(RCA) 준비하기

준비단계에서는 적절한 TF팀을 구성한다. 사건과 가장 가까운 일선 직원이 내용 전문가로 참여하여 다양한 관점과 전문적인 의견이 제시될 수 있도록 다학제적인 팀을 구성한다. 그 다음으로 조사과정은 개인의 잘못을 따지기보다 시스템 및 프로세스의 문제점을 발견하도록 노력하는 것이다. 그리고 조사계획을 수립하게 된다. 이 때 관찰, 인터뷰, 물리적 증거(장비·기구) 확보, 기록 확인 등이 조사내용에 포함되어야 할 사항들이다.

① 사건 발생 직전의 상황은 어떠했는가?
② 사건 이전 또는 사건이 어떤 과정으로 진행되었는가?
③ 누가 현장에 있었으며 관련되는가?
④ 사건이 발생한 것을 어떻게 알게 되었는가?
⑤ 사건 발생 시 어떻게 대처하였는가?
⑥ 이 사건과 관련된 다른 절차나 과정은 무엇인가?
⑦ 이 사건의 원인으로 생각되는 일은 무엇인가?
⑧ 향후 이러한 사건을 예방하기 위해 필요한 것은 무엇이며 어떻게 해야 하겠는가?

2단계 : 근접원인 찾기

1단계 조사내용을 바탕으로 사건내용을 확인한다. 사건을 문장으로 기술하고 언제 어디에서 일어났는지, 분석되어야 할 서비스가 무엇인지 등을 기술한다. 프로세스와 관련된 기여요인을 찾는다. '왜' 라는 질문을 통해 사건과 직접적으로 관련된 근접원인 또는 직접원인(direct or proximate cause)을 확인한다. 이때 흐름도(flow chart)를 이용하여 사건과 관련된 프로세스를 기술하여 사건 발생에 기여한 프로세스상의 문제를 확인한다.

이 때 다른 기여요인을 함께 확인한다. 즉 결과와 관련이 있는 인적 요인, 결과에 영향을 미친 장비요인, 결과에 직접적으로 영향을 미친 환경요인, 그 밖에 기여요인 등을 확인한다. 근접원인에 대한 추가 자료를 수집하고 평가한다. 객관적인 기준이 없거나 제시된 근접원인에 대한 더 많은 정보가 필요한 경우에 추가 자료를 수집하게 된다. 발견된 근접원인에 대해 신속하고 즉각적인 대안이 필요한 경우에는 우선적으로 개선활동을 계획하고 실행한다.

3단계 : 근본원인 찾기

2단계에서 발견한 근접원인에 대해 '왜'라는 질문을 반복하여 근접원인 내에 잠재된 모든 요인을 발견하는 단계이다. 시스템 내에서 일어날 수 있는 근본원인 목록을 통해 검증이 이루어진다.

다음 3가지 질문에 대해 '예'라는 답이 나온다면 근본원인으로 확정한다.

① 그 원인이 없었다면 그 문제는 일어나지 않았다.

② 그 원인을 수정하거나 없앴다면 동일한 요인으로 문제가 재발하지 않는다.

③ 그 원인을 수정하거나 없앴다면 비슷한 상황이 재발되지 않는다.

표 7-1 근본원인

관련 시스템	일어날 수 있는 근본원인
인적 자원	직원의 자질 : 정의, 증명, 검토과정 교육/훈련과정 : 교육내용의 타당성, 수료관리 직원역량, 감독, 직원배치수준, 업무량 정도
정보관리	정보의 이용 가능성, 정확성, 명료성 관련 직원 사이의 정보전달과정(의사소통과정) 등
환경관리	물리적 환경의 적절성(조명 · 온도 · 소음 · 공간디자인) 등 위험요인을 구분할 수 있는 시스템(질 관리 활동, 응급 또는 오류상황시 대응 절차)
리더십/ 의사소통	위험감소를 위한 조직문화, 위험에 대한 의사소통의 장애요인 의사소통 : 의사소통방법, 내용의 적합성, 이해, 적시성 경영정책

4단계 : 개선활동 계획, 실행 및 평가하기

4단계에서는 우선적으로 위험감소전략의 탐색 및 개선활동을 개발한다. 개인에 대한 접근보다 시스템적 접근방법에 따라 관련문헌을 확인 및 다른 기관의 프로세스를 벤치마킹하여 개선전략을 설계한다.

시스템 설계 시에 고려사항은 다음의 3가지가 있다.

① 오류가 발생하지 않도록 설계하기

② 오류가 발생하더라도 빨리 발견하여 환자에게 위해가 가지 않도록 하기

③ 환자에게 위해가 가더라도 그 위험의 심각성을 줄일 수 있도록 하는 방안 모색하기

그 다음으로 제안된 개선활동 평가가 수행된다. 개선활동의 평가는 적용 가능한지, 장기적인 해결책인지, 다른 문제를 발생시키지는 않는지, 비용 등을 고려하

여 우선순위를 선정하여 수행한다.

개선활동 설계 및 효과측정방법을 개발할 때는 제안된 개선활동이 언제, 어떻게, 누가, 어디서 시행할 것인지를 구체적으로 설계한다. 이때, 개선효과를 평가할 수 있는 지표도 함께 제시하여야 한다.

개선활동을 계획, 실행 및 평가, 그리고 결과의 전파는 개선목표 및 계획이 정해진 후, PDCA Cycle에 따라 수행된다. PDCA Cycle은 ① 설계된 계획(Plan)을 ② 개선활동에 적용하고(Do) ③ 개선효과 평가 및 검토과정을 거쳐(Check) ④ 필요한 경우에 재설계하여 다시 적용(Act)하는 4단계로 구성이 되며, 이는 지속적 개선을 포함한다.

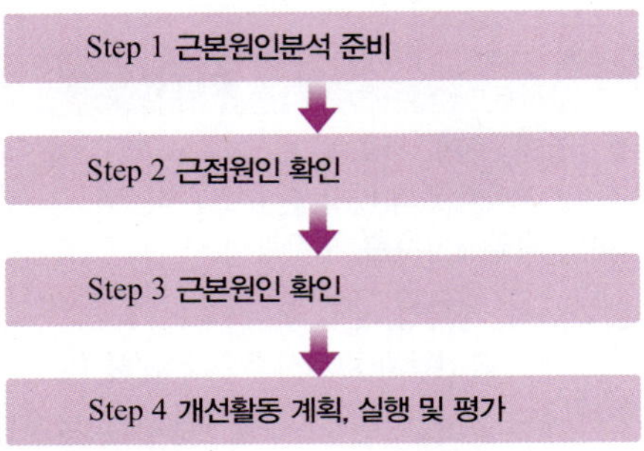

그림 7-3 근본원인분석(RCA) 단계

2. 오류유형 및 영향분석 (FMEA: Failure Mode and Effect Analysis)

(1) 개 념

프로세스 내에서 발생할 수 있는 모든 사건유형을 찾아 그 원인 및 영향을 분석하여 우선 순위화하고 개선계획을 실행하여 실행결과를 측정하는 것이다.

이때 다음의 사항을 확인한다.

① 진료과정, 장비, 업무 프로세스 내에서 발생 가능한 오류유형 확인(Check of Failure Mode)

② 각각의 오류에 따른 영향(Effect)과 결과를 사정하고 분석(Analysis)

③ 프로세스 내에서 가장 변화가 필요한 부분을 확인 (Risk Priority or Criticality)

(2) 분석과정

오류유형 및 영향분석의 과정은 8단계로 구성되어 있으며, 다음과 같다.

1단계 : 고 위험 프로세스 선정 및 팀 구성

고 위험 프로세스를 선정한다. 일반적으로 브레인스토밍을 통해 개선이 필요한 몇 가지 프로세스를 선정하게 된다. 발생 가능성, 심각성 정도, 발견 가능성 등 우선순위 기준에 따라 주제선정(의료 질 관리 자료, 고객민원사례, 환자안전보고 데이터, 외부기관 권고사항 등의 자료 참고)을 한다.

이때 TF팀이 구성되고 역할은 다음과 같다.

① 리더 : FMEA 사용에 대한 지식, 관심, 기술을 보유한 사람

② 촉진자 : 팀을 가이드하고 팀 구성원이 각 단계를 완수하도록 돕는 사람

③ 프로세스 전문가 : 해당 프로세스를 잘 아는 사람

④ 특수부서 대표자 : 프로세스 변화에 직간접적으로 영향을 받는 영역의 대표

2단계 : 프로세스 검토 및 도식화

프로세스는 가능한 한 세밀하고 효과적으로 도식화(흐름도 이용)한다. 해당 프로세스 내에 어떤 문제가 있고 관련 변수가 무엇인지를 확인하기 위해서 프로세스를 검토한다. 프로세스에 투입되는 인력구조, 업무능력 등 프로세스의 구성 요소도 함께 검토하게 된다.

3단계 : 가능한 오류유형 및 영향 확인

발생 가능한 오류유형을 확인한다. 오류유형(Failure Mode)이란 각 프로세스 단계의 실패로 나타나는 오류의 방식이나 형태를 말한다. 프로세스에 영향을 줄 수 있는 가능한 오류유형과 그 오류로 인한 효과를 확인하는 과정으로 이 때 브레인스토밍을 이용한다. 프로세스 내의 위험지점(risk point)을 확인하여 유용한 오류유형을 리스트로 산출한다. 이때 가시적 결함(active failure)과 잠재적 결함(latent failure)을 모두 고려해야 한다. 전자는 사람과 시스템 간에 직접적인 상호작용 중에 발생하는 오류로 의료제공자 요인이다. 후자는 잠재적이고 드러나지 않을 수 있는 오류로 자원·교육훈련·시스템설계 등이 요인이다.

오류유형의 영향 확인은 실제로 발생가능한 문제를 FMEA Worksheet를 이용하여 기록한다.

4단계 : 오류유형 우선순위 설정

아래 3가지 요소에 따라 각 오류유형의 치명도(criticality)를 결정하고 우선 순위화한다.

① 오류유형의 발생 가능성(probability of occurrence)
② 오류유형의 발견 가능성(detachability)
③ 오류유형으로 인한 영향의 심각성(severity)

RN(risk priority number) 또는 CI(criticality index)
= 심각성(severity) × 발생 가능성(Probability of occurrence)
× 발견 가능성(detachability)

5단계 : 오류유형 근본원인 확인

각 오류유형의 근본원인분석(RCA)을 수행한다.

6단계 : 프로세스 재설계

프로세스 재설계시 3가지 고려사항은 다음과 같다.

① 사건이 일어나는 것을 예방하는 것(발생 가능성 감소)
② 사건이 개인에게 도달하는 것을 예방하는 것(발견 가능성 증가)
③ 사건이 발생한다면 개인을 보호하는 것(영향의 심각성 감소)

이 때 효과적인 교육 및 훈련과정을 반드시 포함하여야 한다. 시스템적 접근으로 오류를 관리하는 원칙과 팀워크를 접목시켜야 한다.

7단계 : 새로운 프로세스 분석 및 검토

새로운 오류의 발생 가능성, 발견 가능성, 심각성 등을 고려하여 재설계된 프로세스에 대한 검토를 실시한다. 새로운 프로세스는 시범적용을 통해 위험성을 재평가하는 방법이다.

8단계 : 실행 및 모니터링

새로운 프로세스에 대한 검토가 성공적으로 완료되면 확대 적용 및 모니터링이 수행된다. 이때, 기존 프로세스와 새로운 프로세스의 차이점을 업무 수행의 구성원들에게 알리는 작업이 필요하다.

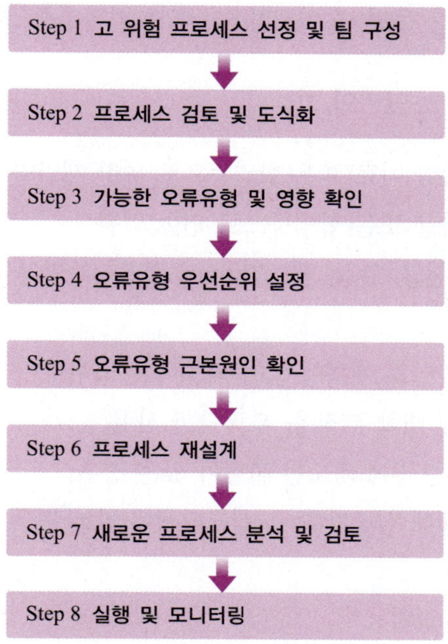

그림 7-4 오류유형 및 영향분석 단계

7-4 위험관리(RM)의 시행과정

위험관리 프로그램에서는 잠재적인 위험을 발견해 내는 것이 필수적이며, 손실관리 프로그램이 효과적으로 수행되기 위해서는 손실을 발생시키는 사건을 적절히 대응하는 능력이 절대적으로 필요하다. 이러한 활동을 체계적으로 수행하기 위하여 다음과 같은 시행과정으로 위험관리 활동이 진행되게 된다.

1. 위험요인 확인(Risk Identification)

위험요인의 확인은 사건보고서, 의료소송 내용, 병원에서의 비용 손실을 경험했던 내용, 보도자료 등을 참고하여 확인할 수 있다. 의료기관 내에서 발생하는 문제를 발생 즉시 확인하고 이로 인한 손해 또는 손상에 대하여 적절한 조치를 취할 수 있도록 하기 위해서는 문제를 보고하는 체계를 갖추어야 한다.

의료기관의 위험요인을 확인하기 위한 체계에는, 내부적으로 얻을 수 있는 자료는 사고보고서(Incidental Report) 및 문제 사례선별(Generic Screening), 환자의 불평 및 불만, 모니터링 지표 자료(사망률, 재입원율 등) 등이 해당된다. 외부적

자료는 심사결과로 예를 들면, 병원신임평가, 의료기관인증조사 자료 등이 있다.

(1) 특정상황 발생 스크린의 기준

① 저번 입원의 부족한 치료 혹은 합병증으로 위한 재입원
② 외래 치료의 부작용 또는 합병증으로 인한 입원
③ 절차 중 기관의 천공, 열상, 찢어짐(tear) 혹은 그 외의 손상(Injury)을 받은 경우
④ 수술실 혹은 분만실로 계획에 없이 되돌아온 경우
⑤ 약물 혹은 수혈에 대한 부작용, 부적당한 사용
⑥ 수술/분만 중 혹은 후에 과도한 출혈이 있는 경우
⑦ 수술 48시간 이내에 심정지 혹은 심근경색이 있는 경우
⑧ 병원감염
⑨ 심정지 또는 호흡정지
⑩ 환자사고(원내)
⑪ 사망
⑫ 기타 위험상황

(2) 사고보고서(Incident report)

사고보고서는 잠재적 또는 실제 손실이 있는 부분이 확인되어야 한다. 사고관리에서는 기관에 책임이 돌아올 수 있는 문제와 어떤 사고로 인하여 그 기관에 돌아오는 경제적 영향 등을 파악해야 한다.

사고보고서는 사고를 목격했거나 증인이 될 수 있는 직원, 사고 발견자 또는 사고발생에 관하여 직접적으로 알고 있는 사람 등이 보고서를 작성한다.

check point

사고보고서 해당사항

- 병상에서 추락
- 미끄러짐
- 자의퇴원
- 탈원
- 도난
- 자살
- 자살기도
- 사고사
- 살인
- 자해
- 폭행
- 환자들의 싸움
- 사고로 인한 손상
- 약의 부작용
- 투약착오
- 약의 남용
- 약의 과용
- 재산상의 손상
- 화재(사고/고의)
- 장비불량으로 인한 손상

환자안전사고 근본원인 분석 보고서

보고일			보고자		
단 계	항 목	내 용			비 고
1단계 (문제확인)	발생일시				
	발생장소				
	문제요약				
2단계 (원인분석)					
3단계 (관련요인분석)					
4단계 (개선활동)					
5단계 (사고처리방법 및 모니터링계획)					

그림 7-5 사고보고서 양식 1

낙상보고서

일 시 : 20 년 월 일 부 서 : 보고자 : (인)

낙상 발생 내용
1. 발생일시 : 20 년 월 일 시 분
2. 발견자 : □ 간호사 □ 보호자 □ 간병인 □ 기타( )
3. 낙상유형 □ 침대에서 □ 의료장비에서 □ 의자에서 □ 보행시 □ 기타( )
4. 낙상장소 □ 병실 □ 화장실 □ 샤워실 □ 복도 □ 계단 □ 검사실 □ 기타( )
5. 낙상시 안전관리 – Side rail고정 : □ 유 □ 무 – Restraints : □ 유 □ 무
간호 사정 및 활동
1. 낙상시 활력 징후 및 의식상태
2. 낙상 발생 경위를 간략하게 기록
3. 낙상시 신체적 손상(부위나 정도 기재)
4. 의사에게 보고 – 보고받은 의사명 : – 보고시간 : 20 년 월 일 시 분 – 의사의 환자상태 확인 시간 : 20 년 월 일 시 분 – 검사(단순 X-ray포함) :
5. 치료내용
낙상결과 (QI실 기재사항)
□ 손실없음 □ 환자의 신체적 손상 □ 환자의 경제적 손실 □ 병원의 경제적 손실

그림 7-6 사고보고서 양식 2

(3) 위험관련 자료 모니터링 체계

위험관리의 첫 단계에 필요한 위험을 확인하기 위해서는 반드시 필요한 것이 직접보고시스템을 구축하는 것이다. 아울러 의료기관 내에서 발생하거나 생성된 각종 사례와 지표들을 해당 위원회에서 모니터링 할 수 있도록 포괄적으로 자료를 취합할 수 있는 다음과 같은 시스템을 갖추도록 한다. 다음은 OECD에서 제시하는 안전관련 자료 모니터링 체계이다.

1) 환자 안전보고 체계

근접오류, 위해사건, 적신호사건 등을 포함하는 환자 안전사고를 정의하고 사건의 심각성 수위에 따라 보고의 강제성이나 자발적 보고 형태를 규정하고 보고시간의 제한 규정을 두고 있다.

① 근접오류(아차 사고, near miss)

환자에게 위해를 끼칠 수 있었으나 사고 발생 전 발견되어 환자에게 위해가 가지 않은 사건으로, 우연히 발견되어 실제로는 발생되지 않은 프로세스 오류 등을 말한다. 근접오류는 익명성을 보장하기 위하여 이름과 부서명 등을 명기하지 않을 수도 있다. 부서장 또는 QI담당자에게 7일 이내에 보고한다.

② 위해사건(adverse event)

환자 및 가족, 방문객에게 제공되는 의료서비스 제공 과정 중에 계획된 서비스 제공이 정확하게 수행되지 않거나 또는 예기치 않게 사고가 발생하여 신체적·정신적 상해가 발생하거나 부작용이 발생한 사건을 말한다. 위해사건 발생 부서 직원은 환자에 대한 응급처치 후 부서장을 통하여 사건발생 3일 이내에 보고서를 작성하여 보고한다.

③ 적신호 사건(sentinel event)

위해사건 중 환자의 기저질환 및 질병으로 인한 증상과 관계없이 진료과정에서 발생한 환자의 사망, 영구적 손상(사지절단 및 마비 또는 주요기관의 기능상실)을 동반한 심각한 신체적·정신적 손상과 그로 인하여 예기치 않게 발생한 사건을 말한다. 이때 유선보고는 공휴일포함 24시간 이내에 보고가 이루어져야 한다.

check point

환자안전법 (제정 2015. 1.28) [시행 2016. 7. 29]

① 이 법은 환자 안전에 필요한 사항을 규정함으로써 환자의 보호 및 의료 질 향상에 이바지함을 목적으로 함(제1조).

② 보건복지부장관은 환자안전종합계획을 5년마다 수립·시행하도록 하고, 환자 안전에 관한 사항을 심의하기 위하여 국가환자안전위원회를 두도록 함(제7조 및 제8조).

③ 일정 규모 이상의 병원급 의료기관은 환자 안전을 위하여 환자안전위원회를 설치·운영하고, 환자안전 전담인력을 두도록 함(제11조 및 제12조).

④ 환자 안전사고를 발생시켰거나 발생한 사실을 알게 된 보건의료인 및 환자 등은 그 사실을 자율적으로 보고할 수 있고, 이에 대한 조사·연구 및 공유에 필요한 환자 안전사고 보고·학습시스템을 구축·운영하도록 함(제14조, 제16조).

2) 직원 안전보고 체계

주사침 자상이나 화상, 위험물질에 의한 노출, 직원의 낙상이나 환자, 보호자 및 직원들 간의 폭행 등 직원안전과 관련된 사건사고 발생 시 1차적 대처와 처리 과정 및 보고체계를 말한다.

3) 질 지표 모니터링 체계

병원차원에서 관리하는 지표관리체계에서 생산될 수 있는 예기치 않은 사망, 계획에 없던 재입원 등 진료의 질과 관련되는 지표 관련 정보접근활용체계를 말한다.

4) 분쟁사례 검토 체계

의학적 오류 등과 관련된 분쟁사례를 검토하는 체계를 말한다. 이는 의료기관 내 위험관리위원회 기능으로 규정하고 있다.

5) 환자의 불평 및 불만

여러 경로를 통해 취합된 환자의 불평, 불만에 대하여 보고하는 체계를 말한다. 정부는 의료사고 피해 규제 및 의료분쟁 조정 등을 위하여 한국의료분쟁조정중재원을 설립하고, 산하에 의료분쟁조정위원회, 의료사고 감정단을 두었다.

표 7-2 환자 안전관련 개념

개념	영어	정의	자료원
환자안전	patient safety	의료제공 과정에서의 오류의 예방과 오류로 인하여 환자에게 발생하는 손상의 제거 또는 완화	National Patient Safety Foundation(2003)
		의료와 관련된 불필요한 위해의 위험을 허용되는 최소한으로 낮추는 것	WHO(2009)
환자안전 사건	patient safety incident	환자에게 불필요한 위해를 주었거나 줄 수 있었던 사건이나 상황	WHO(2009)
건강관리 관련위해	healthcare associated harm	기저 질환이나 손상 때문이 아니라 의료 제공 과정의 계획이나 처치에서 기인하거나 이와 관련되어 발생한 위해	WHO(2009)
의료오류	medical error	의료제공 과정에서 계획된 활동을 의도한 대로 성취하지 못했거나 목표 달성을 위한 계획이 잘못 수립된 경우로, 환자에게 위해를 입혔거나 입히지 않은 결과를 모두 포함	Institute of Medicine(2000)
위해사건	adberse event (harmful enent)	환자가 현재 앓고 있는 질환에 의해서라기보다는 건강관리로 인한 손상	Institute of Medicine(2000)
		환자에게 위해를 유발한 사건	WHO(2009)
오류	error	계획된 활동을 의도대로 수행하지 못함 또는 잘못된 계획의 적용	WHO(2009)
위해	harm	신체의 기능 또는 구조의 장애나 이로부터 발생한 모든 해로운 효과. 위해는 질병, 손상, 고통, 장애, 사망을 모두 포함	WHO(2009)
근접오류	near miss (close call)	위해를 끼치지 않는 사건	WHO(2009)
적신호 사건	sentinel event	사망 혹은 심각한 신체적이나 정신적 손상을 동반하거나 그러한 위험을 동반한 기대하지 않은 사건	JCAHO(2005)
의료과오 (의료 과실)	medical malpractice (negligence)	현재의 표준 진료에 충실하지 못하여 환자에게 손상을 유발하는 과실로, 사회적이고 법적인 판단이 필요하기 때문에 사례에 대한 판단이 지역마다 다름	JCAHO(1998)
이상반응	adverse reaction	올바른 과정으로 진행된 정당한 처치로부터 발생한 예상하지 못한 위해	WHO(2009)
부작용	side effect	약물의 약리학적 특성으로, 주된 효과 이외에 부수적으로 발생하는 알려진 효과	WHO(2009)

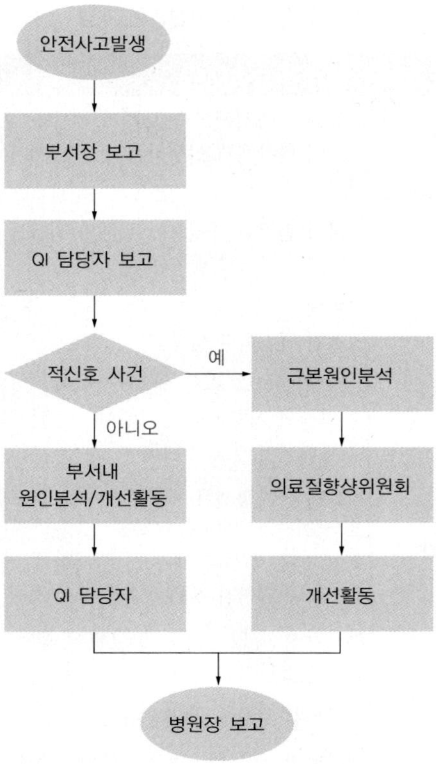

그림 7-7 사고발생 처리 절차 흐름도 예시

2. 위험의 평가(Risk Assessment)

위험평가는 일종의 평가 과정으로 발생 문제의 유형, 발생 빈도 및 추이, 손실 비용 및 예상되는 상황을 통합하여 평가하는 것이다. 포괄적인 분석을 위해서는 위험에 관련된 이러한 정보를 통합하는 것이 필수적이다.

3. 원인분석(Cause Analysis)

문제와 관련된 인적 자원, 시스템(과정, 장비 환경, 의사소통) 등 모든 관련요인을 중심으로 근본원인을 분석한다. 적신호사건의 경우는, 특히 문제를 발생시킨 가장 근본적인 원인분석이 반드시 필요하다. 현재 손상은 없으나 위험이 내포된 문제는 유형과 추이를 살피고 필요시 실패유형 및 결과분석을 시행한다. 이를 토대로 하여 각 상황에 가장 적절한 개선방안을 강구한다.

4. 위험의 관리 및 개선활동 (Risk Manegement & Improvement Activities)

발생된 위험상황에 대하여 광범위한 전략을 가지고 해결하는 것이 바람직하다. 이 단계에서는 상급관리자를 팀에 참여시켜 가장 심각한 위험 상황을 검토하고 각 상황에 가장 알맞은 통제방법과 적절한 자금지원 방안을 확보할 수 있도록 한다.

개선활동 전략으로는 재정적 지원, 장비지원, 인력 재배치, 전산프로그램 수정, 보완 및 개발, 프로세스 수정, 직원교육 등이 해당된다.

이 과정을 통하여 모든 위험을 완전히 제거할 수는 없지만, 문제검토, 원인분석, 개선방안 마련 및 적용을 통하여 위험을 관리할 수 있다.

5. 위험관리 활동의 평가 (Evaluation of Risk Menagment Activities)

개선안 적용 후 위험관리 활동의 효과를 주기적으로 평가하며, 새로운 전략 또는 특정한 손실에 대하여서는 좀 더 자주 모니터링해야 한다.

7-5 병원감염

1. 병원감염의 정의

병원감염이란 입원 이전에 감염되지 않았던 사람이 입원 후 병원 환경에서 병원성 미생물에 폭로되어 발생하거나 이미 가지고 있던 내인성 미생물에 의해 발생된 감염증을 의미하며, 일반적으로 입원 후 48-72시간 이후에 발생하는 감염을 말한다. 입원 당시에 잠복상태가 불분명한 경우는 일단 병원감염으로 간주하며, 입원 당시 이미 나타난 감염이라도 과거 입원과 연관이 있으면 병원감염으로 간주한다. 병원에서 획득한 감염이란 뜻에서 'Hospital Acquired Infection' 혹은 'Nosocomial Infection' 이라고 일반적으로 통칭한다.

2. 감염관리의 중요성

현대 의료 환경은 새로운 항생제 개발과 각종 소독제의 사용, 장갑과 가운 등의 보호장구의 착용이 강화되었음에도 불구하고 항암요법의 발달, 면역억제제 시용의 증가로 인한 면역기능저하 환자의 증가, 침습적 시술의 보편화, 무분별한 항생제 사용, 항균제 내성균주의 증가 등으로 인해 병원감염이 지속적으로 증가하고 있다. 국내의 경우 입원환자의 약 3.7%~15.5%에서 병원감염이 발생하는 것으로 보고되고 있다. 그래서 감염관리는 의료의 질 측면, 경제적 손실 측면 등에서 매우 중요한 사안이라 할 수 있다.

우선 의료의 질 저하 측면에서는 병원감염으로 인해 유병률의 증가, 치료의 지연 및 심한 경우 환자의 사망까지 발생할 수 있으며 병원감염의 유발하는 주요 원인균들이 항생제 내성을 획득한 경우가 많으므로 이로 인한 치료의 어려움 등의 문제가 있을 수 있다.

경제적 손실 측면에서 보면 재원일수의 증가, 항생제 사용 등으로 인한 추가비용 부담이 늘어난다는 연구가 보고되고 있다.

병원감염은 의료인 혹은 의료기관의 부주의 혹은 과실로 인해 발생하는 것으로 오해되어 의료소송으로 진행되는 경우도 있다. 현대의학의 수준은 병원감염을 100% 예방하는 것은 불가능하므로 이러한 의료소송이 발생되면 의료기관의 과실이 인정되거나 병원감염을 예방하기 위한 노력을 증명하지 못하는 경우에는 이에 대한 손해 배상으로 이어지기도 한다.

따라서 병원감염의 발생은 의료인의 윤리적 문제, 관련내용의 언론보도로 인한 의료기관의 이미지 손상, 환자와의 신뢰감 저하 등 사회적 문제로 확산될 수 있으므로 의료기관의 병원감염관리는 의료의 기본이며 매우 중요하다 하겠다.

3. 병원감염 관리 체계

2002년 개정된 의료법에 의하면 조직적이고 체계적인 감염관리 조직을 구축하고 이를 효과적으로 운영하기 위해 병원장이 감염관리위원장 업무를 수행하도록 하고 있다. 이는 병원감염 예방에 필요한 적절한 조치를 취하는데 어려움이 없도록 하기 위한 법적 조치이기도 하다. 대부분의 감염관리 사업은 감염관리위원회의 토의와 의준을 거치며 감염관리실의 업무를 거쳐 수행되게 된다. 그러나 제대로 수행될 수 있기 위해서는 감염관리에 대한 교육, 상담, 병원감염 감시가 이루어져야 하고 동일한 규정에 의해 일관된 방법으로 무균시술 등 모든 절차가 이루어져야 하므로 의료기관 내 모든 부서의 의료인과 전 직원의 협조가 무엇보다 중요하다.

의료법 제47조 병원감염예방 1항에 따르면 '보건복지부령으로 정하는 일정 규모 이상의 병원급 의료기관의 장은 병원감염 예방을 위하여 감염관리위원회와 감염관리실을 설치·운영하고 보건복지부령으로 정하는 바에 따라 감염관리 업무를 수행하는 전담 인력을 두는 등 필요한 조치를 하여야 한다. 〈개정 2011. 8. 4〉' 라고 규정하고 있다.

check point

감염관리위원회 및 감염관리실의 설치 등 (의료법 시행규칙 제 43조제1항)

① 법 제47조제1항에 따라 병원(병상이 200개 이상인 경우만 해당한다) 및 종합병원으로서 중환자실을 운영하는 의료기관의 장은 병원감염 예방을 위하여 감염관리위원회(이하"위원회"라 한다)와 감염관리실을 설치·운영하여야 한다. 〈개정 2012. 8. 2〉

(1) 감염관리위원회

감염관리위원회는 병원감염의 효율적 관리를 위한 최고 의사결정 기구이며, 감염관리 프로그램을 총괄한다. 감염관리실 실무담당자로부터 감염발생 관리 대책에 대한 보고를 받고, 정책과 규정을 심의하며 결정된 정책이 원내 각 부서에 잘 전달되고 시행되도록 지원하는 것이 주 임무이다.

의료법 시행규칙 제43조에 2항에 제시된 감염위원회의 역할은 다음과 같다. 〈개정 2015. 12. 23〉

① 병원감염에 대한 대책, 연간 감염예방계획의 수립 및 시행에 관한 사항
② 감염관리요원의 선정 및 배치에 관한 사항
③ 감염병 환자 등에 처리에 관한 사항
④ 병원의 전반적인 위생관리에 관한 사항
⑤ 병원감염관리에 관한 자체 규정의 제정 및 개정에 관한 사항
⑥ 그 밖에 병원감염관리에 관한 중요한 사항

(2) 감염관리실

감염관리실은 의료법에 명시된 의료기관 내 감염관리의 핵심을 이루는 감염관리담당 상설기구이다. 보통 감염관리의사와 감염관리 전문간호사가 중심이 되고 이들의 활동을 뒷받침할 인원 등으로 구성된다.

의료법 시행규칙 제43조에 3항에 제시된 감염관리실 업무는 다음과 같다〈신설 2012. 8. 2〉.

① 병원감염의 발생 감시
② 병원감염관리 실적의 분석 및 평가
③ 직원의 감염관리교육 및 감염과 관련된 직원의 건강관리에 관한 사항
④ 그 밖에 감염관리에 필요한 사항

7-6 의료분쟁

1. 의료분쟁의 원인

의료분쟁은 환자가 병원에서 진료를 받는 과정에서 의료인, 약사, 물리치료사 등의 과실 또는 병원관리상의 하자 등으로 손해를 보게 되었다고 주장하는 과정에서 일어나는 의료와 관련된 사람 내지는 의료기관과 환자 간의 다툼이다. 즉, 의료행위로 인하여 생기는 분쟁으로 의료사고의 발생, 의료분쟁의 원인은 책임소재를 회피한 사회현상을 의미한다.

오늘날 이러한 의료분쟁이 발생하게 되는 원인을 살펴보면 다음과 같다.

① 인체에 대한 침습적인 의료행위가 증가하고 있기 때문이다.
② 의료소비자들이 의료에 대한 권리의식이 증대되었기 때문이다.
③ 의료의 전문화와 대형화에 따른 의사와 환자간의 관계가 탈개인화가 증가되기 때문이다.
④ 사회적으로 보상이나 배상제도 부재 때문이다.
⑤ 의료사고와 의료과실의 혼동이 분쟁으로 야기되기 때문이다.
⑥ 의사와 환자 간의 신뢰감이 감소되고 불신감은 증가되었기 때문이다.
⑦ 의료 환경의 문제로 환자들이 양질의 의료서비스를 받는 데 제약이 따르기 때문이다. 예를 들면, 우리나라 건강보험제도는 의료서비스의 접근성을 중심으로 설계된 저보험료, 저급여, 저수가로 구성되어 양질의 의료서비스에 한계가 있다. 환자들은 많은 대기 시간에도 불구하고 충분한 진료시간을 보장받지 못하는 환경 등도 여기에 해당한다.

의료분쟁 또는 의료과오 소송이 증가하고 있는 이유를 의료공급자, 소비자 그리고 제도적 요인으로 나누어 살펴보면 다음과 같이 분석된다.

(1) 의료 공급자측 요인

① 전 국민 의료보험제도 실시로 인해 의료수요가 증가되었다.
② 의료기관이 대형화됨에 따라 영리추구를 우선시하게 된 반면, 그에 따른 위험관리 대책은 미흡하다.
③ 의료인과 환자 간의 관계가 비 인격화되었고 불신풍조가 확산되었다.
④ 의료인의 의료법에 대한 인식부족 등을 들 수 있다.

(2) 의료 소비자측 요인

① 환자의 의료 본질에 대한 이해가 부족하다.
② 국민의 권리의식 증대 및 의료계약 관계로의 인식이 변화되었다.
③ 의료정보의 확산으로 인한 의료사고 인지수준이 향상되었다.
④ 경제적 보상 심리의 증대 등을 꼽을 수 있다.

(3) 의료제도적 요인

① 의료사고에 대한 적절한 사회적 보상 및 배상제도가 결여되어 있다.
② 의료 소비자에 대한 적절한 의료분쟁조정 법규 및 제도의 미흡 등을 들 수 있다.

2. 의료분쟁의 해결

의료분쟁의 원만한 해결을 위해서는 다음과 같은 사항들이 우선되어야 한다.
① 환자 이익의 보호를 위해서 먼저 환자를 의료사고의 위험으로부터 보호하고, 의료사고가 발생한 때에는 환자의 피해를 최대로 전보((塡補)하여 구제한다.
② 의료진 이익의 보호를 위하여 건전한 의료의 자유를 보장하고 의료인의 명예를 보전하며 경제적 압박을 방지하여 방어 진료나 의료위축을 예방한다.
③ 사회적 손실의 예방을 위하여 의료사고의 원인이 무엇이든, 책임귀속의 주체가 누구이든 간에 의료사고로 인한 손실은 궁극적으로는 불행한 사회적 손실이므로 이를 방지한다.
④ 대결적 분쟁의 극복을 위하여 의료사고가 발생한 경우에는 당사자가 적대적 분쟁 양상으로 대결하고 않고 상호 이해와 양보 및 정의 관념으로써 문제를 평화롭게 해결할 수 있도록 한다.

3. 의료분쟁의 처리 절차

의료사고는 환자 측에서 진료결과에 대하여 불만을 제기하는데서 시작된다. 이를 인지한 직원은 즉시 관련부서{QI부서, 원무, 총무(법무)}에 보고를 한다. 담당부서에서는 의무기록 및 결과기록 등을 검토하여 주치의에게 통보하고 필요시 환자나 보호자를 면담한다. QI부서 및 관련부서에서 적정진료관련 회의를 통하여 문제점을 검토하고, 대처방안을 모색한다.

그 후 QI부서에서 처리방안을 보고하고, 총무(법무), 원무, QI부서에서는 환자 측과 원만한 협상을 한다. 합의가 이루어지면 합의금을 지급하고, 합의가 되지 않으면 소송으로 이어지게 된다. 다음으로 QI부서에서는 본 의료분쟁에 대한 처리결과를 보고하고 의료사고가 발생된 부서는 문제점을 개선하여 추후에 동일한 유형의 의료분쟁이 발생하지 않도록 한다.

민사 책임적 관점에서 통상적인 의료분쟁의 진행과정을 정리하면 다음과 같다.

① 어떤 의료행위로 인하여 예상외의 악의 결과인 의료사고(medical accident)가 발생하게 되면,

② 그것이 누구의 잘못이라는 가치개념이 개입되어 의사와 환자 사이에 의료분쟁(medical dispute)이 일어나게 된다.

③ 이때 환자측과 의사측 사이에 합의나 화해가 성립되지 않을 경우 당해 의료행위가 의사에게 요구되는 주의 의무를 다했는가 여부를 가려내고자 의료과오(medical malpractice) 소송이 제기되고,

④ 재판을 통해 최종적으로 의료과오가 있었다는 것이 객관적으로 입증될 경우 의사측의 의료과실(medical negligence)을 인정하며,

⑤ 법원이 의사측에게 손해배상책임을 부담하도록 명령을 하게 된다.

check point

의료분쟁 조정의 신청(의료사고 피해구제 및 의료분쟁 조정 등에 관한 법률 제27조)

① 의료분쟁의 당사자 또는 그 대리인은 보건복지부령으로 정하는 바에 따라 조정중재원에 분쟁의 조정을 신청할 수 있다. 〈개정 2016. 5. 29〉

② 당사자는 다음 각 호의 어느 하나에 해당하는 사람을 대리인으로 선임할 수 있다. 다만, 제4호의 경우에는 제1호에 해당하는 사람이 없거나 외국인 등 보건복지부령으로 정하는 경우에 한정한다. 〈개정 2016. 5. 29〉

- 당사자의 법정대리인, 배우자, 직계존비속 또는 형제자매

- 당사자인 법인 또는 보건의료기관의 임직원
- 변호사
- 당사자로부터 서면으로 대리권을 수여받은 자

③ 원장은 제1항에 따른 조정신청이 다음 각 호의 어느 하나에 해당하는 경우 신청을 각하한다. 다만, 조정신청이 접수되기 전에 제1호의 소(訴) 또는 제2호의 조정신청이 취하되거나 각하된 경우에는 그러하지 아니하다. 〈개정 2016. 5. 29〉

- 이미 해당 분쟁조정사항에 대하여 법원에 소(訴)가 제기된 경우
- 이미 해당 분쟁조정사항에 대하여 「소비자기본법」 제60조에 따른 소비자분쟁조정위원회에 분쟁조정이 신청된 경우
- 조정신청 자체로서 의료사고가 아닌 것이 명백한 경우

④ 원장은 조정신청을 접수하면 조정위원회와 감정단에 각각 이를 통지하고 조정신청을 한 자(이하 "신청인"이라 한다)의 상대방(이하 "피신청인"이라 한다)에게 조정신청서를 송달하여야 한다. 〈개정 2016. 5. 29〉

⑤ 위원장은 제4항에 따른 조정신청의 통지를 받은 때에는 지체없이 관할 조정부를 지정하고 해당 사건을 배당하여야 한다.

⑥ 단장은 제4항에 따른 조정신청의 통지를 받은 때에는 지체없이 관할 감정부를 지정하고 해당 사건을 배당하여야 한다.

⑦ 위원장 또는 단장은 다음 각 호의 어느 하나에 해당하는 경우 지체없이 그 사실을 원장에게 통지하여야 한다. 이 경우 원장은 조정신청을 각하한다.

- 신청인이 조사에 응하지 아니하거나 2회 이상 출석요구에 응하지 아니한 때
- 신청인이 조정신청 후에 의료사고를 이유로 「의료법」 제12조제2항을 위반하는 행위를 한때 또는 「형법」 제314조제1항에 해당하는 행위를 한 때
- 조정신청이 있은 후에 소가 제기된 때

⑧ 제4항에 따라 조정신청서를 송달받은 피신청인이 조정에 응하고자 하는 의사를 조정중재원에 통지함으로써 조정절차를 개시한다. 피신청인이 조정신청서를 송달받은 날부터 14일 이내에 조정절차에 응하고자 하는 의사를 통지하지 아니한 경우 원장은 조정신청을 각하한다.

⑨ 원장은 제8항에도 불구하고 제1항에 따른 조정신청의 대상인 의료사고가 사망 또는 다음 각 호에 해당하는 경우에는 지체 없이 조정절차를 개시하여야 한다. 이 경우 피신청인이 조정신청서를 송달받은 날을 조정절차 개시일로 본다. 〈신설 2016. 5. 29〉

- 1개월 이상의 의식불명
- 「장애인복지법」 제2조에 따른 장애등급 제1급 중 대통령령으로 정하는 경우

⑩ 제9항에 따른 조정절차가 개시된 경우 조정신청서를 송달받은 피신청인은 다음 각 호의 어느 하나에 해당하는 경우 조정절차의 개시에 대하여 송달받은 날부터 14일 이내에 위원장에게 이의신청을 할 수 있다.
〈신설 2016. 5. 29〉

- 신청인이 조정신청 전에 의료사고를 이유로 「의료법」 제12조제2항을 위반하는 행위 또는 「형법」 제314조제1항에 해당하는 행위를 한 경우
- 거짓된 사실 또는 사실관계로 조정신청을 한 것이 명백한 경우
- 그 밖에 보건복지부령으로 정하는 사유에 해당되는 경우

⑪ 위원장은 제10항에 따른 이의신청을 받은 때에는 그 이의신청일부터 7일 이내에 다음 각 호의 구분에 따른 조치를 하여야 한다.
〈신설 2016. 5. 29〉

- 이의신청이 이유 없다고 인정하는 경우 : 이의신청에 대한 기각결정을 하고 지체없이 이의신청을 한 피신청인에게 그 결과를 통지한다.
- 이유 있다고 인정하는 경우 : 그 사실을 원장에게 통지하고 원장은 그 조정신청을 각하한다.

⑫ 제7항, 제8항 또는 제11항 제2호에 따라 조정신청이 각하된 경우 원장은 지체 없이 위원장과 단장에게 이를 알려야 한다. 〈개정 2016. 5. 29〉

⑬ 제1항에 따른 분쟁의 조정신청은 다음 각 호에 해당하는 기간 내에 하여야 한다. 〈개정 2016. 5. 29〉

- 의료사고의 원인 된 행위가 종료된 날부터 10년
- 피해자나 그 법정대리인이 그 손해 및 가해자를 안 날부터 3년

⑭ 신청이인 피신청인을 잘못 지정한 것이 명백한 때에 조정부는 신청인의 신청에따라 결정으로 피신청인의 경정을 허가할 수 있다
〈개정 2016. 5. 29〉

⑮ 제14항에 따른 경정허가결정이 있는 경우 새로운 피신청인에 대한 조정 신청은 제14항의 경정신청이 있는 때에 취하된 것으로 본다. 〈개정 2016. 5. 29〉

4. 의료분쟁의 예방

의료분쟁은 환자 측에서 의료인의 진료과실을 주장하면서 이에 대한 손해배상, 처벌 및 공개사과 등을 요구하는 형태로 나타난다. 의료인은 환자에게 성실한 자세로 진료에 대하 자세하게 설명하고, 친절한 태도로 대하는 등 원만한 관계를 유지함으로써 의료분쟁을 사전에 방지할 수 있으며 문제가 발생되더라도 원만하게 해결할 수 있다.

이러한 의료분쟁을 능동적으로 대처하기 위해서는 이전에 발생한 사례를 분석하여 그 결과를 교육함으로써 의료사고를 미연에 방지할 수 있을 것이다.

다음은 **의료분쟁 예방을 위한 실무사항**이다.

① 의료인 및 모든 직원이 환자진료의 원칙을 준수하는 것이다. 바쁘다, 불편하다는 이유로 지켜지지 않는 진료의 원칙들을 반드시 지킬 수 있도록 평소에 교육이 이루어져야 한다.

② 충분한 설명과 동의가 있어야 한다. 충분한 설명과 함께 환자나 보호자로부터 받은 동의서를 포함한 충실한 의무기록은 의료분쟁 시 진료과정의 정당성을 입증할 수 있는 근거 자료가 될 수 있으며, 의료인 스스로를 보호할 수 있다.

③ 철저한 의무기록 작성이다. 의무기록은 누구나 알아볼 수 있도록 정확하게 작성되어져야 하고, 약어를 사용할 경우는 공인된 약어를 사용하고, 진료 후 즉시 빠짐없이 기입해야 한다. 잘못된 기록은 두 줄을 긋고 '착오'라 기재한 후 싸인 후 다시 기록한다. 기록에 빠진 부분은 '추가'라 표시하고 내용을 기입한다.

④ 항상 환자의 호소를 주의 깊게 듣고 추후관리를 해야 한다. 환자의 호소를 무시하거나 지속적인 추후관리가 이루어지지 않으며 의료분쟁이 발생했을 때 대응하기 어렵기 때문이다.

⑤ 필요시 즉시 보고하고 도움을 청해야 한다. 의료기관 내 정해진 절차에 의하여 검토하고 처리하기 위해서는 발생 즉시 주관부서에 신고하고 도움을 청해야 하며, 전공의들의 경우 반드시 주치의에게 보고하고 도움을 청해야 한다.

check point

'아픈 코는 그 코가 아닌데...' 좌우 바뀐 X-레이로 환자 진단

OO병원에서 엑스레이(X-ray)필름의 좌우가 바뀐 사실을 확인하지 않은 채 570여 명의 환자를 진료해 온 것으로 전해져 논란이 되고 있다.

2013년 말부터 약 4개월 동안 내원한 환자 약 570여 명의 코 엑스레이를 촬영한 뒤 좌우를 바꿔 병원 전산시스템에 올렸다.

이에 따라 약 570여 명의 환자들 중 총 123명은 한쪽 코에만 축농증 의심 소견을 보인 환자로 축농증이 있던 있는 콧구멍과는 상관없는 다른 콧구멍으로 치료를 받았다. 특히 이들 중 23명은 소아환자여서 논란이 증폭됐다.

이러한 실수를 한 직원은 시말서를 받는 것으로 징계를 마무리했고, 병원은 감독기관인 보건복지부는 물론이고 당사자인 환자들에게도 사실을 알리지 않았다.

병원 측에서는 문제가 된 환자들은 모두 약 처방으로 치료가 가능한 축농증 환자들이었기 때문에 큰 문제가 없다고 판단해서 환자들에게 알리지 않았다고 해명했다.

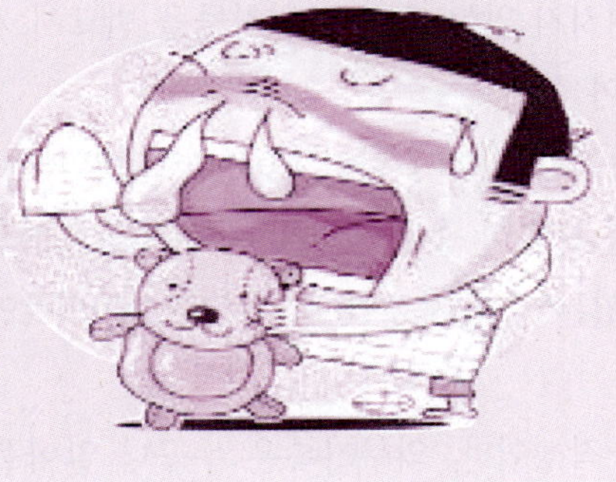

요점정리

1. 위험관리란 의료서비스 중에 발생하는 위험상황이나 사고의 결과로 빚어지는 경제적 손실로부터 의료기관을 보호하기 위한 프로그램이다.

2. 위험과 관련된 용어로 의료사고, 의료분쟁, 의료과오, 의료과실 등이 있다.

3. 환자 안전관리의 시스템적 접근은 스위스치즈모델이 있고, 환자 안전보고시스템에는 하인리히 법칙이 있다.

4. 환자안전관리 방법론에는 근본원인분석, 오류유형 및 영향분석 등이 있다.

5. 위험관리 시행과정은 위험요인 확인, 위험이 평가, 원인분석, 위험의 관리 및 개선활동, 위험관리 활동의 평가 순이다.

6. 병원감염이란 입원 이전에 감염되지 않았던 사람이 입원 후 병원 환경에서 병원성 미생물에 폭로되어 발생하거나 이미 가지고 있던 내인성 미생물에 의해 발생된 감염증을 의미하며, 일반적으로 입원 후 48~72시간 이후에 발생하는 감염을 말한다.

7. 의료분쟁이란 환자가 병원에서 진료를 받는 과정에서 의료인, 약사, 물리치료사 등의 과실 또는 병원관리상의 하자 등으로 손해를 보게 되었다고 주장하는 과정에서 일어나는 의료와 관련된 사람 내지는 의료기관과 환자 간의 다툼이다. 즉, 의료행위로 인하여 생기는 분쟁이다.

학습문제

1. 위험관리의 목적으로 옳지 못한 것은?
   ① 손실 극소화
   ② 환자 만족도 향상
   ③ 의료의 질 증진
   ④ 재정적 손해를 최소화
   ⑤ 문제점의 후유증을 감소하거나 극소화

2. 의사의 주의 의무 위반으로 환자의 생명이나 신체에 좋지 못한 결과를 발생시킨 것은?
   ① medical accident
   ② medical dispute
   ③ medical malpractice
   ④ medial negligence

3. 인간이 실수를 범할 수 있는 요인에 대한 시스템적 접근방법을 제시한 유용한 모형은?
   ① 근본원인분석
   ② 하인리히 법칙
   ③ 스위스치즈모델
   ④ 해돈 매트릭스
   ⑤ 오류유형 및 영향분석

4. 대형사고가 발생하기 전에 관련된 수많은 경미한 사고와 징후들이 존재한다는 이론은?
   ① 근본원인분석
   ② 하인리히 법칙
   ③ 스위스치즈모델
   ④ 해돈 매트릭스
   ⑤ 오류유형 및 영향분석

5. 어떤 문제나 사건과 직접적으로 관련된 근접 원인에 기여한 시스템이나 프로세스 상의 원인으로 찾아내 유사한 문제나 사건의 재발을 예방하는 개선방안을 마련하는 것은?
   ① 근본원인분석
   ② 하인리히 법칙
   ③ 스위스치즈모델
   ④ 해돈 매트릭스
   ⑤ 오류유형 및 영향분석

6. 위험관리 대상(사고보고서)으로 옳은 것은?
   ① 수면제 과다 복용
   ② 병원도착 시 사망
   ③ 합병증으로 인한 입원
   ④ 입원 후 48시간 이내 사망
   ⑤ 입원환자가 미끄러져 부상

7. 특정상황 발생 스크린의 기준이 아닌 것은?
   ① 병원감염
   ② 호흡정지
   ③ 자의퇴원
   ④ 합병증으로 인한 재입원
   ⑤ 수술 48시간 이내에 심정지 혹은 심근경색이 있는 경우

8. 환자에게 위해를 끼칠 수 있었으나 사고 발생 전 발견되어 환자에게 위해가 가지 않은 사건으로 우연히 발견되어 실제로는 발생되지 않은 프로세스 오류는?
   ① 근접오류
   ② 위해사건
   ③ 적신호 사건
   ④ 의료오류
   ⑤ 환자안전사건

9. 감염관리위원회의 역할이 아닌 것은?
   ① 위생관리
   ② 병원감염관리 규정 제정
   ③ 감염관리 교육
   ④ 감염관리 요원 선정 및 배치
   ⑤ 병원감염에 대한 대책

10. 의료분쟁의 원인으로 옳지 않은 것은?
   ① 의료사고와 의료과실의 혼동
   ② 의사와 환자 간의 의사소통 원활
   ③ 사회적으로 보상이나 배상제도 부재
   ④ 인체에 대한 침습적인 의료행위가 증가
   ⑤ 의료소비자들이 의료에 대한 권리의식이 증대

[정답] 1. ② 2. ③ 3. ③ 4. ② 5. ① 6. ⑤ 7. ③ 8. ① 9. ③ 10. ②

Chapter 8

환자만족도 관리

학습목표

1. 환자만족도의 개념에 대해 정리할 수 있다.
2. 환자만족도 영향요인과 질에 대해 이해한다.
3. 환자만족도 조사의 개념 및 필요성을 파악한다.
4. 환자만족도 조사 단계에 대해 체계적으로 정리할 수 있다.
5. 조사대상 선정의 종류를 파악한다.

8-1 정 의

오늘날 전 산업분야에 걸쳐 주목을 받고 있는 키워드는 고객만족(CS, Customer Satisfaction)이다. 이는 다시 말하면, 고객을 경영의 우선순위에 두고 있다는 것이다. 특히, 의료분야는 환자와의 관계형성이 매우 중요하므로 고객 만족은 경쟁이 심화되는 환경에서 유일한 선택일 수밖에 없게 되었다.

의료분야의 고객 만족은 환자가 서비스를 받으면서 경험하는 매우 주관적인 개념이다. 대부분의 환자는 요구, 바람이나 기대를 가지고 의료서비스를 받게 되며 의료제공자로부터 제공받는 의료서비스의 충족 정도에 따라 환자의 만족도 수준이 결정되게 된다. 그러므로 성공적인 의료제공 서비스를 수행하려면 환자를 조직운영의 중심에 두고 환자중심 의료서비스가 이루어져야 한다.

의료기관으로부터 받은 의료서비스가 환자를 만족시키지 못한다면 환자는 불만족한 의료서비스에 대해 환자와 관련된 주변사람들에게 알림으로써 더 많은 사람들이 다른 의료기관으로 이동하게 될 것이다.

환자만족도 조사는 환자들이 의료라는 상황 안에서 그들이 받은 진료에 대하여 어떻게 느끼는가를 측정하는 기초적인 수단이다. QI와 CS 조사는 의료서비스의 질을 평가하고 관리한다는 점에서 공통점이 있으며, 양질의 진료는 의료전문인의 양질의 의료행위와 밀접한 연관이 있다.

1. 환자만족도의 개념

(1) Gregory Pascoe 정의(대조모형과 동화모형)

환자 만족은 환자들이 미리 상당한 정도의 지식과 판단능력을 가지고 기대하는 부분 그리고 환자들이 알 수 없기 때문에 기대할 수 없는 부분(예: 임상경과·치료판단과 같은 서비스)의 2가지로 분류할 수 있다.

전자를 대조모형(contrast model)이라 하고, 이는 환자의 기대와 실제 경험한 것과의 차이가 만족을 결정하는데, 기대보다 더 나은 경험을 할 때 만족을 느끼게 된다는 이론이다. 후자는 동화모형(assimilation model)으로 환자가 지식이나 경험의 부족으로 완전히 이해할 수 없는 상황과 만나게 될 때 실제 경험이 기대수준을 밑돌더라도 만족하는 경향이 있다는 이론이다. 일반적으로 환자들이 임상의사에 대한 만족도를 평가할 때 높게 나타나는 이유가 여기에 있다고 볼 수 있다.

(2) Linder-Pelz 정의(가치-기대모형: value-expectation model)

환자 만족에 대한 고전적인 정의의 하나로 가치-기대모형(value-expectation model)을 들 수 있다. Linder-Pelz는 환자는 2가지 속성, 즉 의료에 대한 믿음(신념강도)과 의료에 대한 긍정적 태도(의료차원)에 따라 만족도를 평가하였다. 이처럼 Linder-Pelz는 환자 만족의 경험은 환자를 만족시킬 수 있는 다양한 요소의 여러 가지 맥락 안에서 이해하여야 한다는 것을 의미한다. 따라서 환자 만족을 측정하는 데 이용하는 10가지 요소로 접근성 또는 편리성, 자원의 활용가능성, 진료의 지속성, 의료의 효과 또는 결과, 재정, 인간적인 태도, 정보수집, 정보의 제공, 주변 환경의 쾌적함, 의료의 질 또는 능력으로 정의하였다.

(3) Lawler 정의(3가지 모형이론)

Lawler는, 대부분의 환자 만족의 정의는 다음과 같은 몇 가지 모형에 기초하고 있다고 밝혔다. 첫째, **불일치모형**(discrepancy model)으로 환자 만족은 개인적으로 바라는 것(기대하는 것, 중요한 것, 꼭 필요한 것)과 경험한 것의 불일치의 비율로 정의하고 있다.

둘째, **충족이론**(fulfillment theory)으로 환자 만족은 받기로 원하는 것과 실제로 받은 것의 차이로 정의하였다. 이것은 만족의 비율이 아니라 단순한 차이로 나타낸다는 것이다.

셋째, **형평이론**(equity theory)으로 환자 만족은 투입과 산출 사이의 균형 또는 다른 사람과 비교한 각자의 균형(형평)을 평가하는 것이다.

8-2 만족도 영향요인과 의료의 질

1. 환자만족도에 영향을 미치는 요인

① **의사** : 전문적인 영역(의료지식)과 태도문제(의사소통)를 평가한 실제 조사결과에서는 자세히 설명해 주는 의사 → 치료능력이 뛰어난 의사 → 용기와 희망을 주는 의사 → 환자의 말을 잘 들어주는 의사 → 병실회진을 자주하는 의사 → 환자가 원할 때 만날 수 있는 의사→인사를 잘 받고 환자의 인격을 무시하지 않는 의사 순으로 만족도가 높았다.

② **간호사** : 원활한 의사소통, 민첩성, 친절 등이 환자만족도에 영향을 미친다.

③ **청결** : 의료기관 내의 감염전파에 대한 최우선 방어방법으로서의 청결은 중요한 영향요인이다.

④ **병동 시설 및 환경** : 비교적 환자들이 중요하게 생각하기는 하지만, 모든 환자들이 관심을 두는 것은 아닌 것으로 병동시설과 환경은 환자만족도의 영향이 낮다.

⑤ **입퇴원절차** : 환자들은 입퇴원 과정, 특히 입퇴원의 대기시간에 대한 불만족이 있었다. 그러므로 입퇴원절차는 중요한 영향요인이라 할 수 있다.

⑥ **주차** : 외국의 경우는 주차의 편리성이 미치는 영향이 그리 크지 않은 반면, 우리나라에서 매우 중요한 영향요인으로 볼 수 있다.

⑦ **음식** : 질병의 치료나 회복과 관련시켜 중요한 요인이다.

⑧ **진료비** : 대부분의 환자들은 전반적으로 낮은 진료비를 기대하고 있으며, 비싼 진료비에 대해 불만을 가져왔다. 그러므로 전반적인 환자만족도의 중요한 영향 요인이다.

2. 의료 질과 환자만족도의 상관관계

원칙적으로 의료의 질은 의료제공 과정에 참여하는 모든 사람이 느끼고 판단하는 것이다.

Davies & Ware의 연구결과에 의하면, 환자들이 평가하는 의료의 질은 객관적인 의료의 질 지표와 일치하는 경향이 있으며, 아래와 같은 의미가 있었다.

① 환자들의 개인적인 편견으로 인해 진료의 대인관계적 측면 또는 기술적인 질에 대해 환자들이 평가하는 점수가 크게 달라지지 않는다.

② 환자들이 평가하는 기술적인 질은 얼마만큼 서비스를 받았는가에 따라 달라진다.

③ 환자들도 의사들이 판단하는 양질의 진료와 그렇지 못한 진료를 구분하는 능력을 가지고 있다.

④ 환자들의 기술적인 질을 가늠하는 능력이 대인관계적 특성 때문에 없어지지 않는다.

⑤ 환자들이 평가하는 의료의 질은 의료제공자 중 누구를 선택할 것인가에 영향을 미친다.

⑥ 환자들은 비교적 높은 수준의 의료 질에 대해서는 좋은 점을 밝히지 못하지만 낮은 수준의 의료 질에 대해서는 구체적으로 지적할 수 있다.

질과 환자만족도는 분명히 다르지만 동시에 강력하게 연관되어 있음을 알 수 있다.

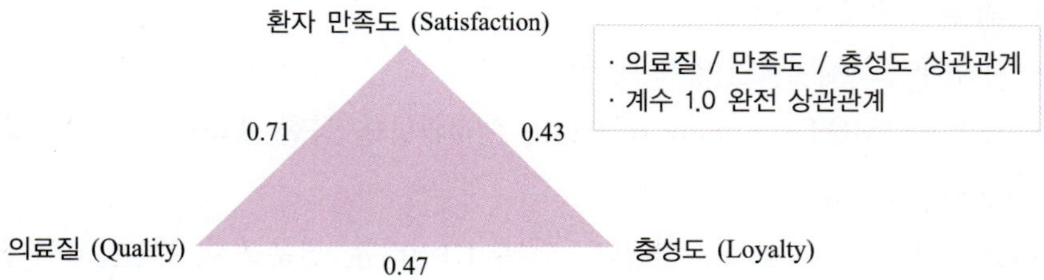

그림 8-1 의료의 질과 환자만족도, 충성도의 관계

8-3 환자만족도 조사의 개념 및 필요성

1. 환자만족도 조사의 개념

1) Zeithaml 등의 서비스 gap모델(1990)

환자 만족은 상대적인 개념이고 정량적으로 측정하는 것은 불가능하며 자신이 기대한 정도와 비교하여 좋게 느끼는 정도를 말하는 것이다. 따라서 동일한 의료서비스에 대해서도 환자경험, 구전, 개인욕구 등의 차이로 인해 만족 정도에 차이가 나타날 수 있다.

기대하는 서비스와 지각하는 서비스와의 차이를 gap이라고 하고, 결국 환자가 만족하기 위해서는 이 gap을 극복하는 것이 중요하다는 이론으로 다음과 같은 요인이 있다.

① 고객 관점에서 기대서비스에 영향을 미치는 요인

- 가족, 친지들로부터 전해 들은 간접경험
- 개인의 성격, 가치관, 인생경험과 건강에 대한 신념
- 비슷한 상황에 대한 과거경험

② 의료제공자 관점에서 지각서비스에 영향을 미치는 요인

- 고객기대를 파악하는 단계(고객인지)
- 어떤 서비스를 제공할 것인지 결정하는 단계(서비스결정 및 표준)
- 계획된 서비스를 제공하는 단계(서비스전달)

③ gap을 줄이는 3가지 전략

- 지속적이고 체계적인 의료 질 향상 활동
- 고객접점(MOT: moment of truth) 관리활동을 통한 표준화되고 일관성 있는 서비스제공
- 고객기대수준 파악 : 초점집단인터뷰, 1:1인터뷰, 설문조사, 관찰, 고객 불만 파악, 의료서비스제공자 의견파악

2. 환자만족도 조사의 필요성

① 의료기관에서 제공되는 각 부서별, 접점별 서비스에 대해 고객이 느끼는 만족, 불만족의 내용을 구체적으로 수집하고 개선을 위한 자료로 활용할 수 있다.

② 의료기관의 전반적인 고객만족 수준의 변화추이를 모니터링 함으로써 병원 경영의 참고자료로 활용할 수 있다.

③ 의료기관을 방문하는 고객들이 필요로 하고 기대하는 부분에 대해 정확하게 파악함으로써 고객에 대한 이해정도를 높이고 수준 높은 의료서비스를 제공하는 데 활용할 수 있다.

④ 의료서비스제공자들이 보다 효과적인 방법으로 고객을 응대함으로써 업무만족도를 향상시킬 수 있는 간접적인 효과도 있다.

3. 의료기관 환자만족도 조사의 종류

1) 한국산업의 서비스품질지수(KSQI: Korean Service Quality Index)

KSQI는 한국능률협회가 주관하고, 고객의 의사결정을 도와주고 편의를 제공하기 위해 요구되는 모든 활동의 총체적 개념을 서비스품질이라고 하고 기술적 품질을 전달하는 역할을 하는 기능적 품질에 대한 만족도 조사이다.

2004년 국내 최초로 콜센터 부문에 대한 측정모델을 개발하였다. 평가모델은 SERVQUAL(서브퀄)측정모형을 채택하였다. SERVQUAL측정모형은 1988년 Parasuraman 등이 개발하였고, 고객의 서비스 요구 품질과 조직의 서비스 품질 성과와의 차이를 분석할 수 있는 기법이다. 즉 고객의 기대수준과 실제 성과수준을 측정한 후 성과수준에서 기대수준을 차감하는 방식이다.

2) 한국산업의 고객만족도 조사(KCSI: Korean Customer Satisfaction Index)

KCSI는 한국능률협회컨설팅이 주관하고, 1992년 고객만족학회와 공동 개발한 한국형 고객만족도 측정모델이다. KCSI는 고객의 전반적인 만족도 40%, 요소별 만족도 40%, 재구입 의향률 20%의 가중치를 반영한다.

3) 한국산업의 브랜드파워(K-BPI: Korea Brand Power Index)

K-BPI는 한국능률협회컨설팅이 주관하고, 소비자가 인지하고 있는 브랜드 자산에 대해 측정할 수 있는 구성요소들을 브랜드 인지도(brand awareness)와 브랜드 충성도(brand loyalty)에 대한 영향력과 표현력을 중심으로 구매예측이 가능하도록 설계되어 있다. K-BPI는 브랜드 인지도에 70%, 브랜드 충성도에 30%의 가중치를 반영한다.

4) 국가고객만족지수(NCSI: National Customer Satisfaction Index)

NCSI는 한국생산성본부가 주관한다. 국내외에서 생산, 국내 최종소비자에게 판매되고 있는 제품 및 서비스에 대해 해당 제품을 직접 사용한 경험이 있는 고객이 직접 평가한 만족수준의 정도를 모델링에 근거하여 측정하고 계량화한 지표로 측정한다.

설문항목은 고객기대수준, 고객인지품질, 고객인지가치, 고객불평률, 고객충성도, 고객유지율 등이다. 설문항목별 점수는 최저 1점에서 최고 10점을 배정하여 10점 척도를 이용한다. 모든 측정대상 점수는 최저 0점에서 최고 100점의 지수로 변환하는 방식이다. 표본은 1개 기업당 250~278명, 1대1 개별면접조사로 이루어진다.

8-4 환자만족도 조사 단계

환자만족도 조사를 위해서는 ① 목표를 설정하고, ② 조사방법론을 결정하고, ③ 조사도구를 개발한다. ④ 자료 수집을 위한 조사를 실시하고, ⑤ 조사 결과를 분석하여 해석한다. ⑥ 분석결과를 기반으로 대안수립 및 개선 활동을 수행하게 된다. 이 때 초기 단계에서 목표를 명확하게 설정하지 않으면 적절한 조사방법의 선택과 조사 계획을 수립하는 데 어려움이 따르게 된다.

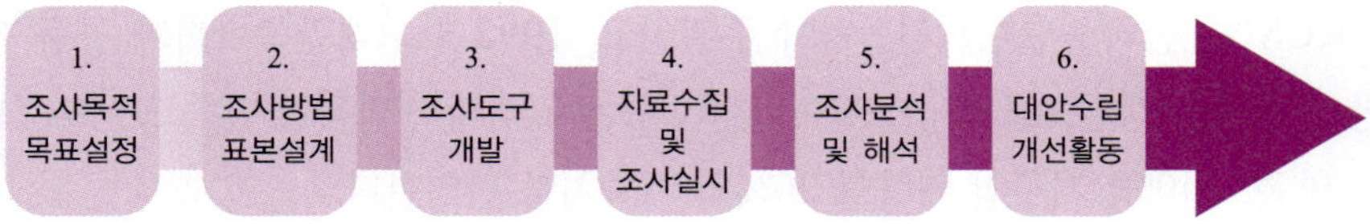
1.
조사목적
목표설정
2.
조사방법
표본설계
3.
조사도구
개발
4.
자료수집
및
조사실시
5.
조사분석
및 해석
6.
대안수립
개선활동

그림 8-2 환자만족도 조사 단계

1. 목표설정

① 환자, 부서, 서비스의 어떤 부분을 조사하는가?
② 이 조사를 왜 하는가?
③ 이 조사의 결과를 통해 개선할 수 있는 업무는 어떤 것인가?

④ 환자들이 어떤 것을 기대하고 있는가? : 만족도 목표치를 정확하게 설정해야 한다.

(1) 환자만족도 조사원칙

① **계속성** : 정기적인 측정, 지속적인 관리가 요구된다.
② **정량성** : 개선효과 확인을 위해 조사 자료를 정량적으로 관리한다.
③ **정확성** : 측정도구의 신뢰성, 정확한 자료수집 및 처리, 정밀한 해석이 필요하다.

(2) 조사설계서(기획서)에 포함되어야 할 내용

① 조사목적
② 조사내용
③ 조사대상자 선정기준
④ 자료수집 방법
⑤ 표본설계
⑥ 표본추출 방법
⑦ 조사일정표 : 조사계획서 작성 → 설문지 작성 → 예비조사 → 조사원 교육 → 본조사 → 자료분석 → 보고서 작성 → 조사결과 발표순으로 구성
⑧ 소요비용
⑨ 업무별 담당자

2. 조사방법 선택

환자만족도 조사를 위한 조사방법으로 크게 정성적 방법과 정량적 방법으로 구분한다. 정성적 방법으로는 환자관찰, 면담 등이 있고, 정량적 방법으로는 설문지를 작성하는 것이 좋다.

(1) 정성적 조사방법(qualitative methods)

환자가 제공받은 서비스와 환자의 경험을 기술하는 것이다. 환자의 관점을 자세히 알 수 있다.

정성적 방법을 사용하는 경우는 다음과 같다.

① 서비스에 대해 무엇을 알고자 하는지, 왜 알고자 하는지 등에 대해 불분명할 때

② 질을 어떻게 개선할 것인가를 이해하는 데 우선적으로 도움을 얻고자 할 때
③ 서비스, 환자의 특성, 문제점, 기대수준, 의료요구도 등을 정확하게 이해하지 못할 때
④ 환자만족도에 관한 정량적 자료를 해석하기 어려울 때

(2) 정량적 조사방법(quantitative methods)

척도를 이용하여 환자만족도를 측정하는 것이다. 예를 들면, 불만을 표시한 환자의 수, 의사와 간호사의 의료제공에 만족한 환자의 수, 병원을 다른 사람에게 소개할 의향이 있는 환자의 수 등이다.

정량적 방법을 사용하는 경우는 다음과 같다.

① 환자가 얼마나 만족하였는가?
② 서비스의 변화가 환자만족도에 영향을 미쳤는가?
③ 다른 병원 또는 다른 병동(부서)과 비교할 때 어느 곳이 더 만족하였는가?
④ 지난 몇 년 동안 환자만족도는 변화되었는가?
⑤ 환자들이 어떤 서비스로 인해 더 만족하였는가?

정량적 방법에 사용되는 척도의 종류는 다음과 같다.

① **명목척도**(nominal scales) : 응답내용에 이름을 붙여 환자를 명확히 구분하는 것이다.
[예] 대상자의 성, 주거지, 직업 등
② **순위 척도**(ordinal scales) : 하나의 점수가 다른 점수보다 상대적으로 높거나 낮다는 것을 나타낸다.
[예] 매우 좋다, 그저 그렇다, 나쁘다, 매우 나쁘다 순위로 나누는 것(순위 간격이 같다는 가정)
③ **등간 척도**(internal scales) : 모든 척도들이 일정한 간격을 갖고 나눠져 있는 상태이다.
[예] Likert 5점 척도 : 강력하게 동의한다, 동의한다, 중립적이다, 반대한다, 강력하게 반대한다(의미상 수적인 값으로 변환할 수 있음, '0' 은 존재하지 않음)
④ **비율 척도**(ratio scales) : 간격이 일정하고 '0' 이 있다는 특성까지 갖춘 척도이다. 즉, 점수 사이의 연관성을 부여할 수 있다.
⑤ **리커트 척도**(Likert scales) : Rensis Likert가 개발하였고, 4점, 5점, 7점, 11점 척도가 많이 활용된다.

표 8-1 조사방법

조사분류	조사방법	결과형식	
		정성적 조사방법	정량적 조사방법
능동적 방법	인터뷰(Interview)		
	포커스그룹 인터뷰(FGI)	○	
	설문조사(Survey)	○	○
	관찰(Observation)	○	
수동적 방법	고객의 소리함	○	
	실무자의견취합	○	
기타 방법	전문가조언	○	○
	경쟁병원 벤치마킹	○	

3. 조사도구 개발

환자만족도를 조사하기 위해서 일반적으로 사용되고 있는 도구는 설문지이다. 이에 환자설문지 개발에 대해 살펴보고자 한다.

환자 설문조사 도구의 내용은 차원항목 → 핵심지표항목 → 설문문항 순으로 설문지 내용을 구성하고 있다. 일반적으로 미국에서 개발된 H-CAPHS 설문시스템 기준으로 우리나라 각 고객만족도 조사기관이 설문시스템을 참고하여 각 의료기관에 적합한 방법으로 변경하여 사용하고 있다.

(1) 설문지 개발 및 작성

1) 개방형 질문 설문지

자유응답형 질문으로 응답자가 할 수 있는 응답형태에 제약을 두지 않고 자유롭게 표현하는 방법이다. 어느 하나를 선택해야 하는 강제성이 없고 다양한 응답을 유도해 낼 수 있는 장점이 있다.

단점은 응답에 일관성이 없고 상이한 해석을 할 수 있으며 무응답이 높다는 것이다.

2) 폐쇄형 질문 설문지

사전에 응답할 항목을 제시해 놓고 그 중에서 선택하게 하는 방식이다. 다수의 항목을 제시해 놓고 중요도나 선호도 순으로 순위를 매기는 방식도 있다.

폐쇄형 질문의 종류는 다음과 같다.

① **양자택일형** : 긍정이나 부정, 해당이나 비해당 등 두 가지 범주의 응답 중에서 하나를 선택하는 방식이다. 장점은 응답이 쉽고 자료처리가 간단하다. 하나 분석상의 한계가 있다는 단점도 있다.

② **다중택일형** : 하나의 질문에 몇 개의 항목을 제시한 후 하나 또는 두 개 이상의 항목을 선택하는 방식이다. 장점은 항목 간 의미나 경계가 애매한 경우에는 선택이 난처해질 수 있다. 단점은 중요한 응답항목이 빠지는 경우에는 치명적 오류가 발생할 수 있다.

③ **서열형** : 응답자가 좋아하거나 싫어하는 순서로 항목을 선택하게 하는 방식이다. 보통 10개 항목 이내로 하는 것이 무난하고 결과도 정확하다.

④ **평가식질문** : 응답에서 강도를 알아내고자 하는 질문방식이다. Likert 척도, Thurstone 척도, Guttman 척도 등이 있다. 척도점의 수를 잘 결정해야 한다. 많을수록 민감도는 높아지나 측정상 어려움이 따른다. 부정이나 긍정 어느 한쪽에 치우치는 척도점의 편중이 많지 않아야 하며, 중립점(보통이다)에 대한 고려가 필요하다. 무응답이나 모르겠다 항목도 두어야 한다.

(2) 설문지 작성의 기본원칙(언어사용 문제)

① 표현을 명확하게 한다.

② 하나의 질문에 두 가지 내용을 포함시키지 않는다.

③ 어려운 용어를 사용하지 않는다.

④ 부정이나 이중부정적인 표현을 사용하지 않는다.

⑤ 편견이 작용할 가능성이 있는 용어는 사용하지 않는다.

⑥ 미묘한 차이가 있는 용어는 사용할 때 주의한다.

⑦ 질문의 초점을 명확히 한다.

⑧ 당연한 질문은 삭제한다.

⑨ 응답자의 자존심을 건드리는 표현은 피한다.

⑩ 유도하는 표현은 피한다.

(3) 문항의 수 및 순서

문항의 수는 문항수 자체보다는 문항난이도를 고려하여 소요시간을 기준으로 문항수를 결정한다. 면접조사의 경우 15~20분 정도에 마칠 수 있는 문항수, 자기기입식 설문지의 경우 45~75문항 정도가 적당하다.

문항의 순서는 다음과 같다.

첫째, 인사문으로 응답자의 협조를 얻을 수 있도록 조사기관명, 조사목적을 소개한다.

둘째, 본문으로 조사목적에 관계된 문항을 질문한다. 순서의 배치는 다음 원칙에 따른다.

① 응답자에게 흥미를 갖게 할 수 있는 질문을 앞에 배열한다.
② 어렵고 지루한 질문은 설문의 중간에 배열한다.
③ 질문내용이 심각하거나 민감한 내용은 뒷부분에 배열한다.
④ 관련 질문은 한 곳에 묶어 배열하되, 가끔 응답의 일관성을 검증하기 위해 몇 개 질문은 분리시킨다.
⑤ 일반적인 질문부터 시작해서 차차 구체적인 질문으로 옮겨간다.
⑥ 핵심이 되는 질문은 설문지의 중간 이후에 배열하는 원칙이 있다.

셋째, 인적사항은 마지막 부분에서 묻는 것이 좋다.

넷째, 그 밖의 기재사항으로 설문지 조사명, 조사기관, 조사일자, 일련번호, 조사원이름, 조사협조 감사인사말 등을 기재한다.

(4) 설문지 디자인

① 너무 크지도 않고 작지도 않은 크기로 일반적 A4 크기의 용지가 좋다. 이는 사람들에게 익숙하고 관리도 용이하다.
② 자기기입식 설문지의 경우에는 시각적인 효과와 여백을 많이 두는 것이 좋다.
③ 활자의 크기와 글자체도 고려한다. 질문은 보통 활자, 응답항목은 고딕체로 하는 것이 좋다. 질문과 응답항목을 쉽게 구별하기 위함이다.
④ 중요한 단어와 문구는 밑줄을 그어 강조한다.
⑤ 하나의 질문이 두 쪽에 걸쳐 분리되지 않도록 여백을 잘 구성한다.

(5) 설문문항의 표현시 주의사항

① 일반적이고 단순 직선적이며 핵심단어를 사용하고, 모호한 질문은 피하며, 간단명료하게 문장을 구성하는 것이 좋다.
② 두 개 이상의 문제를 제기하고 하나의 응답을 요구하면 응답자가 혼동될 수 있어, 결과가 달라질 수 있으므로 주의한다.
③ 굵은 활자나 다른 글자체, 밑줄 등 부적절한 강조는 감정적인 답이 유도될 우려가 있으므로 주의해야 하며, 중립적 단어나 문구를 사용한다.
④ 일반화하거나 추정을 요구하는 형식의 질문은 피해야 한다.
⑤ 만족도조사 결과를 부서성과 평가에 활용하고자 하는 경우에는 설문문항 표현에 있어 대상부서와의 의사소통을 많이 할 필요가 있다.

4. 조사 실시

환자만족도 조사의 순차적인 단계를 거쳐 개발된 환자설문 도구를 사용하여 실제 적용기관, 적용부서, 적용질환 등을 확인하여 조사를 실시한다.

(1) 조사방법의 종류

1) 면접조사

① 미리 훈련된 조사요원이 지정된 조사대상을 방문하거나 면접하여 설문지를 작성하는 방법이다.
② 유능한 조사원을 확보, 충분한 훈련을 실시한 경우(조사목적, 문항검토, 작성법, 의사소통기술 등), 환자의 익명성을 보장하는 경우에 가장 좋은 조사방법이다.
③ 조사방식은 조사원이 구두로 질문하여 응답자의 응답을 설문지에 기입하는 **타기식**과 응답자 자신이 설문지의 질문을 읽고 직접 기입하는 **자기식**이 있다.
④ 면접조사의 장점은 응답률이 높고, 환자가 질문의 의미를 잘 이해하지 못하는 경우 조사원이 보충설명을 해줄 수 있다. 또한 설문지 내용에 대한 질문보다는 조사원이 직접 관찰하여 얻는 정보를 반영할 수 있다.
⑤ 면접조사의 단점은 조사비용이 많이 소요되고, 조사원 방문 시 환자가 부재중이면 조사할 수 없다. 한편 직접 관찰 등의 정보로 조사원의 편견과 의견이 개입될 수 있다.

2) 전화조사

① 면접원과 응답자가 전화를 이용한 비대면적 상황에서 질문지에 기재되어 있는 질문들을 면접원이 묻고 응답자가 응답하는 방식으로 진행된다.
② 저녁시간이나 주말시간에 해야 가장 성공적이다. 사무실로 전화할 경우에는 퇴근을 앞둔 시간, 집으로 전화할 경우에는 저녁식사 후 시간에 응답률을 높일 수 있다. 낮에는 주부나 노인이 대부분이므로 원하는 적정 응답을 받을 수 없다.
③ 전화조사의 장점은 조사에 소요되는 기간이 단축되고, 조사비용이 상대적으로 저렴하다는 점이다.
④ 전화조사의 단점은 조사 내용을 매우 제한적으로 수용 가능하다는 점이다. 설문이 10분 이상을 초과하면 응답률이 떨어지기 때문이다. 그러므로 설문 내용을 간결하게 작성해야 한다. 또한, 면접 진행시의 비대면적 상황이 응답을 왜곡시킬 가능성이 높다.

3) 우편조사

① 설문지를 조사 대상자에게 우송해 이를 작성하게 한 후 다시 반송하게 하는 조사방법이다.
② 인사장, 반송우표와 봉투를 동봉하여 설문에 대한 협조를 구해야 한다.
③ 우편 조사는 직접대면으로 수행하기 어려운 광범위한 지역에 분포되어 있는 사람, 소매점, 사업소를 대상으로 간단한 내용을 조사할 경우 많이 이용된다.
④ 아무런 도움 없이 설문지에 기입할 수 있도록 설문내용과 작성법이 쉽고 간단해야 한다.
⑤ 우편조사의 장점은 대인면접 설문 조사나 전화 조사에 비해 저렴한 비용으로 많은 자료를 얻을 수 있다는 것이 최대의 장점이다. 조사대상이 넓은 경우에 유리하다. 조사대상자가 부재중이라도 응답을 기대할 수 있다. 조사원이 개입하지 않으므로 조사원으로 인한 오해와 편견이 발생하지 않는다.
⑥ 우편조사의 가장 큰 단점은 회수율(응답률)이 낮다는 것으로, 이를 해결하기 위한 다양한 방안을 강구해야만 기대하는 조사의 목적을 달성할 수 있다.

따라서 최근 많이 활용되고 있는 이메일 조사는 시공간의 제약이 없어 전통적인 우편 조사에 비해 경제적이고 신속하면서도 높은 응답률을 거둘 수 있는 이점을 갖는다.

5. 결과 분석 및 해석

환자만족도 조사를 통해 획득한 자료를 1일 조사 분량을 계획된 일정에 맞게 진행한 후 조사당일 코딩을 해서 조사 자료의 완전성과 정확성을 검증할 필요가 있다. 결과입력은 개방형 질문(주관식 문항)과 폐쇄형 질문(숫자형 코딩)으로 구분하여 실시한다. 자료의 입력이 끝나면 이를 토대로 통계적 기법을 적용하여 결과를 분석하고, 분석한 결과를 토대로 전체적인 불만족의 사유를 해석해 낸다.

(1) 결과 분석

① 코딩된 데이터를 검증 및 분석하기 용이하도록 정리한다. 엑셀 또는 SPSS 등 분석프로그램에서 요구하는 방식에 맞춰 데이터 표현형식을 정리, 무응답 처리에 대해 확인한다.
② 가장 기본적인 빈도 분석을 실시한다.
③ 전체, 차원별, 문항별 고객만족도 점수를 산출한다.
④ 전반적인 만족도, 재이용 의향, 추천 의향(NPS, Net Promote Score)을 분석한다.
⑤ 결과값은 100점으로 환산하여 평균을 내는 방법을 사용한다. 척도별 몇 점을 줄 것인지 계획단계에서 결정한다.
⑥ 전체, 차원별, 문항별 결과에 대한 기술적 통계결과를 바탕으로 평균 차이 검증 등 분석방법을 통해 응답자 특성(연령별, 성별, 건강상태별, 이용경험별, 거주지역별 등)을 분석한다.
⑦ 전년도 비교 추이분석, 차원별 가중치를 조사하여 중점개선과제 도출에 활용한다.

check point

순수 추천고객 지수(NPS, Net promote Score)

NPS는 프레드릭(Frederick F. Reichheld)이 발표한 새로운 고객 충성도(royalty) 측정방법으로 특정제품, 서비스, 기업 혹은 브랜드에 대해 고객이 타인에게 추천하고자 하는 의지의 정도를 나타내는 지수이다.

프레더릭은 기존의 고객 만족점수는 진정한 고객의 충성도(royalty)를 대변하기 어렵고 실제고객의 반복 구매 행동이나 추천 행동과 높은 연관성을 보이는 지표가 바로 추천의향(NPS)이라고 했다.

NPS는 고객의 비율에서 비추천 고객의 비율을 뺀 것을 말한다. 고객 만족도를 11점 척도(0~10)로 나누고, 보통 11단계 중 6점 이상이면 만족한다고 계산을 하지만 NPS는 9점과 10점의 고객이 만족한 고객(추천고객)으로 규정하고, 6점 이하의 고객은 모두 비추천 고객으로 규정한다. 즉, 충성도가 매우 높은 고객의 수에서 보통 수준 이하의 고객을 빼는 것이다.

NPS는 단 하나의 문항인 "저희 회사를 친구나 동료에게 추천할 의향이 얼마나 있으십니까?"라는 질문을 통해서 일반적으로 11점 척도를 기준으로 응답한 고객을 분류한다. 9~10점을 응답한 고객들만을 추천고객(Promoteres)이라고 간주하고, 7~8점은 중립고객(Passives), 0~6점 사이로 응답한 고객은 비 추천고객(Detractors)으로 분류한다. 전체 응답자 중 9~10점 추천고객(Promoteres)의 비율에서 0~6점 비 추천고객(Detractors) 비유을 빼서 %로 표시하며 NPS지수를 계산하기 위해서는 다음 공식을 따른다.

NPS = (Promoteres수 − Detractors수)/응답수

NPS를 측정했을 때 평균적인 기업들은 5~10%를 나타내는 수준이고 NPS가 평균 이상인 기업들은 보통 10%에서 50% 수준을 나타낸다. 만약 NPS가 50%를 넘는 수준이라면 고객충성도가 매우 우수한 기업이라고 판단할 수 있다.

NPS는 매우 단순한 질문으로 측정되기 때문에 실행이 용이하다. 세계적인 기업인 GE와 마이크로소프트 등의 기업들이 NPS를 성과지표로 도입하면서 대외적인 만족도 조사 등에서 홍보효과를 보고 있으며, 많은 기업들이 이를 도입하고 있다.

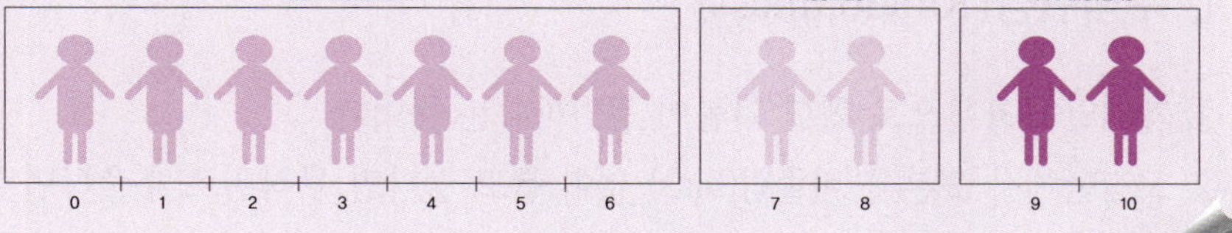

(2) 보고서 작성

보고서는 조사결과와 그에 대한 해석을 통해 얻은 결론을 요약한 것이다.

고객만족도 조사 자체가 중요한 것이 아니라 조사결과의 내용을 의료제공자들이 공유하고 서비스개선에 활용할 수 있도록 해야 한다. 결과보고서는 완벽, 정확, 명확, 간결하게 작성하고 문제해결방안(중점개선과제)과 대안을 압축적으로 제시해야 한다.

1) 최종보고서에 포함되어야 할 요소

① 조사목적 : 조사를 실시하게된 기본적인 배경과 취지
② 조사방법 : 어떤 조사방법을 사용하였는지의 내용
③ 자료수집방법 : 어떤 유형의 자료가 언제, 어떻게 수집되었는지의 내용
④ 조사내용 : 설문항목의 내용을 체계적이고 간략하게 소개
⑤ 자료분석 방법 : 어떻게 자료가 분석되었는지의 내용
⑥ 각 설문별 분석 결과 제시
⑦ 질문응답에 대한 자료의 제한점 기재
⑧ 설문결과에 대한 서비스 개선사항
⑨ 조사와 관련된 부록 등

6. 대안수립 및 개선활동

위 단계에서 분석한 결과로 알게 된 불만족의 사유를 관련 부서(팀)에서 우선순위를 정하고, 개선활동을 수행한다. 이때, 이루어진 개선활동은 지속적, 반복적으로 수행되어야 한다.

8-5 조사대상 선정

1. 무작위성(Randomness)

① 개개인이 표본으로 뽑힐 확률이 동일하다는 뜻이다.
② 모집단에서 표본을 비뚤림(bias) 없이 뽑고 싶다면 무작위로 추출하면 된다. 이는 곧 대표성이라 할 수 있다.

2. 표본추출오류(Sample error)

① 표본에서 측정한 반응이 실제 모집단의 반응과 다르게 나타날 수 있다는 뜻이다.

② 주로 사용하는 신뢰구간은 95%로 모수의 참값이 주어진 범위 내에 위치할 확률이 95%라는 뜻이다.

3. 대표성 있는 표본추출법(Representative sampling)

① 표본추출에서 계통적 비뚤림(systematic bias)을 없애려면 무작위성을 유지하고 대상자로 택한 환자집단이 비교적 동질성을 갖도록 주의해야 한다.

② **계통적 표본추출법**(systematic sampling) : 표본대상자들의 명단을 만들어서 명단 중에서 일정 순서의 사람들을 계속적으로 추출하는 방법이다. 시작점을 선정하거나 선택간격을 지정하는 방법 등을 사용한다.

③ **연속적 추출법**(sequential sampling) : 단순히 편리한대로 연속해서 표본을 추출하는 방법이다. 과학적으로 바람직한 방법은 아니다. 주로 비공식 여론조사에 사용한다.

④ **층화적 표본추출법**(stratified sampling) : 사전에 어느 정도 알고 있는 집단에 대해 좀 더 작은 크기로 분류하여 표본을 추출하는 방법이다.

⑤ **군집 표본추출법**(cluster sampling) : 병원 내 조사에서 지리적으로 군집을 형성하여 표본을 추출하는 방법이다. 예를 들면, 각 병동 중에서 절반에 대해서만 격일로 조사를 수행한다면 비록 특정일에 특정층이 누락되더라도 이런 생략이 최종결과를 크게 왜곡시키지는 않는다. 면접자는 시간을 절약할 수 있고 병원은 조사비용을 감소할 수 있다.

⑥ **편의 표본추출법**(nonrandom sampling) : 조사가 가장 편한 병동에서 퇴원한 환자만을 대상으로 하거나, 각 분기중 특정일을 지정해서 표본조사를 시행하는 것이다. 이 방법은 공정성과 무작위성이 떨어지는 방법이다.

환자만족도 설문조사

안녕하십니까?

○○병원에서는 고객 여러분들께서 최고의 의료서비스를 받으실 수 있도록 최선의 노력을 다하고 있습니다.

귀하께서 저희 병원을 이용하시면서 느끼셨던 점을 응답하여 주시면 보다 더 나은 서비스를 제공하는 데 귀중한 자료로 사용하겠습니다.

응답해 주신 내용은 통계법 제33조에 의해 그 내용이 보호될 것입니다.

다소 번거로우시더라도 솔직한 답변을 부탁드립니다. 귀하의 빠른 쾌유와 가족의 건강을 기원합니다.

2015년 6월

○○병원장

QI팀(연락처: 900-0000)

▣성 별: ① 남 ② 여

▣고객님의 나이는 만으로 어떻게 되십니까?
만 ______________세 (소아청소년과는 보호자 대상으로 조사)

1) 고객님께서는 최근 2년간 저희 병원에서 진료(진찰과 입원)을 받으신 횟수는 모두 몇 번입니까? 약 ( )회

2) 그럼 그중에서 최근 1년간 저희 병원에서 진료(진찰과 입원)를 받으신 횟수는 각각 몇 번입니까?
① 외래(진찰) 약 ( )회
② 입원 약 ( )회/약( )일
총합 약 ( )회 ☞ 1회 미만 면접 중단

3) 대상자 구분 ① 외래 ② 입원

4) (외래진료 응답자의 경우)
그럼, 저희 병원의 어느 진료 과목에서 외래진료서비스를 받으셨습니까?
____

(입원경험 응답자의 경우)
그럼, 저희 병원의 어느 진료 과목에서 입원진료서비스를 받으셨습니까?
____

5) 저희 병원의 첫 내원 예약시 불편한 점이 있었습니까?
① 예 (이유:)
② 아니오

6) 첫 방문시 접수창구 및 진료안내에 대한 설명의 만족도는 어떠셨습니까?(0~10점 중 선택)
6-1) 만약 0~6점을 평가하셨다면 그 이유는 무엇입니까?

7) 첫 진료 상담시 의사의 상담 및 진료서비스에 대한 만족도는 어떠셨습니까?(0~10점 중 선택)
7-1) 만약 0~6점을 평가하셨다면 그 이유는 무엇입니까?

8) 진료 받을 때 가장 아쉬웠던 점이 있습니까?
① 있다 (이유:)
② 없다

9) 현재 저희 병원을 친구나 동료에게 추천할 의향이 얼마나 있으십니까?(0~10점 중 선택)
9-1) 만약 0~6점을 평가하셨다면 그 이유는 무엇입니까?

설문에 응해 주셔서 감사 드립니다. 항상 노력하는 ○○병원이 되겠습니다.

○○병원 직원 일동

그림 8-3 환자만족도 조사 내용

요점정리

1. 환자만족도의 개념을 정의한 학자는 Gregory Pascoe의 대조모형과 동화모형, Linder-Pelz의 가치-기대모형, Lawler의 3가지 모형이론이 있다.

2. 환자만족도 영향요인은 의사, 간호사, 청결, 병동시설 및 환경, 입·퇴원절차, 주차, 음식, 진료비 등이 있다.

3. 환자만족도 조사는 환자들이 의료기관에서 제공받는 서비스를 환자의 경험적 입장에서 포괄적으로 측정하고 의료서비스의 질적 수준에 대해 평가한 결과지표이다.

4. 환자만족도 조사 단계는 ① 목표를 설정 ② 조사방법론을 결정 ③ 조사도구 개발 ④ 자료 수집을 위한 조사 ⑤ 조사 결과 분석 ⑥ 대안수립 및 개선 활동 순이다.

5. 조사대상 선정의 종류로는 크게 무작위성, 표본추출로 나누고 표본추출에는 계통적, 연속적, 층화적, 군집, 편의표본추출법이 있다.

학습문제

1. Linder-Pelz의 환자 만족의 10가지 차원에 해당되지 않는 것은?
   ① 자원의 활용 가능성
   ② 인간적인 태도
   ③ 정보의 제공
   ④ 의료의 효율성
   ⑤ 환경의 쾌적함

2. 환자 만족을 신념의 강도와 의료에 대한 긍정적 태도로 평가한 학자는?
   ① Lawler
   ② Gregory Pascoe
   ③ Linder Pelz
   ④ Donabedian
   ⑤ Lee & Jones

3. 환자의 경험, 지식부족으로 완전히 이해할 수 없는 부분에 대해 만족도를 높게 설정하는 모형은?
   ① 대조모형(contrast model)
   ② 동화모형(assimilation model)
   ③ 형평이론(equity theory)
   ④ 불일치모형(discrepancy model)
   ⑤ 가치-기대모형(value-expectation model)

4. 환자만족도의 구성요소에 들지 않는 것은?
   ① 병원의 위치
   ② 대기시간
   ③ 진료비 수준
   ④ 주차시설
   ⑤ 의료진의 친절

5. 설문지 작성의 기본원칙이 아닌 것은?
   ① 이중 부정적 표현 금지
   ② 질문의 표현과 초점 명확화
   ③ 편견이 작용할 용어는 사용 금지
   ④ 하나의 질문에 한 가지 내용만 포함
   ⑤ 당연하고 꼭 필요한 질문은 필수적으로 사용

6. 최종보고서에 포함되어야 할 요소가 아닌 것은?

① 조사목적
② 조사방법
③ 자료수집방법
④ 질문내용별 연구결과
⑤ 조사 대상자의 인적사항

7. 모집단의 구성단위를 몇 개의 집락으로 구분 후 무작위로 필요한 집락을 추출하는 방법은?

① 연속적 추출법
② 군집 표본추출법
③ 편의 표본추출법
④ 계통적 표본추출법
⑤ 층화적 표본추출법

[정답] 1. ④ 2. ③ 3. ② 4. ① 5. ⑤ 6. ① 7. ②

Chapter 9

의료의 질 평가제도

학습목표

1. 미국의 의료의 질 평가제도에 대해 파악한다.
2. 호주의 의료의 질 평가제도에 대해 파악한다.
3. 일본의 의료의 질 평가제도에 대해 파악한다.
4. 우리나라의 의료의 질 평가제도에 대해 파악한다.

9-1 외국의 평가제도

1. 미국의 의료 질 평가제도

(1) JCAHO (Joint Commission on Accreditation of Health care Organization)

JCAHO(의료기관신임합동위원회)는 1951년 설립된 독립적인 비영리조직이다. 1919년 미국외과학회(ACS) 병원표준화프로그램에서 시작되어 1951년 미국의사협회, 병원협회, 내과학회, 캐나다의학협회가 참여하는 병원신임합동심의회(JCAH)으로 발전하였다. 1982년 병원 이외에 다른 보건의료기관까지 포함하는 의료기관신임합동위원회(JCAHO)로 발전하였다.

JCAHO는 미국 내 19,000여 개 보건의료기관 및 보건의료프로그램에 대해 평가, 인증하는 활동을 통하여 모든 국민들이 가장 안전하고 가장 질이 높으며 최상의 가치의 보건의료서비스를 받을 수 있도록 하는데 목표를 두고 있다.

미국의 보건의료조직 및 프로그램에 대한 평가 및 신임업무를 수행하면서 의료의 질과 안전성을 향상시키는데 초점을 두고, 최고 수준의 표준안을 유지하고, 보건의료서비스의 질을 지속적으로 향상시키고자 한다.

병원, 응급의료, 행태의료, 중증의료병원, 임상병리서비스를 채택하였고, 국제인증 업무도 수행하고 있다. 2011년 현재 4,168개 일반병원, 소아과병원, 장기요양병원, 정신병원, 재활병원, 전문병원과 378개 중증의료병원이 인증을 받았다. 이는 미국내 병원의 약 82%에 해당하는 수치이다.

1) 인증자격

JCAHO의 인증자격은 미국내 또는 미국 영역 내의 기관이거나, 미국외의 경우 미국의회의 헌장에 따라 미국정부에 의해 운영되는 기관, 제공하는 의료서비스의 질을 평가하고 향상시키려는 기관, 계약이나 다른 형태의 조건을 통해 기관이 직접 제공해야 하는 의료서비스가 어떤 것인지를 확인하는 기관, JCAHO의 기준에 맞춰 의료서비스를 제공하는 기관이 여기에 해당된다.

인증을 통한 편익은 환자안전을 위한 조직 구성을 강화하여, 케어, 치료, 서비스의 질과 안전에 대해 지역사회에 신뢰를 얻게 된다. 의료시장에서는 경쟁력을 확보하고, 의료기관 내 위험 관리와 감소에 도움을 받을 수 있다.

의료분쟁이 발생하더라도 법률적 보험비용을 감소시킬 수 있으며, 병원경영을 증진시키는 바람직한 의료행위에 대한 교육효과를 누릴 수 있다. 전문적인 조언과 상담을 제공받게 되고, 문제점을 통한 고객 맞춤 서비스를 제공할 수 있다. 더불어 직원의 고용과 개발에도 도움을 받을 수 있다.

2) JCAHO 인증기준 및 과정

환자케어가 안전한 방법과 안정된 환경에서 제공되는 것이 보장될 수 있도록 평가기준을 구성하고 있다. 관리환경, 응급관리, 인적자원, 감염예방 및 제어, 정보관리, 리더십, 생활안전, 약물관리, 의료진, 환자안전, 간호, 기능개선, 케어, 치료, 서비스를 제공 및 기록, 개인의 권리와 책임 등에 관한 사항을 평가한다.

인증과정은 우선적으로 의사, 간호사, 생활안전코드전문가 또는 관리자급 이상 경험을 갖춘 병원행정가 등으로 구성된 JCAHO 조사팀이 실사를 실시한다.

조사는 몇몇 경우를 제외하고는 공표되지 않는다. 이전 조사 이후 18~36개월 사이에 비공표조사를 받을 수 있으며, 조사기준은 각 의료기관에 맞게, 일관성 있게, 기능을 향상시킬 수 있도록 설계되어 있다. 환자에 대한 성과를 향상시킬 수 있도록 하는 조직의 수행능력 및 과정을 평가하게 된다.

3) JCAHO의 병원분야 평가방법

인증평가의 요소를 점수화한다. 점수는 3점 척도로 구성 (2점=satisfactory compliance, 1점=partial compliance, 0점=insufficient compliance)하여 전체 점수를 종합화하여 평가한다. 단, 평가기준의 상위분류에 대해서는 평가점수를 종합화하지 않는다. 모든 평가요소의 가중치는 동일하게 두고 실시한다.

평가요소유형은 크게 A, B, C형으로 구분한다.

- A형 : 구조부문, 평가를 받기 위해서는 모든 기관이 반드시 수행되어야 하는 항목으로 항목 유무에 따라 2점, 0점으로 구분하여 평가한다.
- B형 : 요구조건유무, 만족 2점, 일부만족 1점, 모두 불만족 0점으로 구분하여 평가한다.
- C형 : 빈도중심요소, 불이행회수 1회 이하 2점, 2회 1점, 3회 이상 0점으로 구분하여 평가한다.

추적기록조사는 평가요소의 이행 여부에 대한 추적기록조사를 실시한다. 현지조사에서 불이행으로 판정될 경우 평가기준이행증거(ESC: Evidence of Standards Compliance)를 45일 이내에 제출하여야 한다. 필요한 경우 그 이행을 확인할 수 있는 성공측정지표(MS: Measure of Success)를 4개월 후 제출하도록 하고 있다.

인증평가 후 현지조사보고서를 작성한다. 보고서의 내용은 피대상기관의 중요 점검영역에 따른 개선이 필요한 항목을 작성하고, 평가요소가 1점 또는 0점으로 평가된 평가기준의 수 및 ESC항목을 체크한다.

평가요소가 1점을 받았지만 불이행으로 판정되지 않은 평가요소에 대한 승인방법은 5가지가 있다. 이는 곧 최종 판정을 의미한다.

① 승인 : 평가기준을 모두 충족한 경우 또는 ESC를 통해 개선조치가 받아들여진 경우에 승인한다.

② 잠정적 승인 : ESC가 모두 받아들여지지 않았거나 MS결과가 적정수준에 도달하지 못한 경우에는 잠정적으로 승인한다.

③ 조건부 승인 : 평가대상기관들이 평가기준에 충족되지 못한 결과를 받은 경우로 반드시 현지 추가조사가 필요하다.

④ 임시 비승인 : 평가대상기관들이 평가기준에 충족되지 못한 결과를 받고, 이의 제기신청 중에 있는 경우로 비승인 조건인 상태이다.

⑤ 비승인 : 이의제기신청이 끝났는데도 비승인 조건에 해당할 경우이다.

(2) CMS (Centers for Medicare and Medicaid Service)

CMS는 1977년 설립된 미국 DHHS(Dept. of Health and Human Services) 산하 연방 조직이다. 공공의료보험프로그램인 Medicare(65세 이상 노인과 일부장애인 대상) 및 Medicaid(저소득층 대상) 운영 책임을 진다. QIOs(Quality Improvement Organizations)와 계약을 통해 의료기관에서 제공한 의료서비스의 이용 및 질을 평가한다. 모든 Medicare 계약병원에게 질환별 질지표를 제출하도록 하고 미제출시 수가인상률 적용을 제외시키며, 상위 10~20% 내에 속할 경우는 차등수가를 적용(시범사업)하는 업무를 맡고 있다.

(3) AHRQ (Agency for Healthcare Research and Quality)

AHRQ는 1989년에 설립된 미국 DHHS 산하 연방조직이다. 보건의료분야에서 예방, 임상진료 및 기술, 진료결과 및 보건의료서비스 체계 및 운영에 관한 연구지원을 한다. 더불어 의료의 질 평가 및 환자 안전활동을 수행한다. 1997년부터 보건기획소비자평가(Consumer Assessment of Health Plans, 의료소비자 관점의 설문평가도구 활용)를 통해 의료보험에 대한 소비자평가 실시 및 자료공개로 환자들의 합리적 선택을 지원하고 있다. 1997년에는 외래소비자를 대상으로 하였고, 2002년에는 입원소비자를 대상으로 하였다. 또한, 의료의 질 측정도구 및 지표 개발을 지원하고, 조사결과를 국민들에게 전달하는 방법도 연구한다.

(4) JCI (Joint Commission International)

1994년 The Joint Commission의 국제부서로 설립되었다. 세계 80개국 보건의료기관·보건국과 협력관계를 맺고 있으며, 2011년 6월 ISQua(국제의료질협회 : International Society for Quality in Health Care)의 인증을 획득하였다.

의료의 질 향상과 환자안전을 목표로 하고 있으며, 39개국 400개 이상 보건관리기관에서 인증을 받았다.

또한, 교육 및 자문서비스를 실시하고 있다. 임상서비스 개발, 진료의 질 및 환자안전 향상, 위험관리에 대한 국제기준 달성을 위한 해결책을 제시한다. 15개 분야 임상진료프로그램증명서(CCPC) 발급도 병행하고 있다. 예를 들면, 병원, 외래

치료설비, 임상병리검사실, 진료연결서비스, 의료운송기관, 1차 의료서비스 등이 해당된다.

1) JCI의 인증활동

JCI의 평가방법의 특징은 지속적인 질 향상을 장려하고, 지원하도록 설계되었으며, 위험 감소를 위한 틀을 제공하고 있다. 세계 각국의 보건의료분야 각각의 전문가들이 개발하여 각지에서 모의테스트 후 평가항목으로 포함시킨다. 따라서, 개별 보건의료조직 및 국가보건의료제도에 적용이 가능하다.

인증화를 통하여 국제 보건의료사회와 연결에도 앞장서고 있다. 국제질평가체계의 벤치마킹과 바람직한 진료행위데이터베이스에 온라인 접속이 가능하다. 또한, 세계지역에 연간보고프로그램 운영하고 있다.

JCI는 국제적인 전문가집단(보건의료전문가국제위원회)에 의해 운영되고 있다. 이 중 유럽, 중동, 아시아태평양지역의 전문가자문위원회를 두고 있다.

인증프로그램 종류로는 병원, 1차 의료, 외래치료, 진료연결, 임상병리검사실, 의료운송, 임상진료프로그램 등으로 구분하여 인증을 실시하고 있다. 병원인증기준은 공립 및 사립병원, 의료 및 정신병원과 연관된 외래환자진료소 등이 있다.

2) JCI의 인증방법

인증을 위한 평가항목은 크게 환자진료부문 및 병원관리부문으로 나누고 1,033개 세부 항목으로 구성되어 있다.

① 환자진료부문(Patients-Centered Standards) : 진료의 접근성과 연속성, 환자와 가족의 권리, 환자평가, 환자진료, 마취와 수술진료, 투약관리와 약물사용, 환자와 가족의 교육 등이 있다.

② 병원관리부문(Healthcare Organization Management Standard) : 질 향상과 환자 안전, 감염예방과 관리, 조직운영과 리더십 및 관리, 시설관리와 안전, 직원의 능력향상과 교육, 의사소통과 정보관리 등이 있다.

평가주기는 3년이 기준이다. 그 사이에 추가조사 또는 집중분야조사가 이루어지기도 한다. 이는 JCI평가기준이나 국제환자안전기준에 미달하는 분야가 있을 때 실시한다.

추가조사는 초기 본조사 이후 6개월 이내 또는 다음 주기 본조사 이후 2개월 이내에 보고서를 제출한다. 미달된 평가기준에 대한 이행계획, 정책방향, 과정을 기술하여 제출한다. 또는 현지조사원의 현지조사방법으로 시행할 수도 있다.

추가 조사대상은 다음과 같다.

① 1개 이상 중점평가기준에서 5점 이하를 받은 경우
② 1개 중점평가기준에서 2개 이상 평가요소가 0점을 받은 경우
③ 1개 이상 비중점평가기준에서 0점을 받은 경우
④ 1개 이상 국제환자안전기준 항목에서 5점 또는 0점을 받은 경우가 해당된다.

최종판정은 다음의 3가지로 분류된다.

① 인증 : 모든 중점평가기준에서 6점 이상이고, 평가요소 중 2개 이상에서 0점이 없으며, 총점은 9점 이상 획득 + 비중점평가기준에서 0점이 없고, 총점은 7점 이상 획득해 + 국제환자안전기준의 모든 항목이 5~10점을 획득한 경우이다.
② 불인증 : 인증기준을 충족하지 못하는 경우이다.
③ 불신임 : 추가조사에서 만족할 만한 성과를 내지 못하는 경우,
1개 이상 중점평가기준에서 5점 미만인 경우,
중점평가기준의 평가요소 중 2개 이상이 0점인 경우가 여기에 해당된다.

2. 호주의 의료 질 평가제도

(1) ACHS(Australian Council on Healthcare Standards)

1974년에 설립된 정부지원이 없는 독립기구로 의료관계 이해자들의 대표기관이다. 호주의학협회와 호주병원협회 등의 기관은 의학, 간호학, 연합의료분야, 의료산업분야, 정부, 소비자 등을 이사회로 두고 있다. 의료의 질과 안전을 촉진하고 개선하여 표준 및 평가프로그램 개발, 활동지표프로그램을 제공, 인가, 교육하고자 설립되었다.

인증프로그램

인증프로그램으로 1997년 EQuIP(Evaluation and Quality Improvement Program)를 개발하였고, 현재 Ver.5.0까지 나왔다. 인증을 통하여 달성하고자 하는 목적은 다음과 같다.

① 최소한의 표준을 정하여 정부가 규제할 수 있도록 한다.
② 정부 또는 업계가 지속적으로 질 개선을 할 수 있도록 전문가가 평가하도록 하는 것이다
③ 환자중심의 질과 안전을 담보하는 구체적인 표준을 개발한다.

ACHS가 설립된 배경은 호주 내 위기관리 및 소송이 증가되고, 이로 인한 책임 및 투명성에 대한 요구가 제기되면서 의료 활동의 개선을 위해 설립되었다. 또한, 의료관광의 활성화 등도 그 이유라고 하겠다.

ACHS의 인증단계는 다음의 5단계로 분류된다.

① LA (Little Achievement) : 성취 부족

② SA (Some Achievement) : 약간 성취

③ MA (Moderate Achievement) : 보통 성취

④ EA (Extensive Achievement) : 우수 성취

⑤ OA (Outstanding Achievement) : 매우 우수한 성취로 나뉜다.

인증표준 및 기준은 임상영역, 지원영역, 조직영역으로 구분하여 평가한다.

① 임상영역

- 소비자, 환자가 의료전달과정을 통해 질 높은 의료서비스를 제공받고 있는가?
- 소비자, 환자, 지역사회가 의료서비스에 접근할 수 있으며 니즈에 적절한 의료서비스를 제공받고 있는가?
- 의료기관이 제공하는 의료서비스가 효과적으로 성과를 달성하고 있는가? 를 평가한다.

② 지원영역

- 관리부서가 의료기관의 수행능력을 향상시키며 효과적으로 조직 및 임상적인 리스크를 관리하는데 기여하는가?
- 인적자원관리를 통해 질 향상, 직원의 업무능력, 근무환경 등의 개선에 도움이 되는가?
- 정보관리시스템이 조직이 추구하는 목표에 도움이 되는가? 를 평가한다.

③ 조직영역

- 관리부서가 의료기관이 질 높고 안전한 의료서비스를 제공하기 위해 전략적인 방향으로 움직이도록 하는데 기여하는가?
- 의료기관이 직원, 소비자, 환자, 방문자들을 위해 안전한 환경을 유지하는가?

3. 일본의 의료 질 평가제도

(1) 일본의료기능평가기구(JCQHC : Japan Council for Quality Health Care)

1995년에 설립된 중립적, 과학적인 제3자 기관 형태의 공익재단법인이다. 설립 목적은 환자와 의료제공자 입장에서 국민의 건강과 복지향상에 기여하는 것이다. 인정병원 환자안전추진사업, 산부인과 의료보상제도 운영사업, EBM 의료정보사업, 의료사고 정보수집사업, 약국의료사고 사례수집분석사업, 병원기능평가사업 등을 수행한다.

1) 병원기능평가

병원이 조직적으로 의료를 제공하기 위한 기본적인 활동(기능)을 적절하게 실시하고 있는지 여부를 평가하고, 의료의 질을 향상시키고자 한다. 평가결과 일정 수준을 갖추면 인정병원으로 지정한다. 현재 전국병원의 30%가 인정병원 획득을 했다.

평가절차는 본 평가와 본 평가심사로 구성된다.

① 본 평가는 병원의 본래 기능과 관련된 사항과 부가기능평가로 구성된다. 부가기능평가는 구급의료, 재활, 완화케어의 기능과 관련된 사항을 말한다.

② 본 평가 심사는 서면심사 및 방문심사로 구성된다. 본 평가 심사 신청은 해당 병원이 신청을 하고, 2개월에 1회 심사를 위한 병원설명회가 개최된다. 이때 심사병원등록표, 자기평가조사표, 현황조사표 등의 자료를 배부하여 심사흐름, 내용, 유의점을 전달한다. 방문심사 일정은 심사희망월 4개월 전에 일정조정을 하고, 방문심사 1.5개월 전에 일정을 확정한다. 방문심사는 2~3일간 실시한다. 이때, 서류확인, 합동인터뷰, 영역별 면접조사, 병동 및 진료실 방문, 영역별 부서방문 등이 이루어진다. 중간결과 보고는 방문심사 6~8주 후에 통지한다. 평점 2점 이하 항목의 유무를 평가하고, 2점 이하의 항목이 있는 경우 보충심사를 받을 것인지에 대한 의향을 묻는다. 중간결과보고서 수령 후 1개월 이내에 이의확인신청을 할 수 있다. 보충심사를 받을 경우 서류심사 또는 방문심사를 다시 실시하게 된다.

서면심사는 현황조사표(시설기본표, 부문별조사표, 진료기능조사표, 경영조사표)와 자기평가조사표, 기타 병원자료(병원안내, 입원안내, 병원연혁, 조직도, 위원회 조직도, 회의록목록), 방문심사당일 진행표, 시설기준사항, 방문 1일차 확인서류 목록을 제출한다.

심사결과 통지는 평가위원회 운영회의를 거쳐 확정된 평가결과를 통지하고, 인증의 경우 3주 이내에 인증서를 발송한다. 심사결과보고서는 심사결과 통지로부터 1개월 후에 송부한다.

2) 평가대상 영역

평가 대상 영역은 다음과 같이 7개 분야로 분류하여 평가한다.

① **병원조직의 운영과 지역사회 연계** : 조직운영과 관리체계, 정보관리기능, 지역사회와 연계 및 역할, 건강증진활동과 지구환경 배려, 지속적인 품질개선활동 등을 평가한다.

② **환자의 권리와 의료의 질·안전의 확보** : 환자권리 존중, 환자의 진료정보 공유 및 진료참여 촉진, 환자의 안전보장체제, 팀 의료의 추진과 진료의 질 향상 등을 평가한다.

③ **요양환경과 환자서비스** : 환자안내기능, 환자가족의 의료상담체제, 개인정보 확보에 대한 배려, 요양환경의 정비 등을 평가한다.

④ **의료서비스의 조직과 운영** : 진료, 간호, 보조의학, 수술, 마취, 응급의료, 진료기록관리, 외래 등 병원 각 부서의 체제정비, 기능발휘, 품질개선 등을 평가한다.

⑤ **의료의 질과 안전을 위한 관리프로세스** : 병동의 의료정책과 책임체계, 입원진료의 계획적인 대응체계, 적절한 치료서비스 실시, 감염방지, 진료간호기록, 약제장비 관리 등을 평가한다.

⑥ **병원운영관리의 합리성** : 인사노무관리, 재무경영, 시설관리 등의 합리성 및 적합성, 위기관리 대응체계 등을 평가한다.

⑦ **정신과에 맞춰진 병원기능** : 정신과가 있는 경우는 중요한 기능을 평가한다.

⑧ **요양병상에 맞춰진 병원기능** : 요양병상이 있는 경우는 중요한 기능을 평가한다.

3) 인증방법

2007년 7월부터 개정 일본병원평가인정에 관한 운용규칙을 적용하고 있다. 평가도구는 6개 대분류, 평가기준항목 5점 척도, 하부분류인 평가요소는 3점 척도로 구성이 되어 있다.

평가요소는 다음의 4단계를 구성된다.

① A : 평가요소가 적절히 행해지고 있거나 적절한 형태로 존재하는 경우를 말

한다.
② B : A와 C의 중간 상태를 말한다.
③ C : 적절히 행해지고 있지 않거나 존재하지 않은 경우를 말한다.
④ NA : 비해당

인증서 유효기간은 5년이고, 최종판정은 다음의 3단계로 구성된다.

① **인정** : 모든 평가기준에서 3점 이상, 인정기간 중 중대한 의료사고 등이 발생한 경우는 5일 이내에 의료사고보고서를 의료기관평가기구에 제출한다.
② **인정유보** : 심사결과보고서 수령 후 1년 이내에 재심사 요청이 가능하다.
③ **조건부인정** : 현지조사에서 개선사항이 지적된 경우, 인정기간 중 개선필요사항이 지적된 경우를 말한다.

9-2 우리나라의 평가제도

1. 병원신임평가제도

(1) 개요

1963년 국립보건원에서 처음 실시한 수련병원인정제도가 우리나라의 병원신임제도(Hospital Accreditation Program)의 효시가 되었다. 1965년 보건사회부(보건복지부)가 병원신임평가를 대한병원협회로 이관하였고, 1981년부터 전공의(인턴, 레지던트) 수련병원 지정을 위한 심사를 확대시켜 병원표준화심사로 실시해오다가 2003년 병원신임평가로 평가제도의 명칭을 개정하여 사용하고 있다. 이처럼 우리나라의 병원신임제도의 특징 중 하나는 수련병원실태조사와 통합되어 발전했다는 것이다.

병원신임평가는 의료의 질을 구조적 측면에서 평가하는 방법으로 이 제도는 미리 정해진 기준에 의해 최소기준(minimum standard)을 적용하여 이를 충족하는지 여부를 조사하는 것이다.

병원조직, 진료윤리, 건물기능의 안전도, 의사업무의 조직화, 진료수준, 시설장비, 경영관리, 임상각과 수련교육부서별 적정성 등을 평가한다. 이 제도는 목적달성 정도의 불명확성, 심사요강의 불완전성, 사업대상기관의 제한, 사업의 폐쇄성,

사업결과의 활용 및 유인책 미흡 등의 문제점도 있었지만, 수련병원 지정 및 전공의 책정과 연결되어 병원에 대한 직접적인 영향을 주었으며, 전국의 거의 모든 수련병원이 빠른 속도로 참여하게 되었다.

병원신임제도의 지속적 발전을 위해서는 평가에 대한 사회적 공신력을 확보하고, 사업의 내실화 및 사업대상을 확대해 나가면서 관련사업과의 연계를 강화할 필요가 있다.

병원신임평가사업은 병원의 수준을 향상 발전시켜 환자에게 최선의 진료를 제공하는 것으로서 국민의 신뢰와 존경을 받는 병원상을 정립하고자 하는 병원계의 자율적인 질 관리 활동을 수행하는 것이다.

과거에 적용하였던 병원신임평가심사 요강은 1980년 미국 JCAHO(의료기관신임합동위원회)의 병원조사(Hospital Survey)에 기초를 두었으며 이후 여러 차례의 수정 보완을 거쳐 왔다. 2000년 표준화심사 요강 개정은 학회별 심사, 수련병원심사, 병원표준화심사, 의료기관서비스평가(보건복지부)를 통합하여 실시하는 방안으로 개정되었으며, 의료의 질 관리 위주로 개정되었다. 1999년도 표준화심사 우수기관 10개 병원을 선정하여 2000년 1월 18일부터 1월 21일까지 개정에 따른 시범평가를 실시하였으며 이를 토대로 수정 및 보완하여 최종안을 개정하였다. 2000년 병원신임평가 심사부터 개정요강을 적용하되 병원의 적응기간을 감안하여 기존 병원은 2년간 유예기간을 두고, 신규병원은 심사 후 평균을 산출하여 적정수준으로 적용시켜오고 있다.

대한병원협회는 병원신임평가제도의 전문성, 공정성 및 객관성을 확보하기 위하여 2012년 대한병원협회 내 교육수련부를 병원신임평가센터로 확대 개편하고, 병원신임위원회를 운영하여 병원신임평가에 대한 전반적인 운영 및 평가체계를 개편하고자 하였다. 이를 통해 2013년에 이루어진 주요 개정은 진료부서 및 진료지원 부문 재분류와 통합, 진료부문의 전공의 수련 관련 문항 강화, 질 관리 관련 문항 강화, 환자 권리 및 편의 증대 문항 강화, 현장 방문 조사 문항의 확대, 수련교육부문 문항 강화, 평가방법, 평가서 작성지침 및 평가기준 보완에 중점을 두고 개편이 이루어졌다.

(2) 병원신임평가의 목적

1) 적정진료 보장

① 정도관리의 향상

② 진료환경의 개선(건물 및 대지, 시설물)
③ 진료체계의 개선(서비스제도 및 적정진료 평가업무)
④ 진료기능의 적정관리(QA체계 및 직무교육)
⑤ 진료장비의 적정화
⑥ 진료조직의 합리화(운영체계 및 인사관리)
⑦ 병원 진료능력의 향상 발전
⑧ 의료전달체계의 정착화
⑨ 진료윤리의 보장

2) 최신 진료수준의 수용성 증대

① 교육 및 훈련기회의 확대
② 연구기능의 진작

3) 병원 경영관리의 효율성 제고

① 병원 운영조직의 합리화
② 병원 인사관리의 효율화(후생복리 등)
③ 병원 정보관리의 정립
④ 물품 재고관리
⑤ 병원 재무관리
⑥ 원무관리
⑦ 시설(안전, 폐기, 청소, 위생 등)
⑧ 의료자원 이용도 심사체계(평가)
⑨ 진료지원업무의 체계화(급식, 세탁, 사회사업 등)

4) 회원병원 권익향상을 위한 정보체계 확립

① 의료보험통계(수가, 점유율, 삭감 등)
② 의료인력의 생산성(인건비 등)
③ 병원사업통계(진료통계)
④ 재무구조에 관한 정보
⑤ 병원의 정책 자료

5) 수련병원 및 전공의 교육수련의 질 관리 및 향상

① 수련병원의 실태조사

② 수련과목에 관한 사항
③ 전공의 정원 책정자료 조사
④ 전문의 수련에 관한 사항

(3) 병원신임평가 주요개정사항(2013)

병원 경영실태, 조직구조, 진료환경, 서비스 및 진료의 질 관리 전반에 대하여 평가한다.

- 분류체계는 3개 체계(병원운영체계, 수련지원체계, 진료부서체계), 57개 부문으로 개편되었다.
- 병원운영체계 및 수련지원체계의 카테고리를 규정, 위원회, 인력, 수행 순으로 구성하였다. 주요 변경은 심폐소생술관리, 수술실, 의료폐기물 부문이 신설되었고, 소독 및 세탁부문은 중앙공급실, 직물과 세탁, 청소 및 소독 부문과 통합하였고, 화상치료실 부문은 중환자실 부문으로 통합되었다. 또한 현행 법적 기준의 준수여부 확인 및 현장평가를 강화하였으며, 전공의 수련활동 및 근무환경 개선을 위한 문항을 개발하고 추가하였다.
- 평가운영방식은 평가대상기관의 규모를 반영한 학회 위원으로 구성된 평가위원 Pool을 구성하였다. 지원자격은 최근 3년간 평가위원으로 활동한 경험이 있는 전문가를 대상으로 지원 자격이 부여되며, 필수 교육과정 이수 후 현지 평가위원으로 활동하게 된다.
- 평가결과의 공정성을 위해 이의신청시스템이 도입되었다. 1차 이의신청은 평가전 평가 대상 병원의 평가서 작성에 대한 수정기회를 부여하고, 2차 이의신청은 평가 대상병원의 평가 후 평가사항 확인 후 이의신청이 가능하다.(병원별 평가 익일부터 2주간)
- 평가결과 통보시스템의 도입은 진료부서의 점수 결과를 통보하여 전공의 정원 책정 시 반영 될 과목별 결과를 통보하는 것(Fail 과목에 한함)과 진료부서 외 점수결과의 통보는 병원신임평가 결과분석보고서로 확인할 수 있다.
- 평가 후 결과에 대한 적용체계의 개선도 이루어지게 되었다. 허위 자료에 의하여 병원신임을 받은 경우, 신임기간 내 법적 기준 미충족 확인 시 신임이 중단된다.

(4) 병원신임평가 체계

2013년부터 기존의 신임평가 체계를 전면 수정하여 3개 체계 57개 부문으로 개편하였다. 그 구성은 다음과 같다.

① **병원운영체계**

조직관리, 시설안전, 환자안전관리, 진료지원부문으로 구성되어 있으며 이 중 진료지원에 의무기록/의료정보를 포함하고 있다.

② **수련지원체계** : 특수진료지원, 수련행정으로 구성되어 있다.

③ **진료부서체계**

내과를 비롯하여 총 27개의 임상진료과로 구성되어 있다. 특히 27개의 진료과의 의무기록 충실성 평가가 이루어진다.

표 9-1 병원신임평가 부문별 현황(2013년 개정)

평가영역	문항구성	평가부문	
병원운영체계	11%	A. 조직관리	병원현황, 조직경영, 인적자원, 고객만족, 의료사회사업, 재난관리
		B. 시설안전	시설안전, 설비시스템, 소독세탁, 의료폐기물
		C. 환자안전관리	질 관리, 감염관리, 심폐소생술
		D. 진료지원	간호, 약제, 영양, 의무기록/의료정보
수련지원체계	15%	E. 특수진료지원	분만실, 신생아실, 인공투석실, 수술실, 중환자실, 재활의학~핵의학
		F. 수련행정	의학도서실, 수련교육
진료부서체계	74%	내과~예방의학과 26개 전문과목	수련기관 평가, 교육수련 프로그램평가(전공의 수련계획서), 전문의 평가, 의무기록 충실성 평가, 기타(과목별 특수문항)

(5) 의무기록부문 신임평가

병원신임평가에서 의무기록 부문은 환자 의료서비스의 질적 수준을 체계적으로 모니터링하고 분석하여 질을 향상시키는 활동을 유도하기 위한 것이다. 진료부서체계 평가영역 중 의무기록 충실성 평가를 위한 지침 및 평가기준은 다음과 같다.

- 평가 전년도 1년간의 퇴원환자 명부 및 수술대장을 제시한다.
- 퇴원환자 명단 및 수술대장 중에서 재원기간이 10~20일(양입법)인 내과계, 외과계(수술환자)환자 5명의 의무기록을 임의 선정한다.

1) 주진단 기재의 적절성

① 의무기록과(실)장과 면담을 통하여 의무기록(전자의무기록 포함)의 진단명 기재란에 주진단명을 표기하는지 여부와 표기방법을 확인한다.

② 의사가 표기한 주진단명과 분류기호의 일치여부를 확인한다.

③ 불일치하는 경우, 다음 정의에 따라 해당되는 불일치 유형을 확인한다.

- A : 주진단 누락(담당의사의 주진단명과 일치하는 주진단 불류기호를 찾을 수 없을 때)
- B : 순서 불일치(담당의사의 주진단명과 일치하는 코드가 의무기록에는 존재하나 주진단으로 표기가 안되었을 때)

④ 주진단 코드 부여원칙은 한국표준질병·사인분류(2010년 발간)에 따른다.

- 의사의 주진단명 표기방침이 없는 경우에는 조사자인 의사가 의무기록에 기재된 의사의 진단명 중 의무기록 내용을 검토하여 적절한 주진단명을 선정하고, 선정된 주진단명과 병원에서 작성한 주진단 분류기호를 각각 조사표에 기재하여 일치여부를 확인한다.
- 일치 정도 기재 및 불일치 유형코드는 3)과 동일하다.

2) 퇴원요약 정보의 충실성

① 조사대상 의무기록은 주진단명의 적절성을 평가한 동일한 의무기록으로 확인한다.

② 환자정보는 환자명, 병원등록번호, 성별, 연령, 입원일, 퇴원일의 6개 정보를 의미하며 의무기록의 퇴원요약 정보에 기재되어 있는 환자정보 건수를 기재한다.

③ 퇴원요약 정보의 충실성은 환자정보, 주호소 증상, 진단명, 수술 또는 처치명, 합병증, 검사결과, 퇴원약, 추후계획, 의사서명의 기재여부를 확인하고, 기재가 불필요하여 해당없는 항목은 기재된 것으로 간주한다.

3) 수술정보의 충실성

① 조사대상 의무기록은 주진단명의 적절성을 평가한 동일한 의무기록으로 한다.

② 수술정보의 충실성은 환자정보, 수술일, 수술의, 수술 전 진단명, 수술 후 진단명, 수술명, 수술소견, 수술절차, 집도의 서명의 기재여부를 확인하고, 기재가 불필요하여 해당없는 항목은 기재된 것으로 간주한다.

4) 경과정보의 충실성

① 경과기록은 1일 1회 기재하는 것을 원칙으로 한다.

② 필수 기재 항목 : 입원기록, 수술기록(국소마취 하에 시행), 의사가 시행한 검사 및 처치기록과 수술 또는 검사 및 처치 전후 기록, 전과기록, 퇴원 또는 사망기록의 기재여부를 확인하고, 기재가 불필요하여 해당없는 항목은 기재된 것으로 간주한다.

③ 재원일수는 양입법으로 계산하여 기재하고, 경과기록 기재 횟수는 경과기록을 작성한 횟수로 한다.

④ 1일 경과기록을 여러 번 작성한 경우에도 기재횟수는 한 번으로 한다.

⑤ 경과기록이 없는 경우는 경과기록 횟수에 '0'으로 기재한다.

(6) 병원신임평가 대상 병원

시·도지사로부터 의료기관 개설 허가를 받은 병원으로서 24시간 환자진료가 가능하고 진료에 필요한 시설장비와 병상을 갖추어야 하며 1년 이상 환자진료 실적이 있는 병원을 대상으로 한다.

(7) 병원신임평가 신청

수련병원과 신규대상 병원은 매년 3월 31일까지 신임심사요강 2부을 작성하여 1부는 병원에 보관하고 1부는 의료기관개설 허가증 사본 1부 등 관련 자료와 함께 대한병원협회에 신청하여야 한다. 2008년도 심사부터는 심사요강의 해당사항을 전산에 입력하도록 하고 있다.

check point

병원신임평가 진행일정

5월	6~7월	8월	9월	10~11월	12월
· 병원신임평가서 전산 입력 · 병원신임평가 및 수련 병원실태 조사비 납부	· 현지평가 실시 · 현지평가대상 1차/2차 이의신청	· 서류평가 실시 · 서류평가대상 2차 이의신청	· 평원신임평가 결과 통보(진료부서 점수, 과목별 Fail 병원에 한함)	· 전공의 정원 책정	· 병원신임 평가 결과 통보(현지 평가 대상, 진료 지원 점수, 신임 인정)
		병원신임평가 결과분석			

(8) 신임평가 방법 및 결과활용

① 현지심사

신임심사반이 심사대상 병원을 현지 방문하여 신임심사를 실시하는 것이다. 병원신임평가와 수련병원실태조사는 매년 5월 중순에 심사계획이 수립되어 병원신임위원에서 확정한다. 매년 6월부터 9월 중순까지 평균 약 100여 개의 병원에 대하여 현지평가를 하게 되는데 연인원 500여 명의 평가위원이 투입된다.

평가위원은 각 학회와 관련단체의 추천을 받아 위촉하며, 통상 2개 병원에 대하여 3일간 진행된다. 평가 전 병원에서 준비할 자료를 전산 입력하도록 웹사이트를 운영하고 있다. 대상 병원에서 지정신청과목 및 필수과목 등 해당 부문 모두 입력 완료 후 현지 또는 서류 평가가 진행된다.

② 서류심사

평가 성적이 양호한 병원은 1~2년간 서류평가로 대체되며, 서류평가 대상 기관은 약 130여 개 기관이 포함된다. 각 병원에서 작성한 평가서를 평가위원들이 평가하며, 전년도 평가지적사항 보완여부를 확인한다. 제출 대상 자료는 진료실적, 전속전문의 현황, 논문 실적, 학술활동 참여 실적, 잡지구독 및 전자저널 리스트, 전공의 수첩 등이다.

③ 병원신임위원회 평가

현지평가와 서류평가 결과를 취합하여 검토 의견을 첨부하여 병원신임위원회에 상정한다.

④ 평가 결과 활용

병원신임평가가 수련병원실태조사와 통합되어 시행됨으로써 병원신임평가 성적을 수련병원 지정 및 전공의 정원 책정에 반영하고 있다. 당해 연도 현지 평가 성적(병원운영체계 및 수련지원체계) 종합점수가 70% 이상이면 신임 2년, 80%이상이면 신임 3년이 인정된다.

(9) 현지평가반 구성

1개 평가반은 2개 병원을 평가하게 되며, 평가위원은 반장 1인, 학회 1~4인, 간호 1인, 행정 1인으로 구성된다.

check point

현장평가 준비자료

1. 병원현황 보고
   - 수련병원 실태조사 주요 내용을 양식에 따라 보고
   - 현황보고 내용의 각종 통계는 수련부서, 총무부, 의무기록실, 원무부 등의 제반 통계실적과 일치되도록 작성
2. 전공의 수첩 비치
3. 전문의 현황 및 급여대장 비치
   - 평가 당일 기준
4. 전공의의 교육수련프로그램 및 전공의 대장 비치
5. 전공의 수련 규정 비치
6. 현장 준비
   - 의무기록의 충실성 및 완결성 평가문항 준비 : 내과계, 외과계 퇴원환자 명단 및 수술대장 중 재원 기간이 10~20일인 의무기록 리스트(전산 확인 가능)
7. 수련병원 실태조서 1부
   - 신규 신청 병원만 해당
8. 전산 평가관련 준비
   - 평가위원별 PC 준비(웹사이트 접속을 위해 인터넷 사용 필수)
9. 기타
   - 병원 안내표, 구내 전화번호 등

2. 수련병원 실태조사

수련병원실태조사는 1951년 전문과목표방허가제에 의해 1957년 국민의료법 시행세칙 제 35조에 규정된 종합의료기관으로 8개 의대부속병원을 포함한 60개 수련병원을 지정하면서부터 시작되었다.

1957년 국민의료법의 개정으로 수령병원 지정업무는 국립 보건원에서 관장하였으며, 보건사회부는 정기적으로 시행되는 수련병원 실태조사 결과를 기초로 수련병원을 지정하기로 결정하고, 1963년 4월 30일에 대한의사협회에 수련업무를 위임하였다.

이후 1964년 11월 24일 보사부령 제 148호로 의료법 시행규정이 개정되고 의협

이 1965년 3월 12일 병원신임위원회를 구성하였는데 이를 병원신임제도(hospital accreditation program) 의 효시로 보기도 한다. 1965년에 보건사회부는 병원신임업무를 대한병원협회로 이관, 위임하기로 정책을 바꾸었다. 1967년 1월 1일부터 전문의 수련병원실태조사 및 정원책정에 관한 병원신임업무를 대한병원협회가 관장하게 되었다.

1972년 2월 17일 전문의 수련 및 자격인정 등에 관한 규정이 대통령령 제 8088호에 의거 제정되어 전공의 수련교육 체계를 갖추게 되었다. 1982년 7월 23일에 대통령령 제10874호로 동 규정에 제20조(업무의 위탁)가 신설되어 의료관련 단체가 수련병원 실태조사업무를 합법적으로 위임받아 수련병원 지정과 전공의의 정원 책정을 위한 자료조사업무를 수행할 수 있는 근거가 마련되었다.

표 9-2 진료부서체계 평가 문항(2013년 개정)

구분	문항
A. 수련기관 평가	1. 과별 업무 규정 2. 전문의 현황 3. 전공의 현황 4. 시설 및 기구 현황 5. 수련교육 관련 시설 현황 6. 진료실적 7. 진료기능 8. 학술자료 구비 9. 학술대회 지원실적 10. 전공의 당직 현황 11. 전공의 휴가 현황 12. 여성 전공의 출산전후 휴가 부여 현황
B. 교육수련 프로그램 평가	1. 교육수련 프로그램의 구비 2. 학술활동 3. 환자취급범위 4. 논문실적 5. 전공의 수 대비 진료실적 6. 전공의 수첩(기록부) 기재 상태 7. 전공의 수련 평가 8. 교육수련 프로그램 이행 정도 9. 교육수련 프로그램 적절성 평가 10. 전년 대비 교육수력 프로그램 개선사항
C. 전문의 평가	1. 전문의 경력 2. 전문의 세부 전문분야 3. 전문의 수 대비 진료실적 4. 전문의 논문 실적 5. 전문의 학술활동
D. 의무기록 충실성 평가	1. 내과계, 외과계 각 5개 의무기록 확인 2. 과목별 의무기록 충실성 평가
E. 기타(과목별 특수성 평가)	

check point

수련병원(기관) 지정현황

2012년 현재

병원	현지(신규)	서류	총계
인턴 및 레지던트 수련병원	38(1)	98	136
인턴 수련병원	37(9)	45	82
단일전문과목 레지던트 수련병원	14(3)	11	25
계	89(13)	154	243
단일전문과목 레지던트 수련기관	8(2)	27	35

병원신임평가의 예

부산 영도병원(병원장 정준환)은 지난 6월 22일 오전 9시부터 오후 4시 30분까지 2016년도 병원신임평가 및 2017년도 수련병원 실태조사를 성공적으로 마쳤다고 밝혔다.

병원신임평가와 수련병원 실태조사는 전공의 수련병원을 대상으로 수련환경과 수준을 평가하는 제도로 의료의 질 향상을 목표로 보건복지부가 주최하고 대한병원협회가 주관한다.

영도병원은 지난 2013년 실시된 평가에서 전공의 수련병원 최고 인정기간이라 할 수 있는 '병원신임연한 3년 인정' 자격을 획득한 바 있다.

병원신임평가제도는 당해 현지 평가점수가 80점이상으로 우수한 경우 3년간 신임을 부여하고 향후 2년간 서류평가를 실시한다.

[출처] 영도병원, 신임평가·수련병원 실태조사 자료

3. 상급종합병원 관리 및 평가

(1) 병원구분

1) 상급종합병원

상급종합병원은 중증 질환을 가진 환자에게 난이도가 높은 의료행위를 전문적으로 하는 병원을 말하는 것으로 보건복지부장관은 「의료법」제3조의 4 제1항 각 호를 만족하는 종합병원 중에서 인력 및 시설기준을 만족하는 종합병원을 상급종합병원으로 지정할 수 있다.

① 보건복지부령으로 정하는 20개 이상의 진료과목을 갖추고 각 진료과목마다 전속하는 전문의를 둘 것 (「의료법」 제3조의 4 제1항 제1호)

② 「의료법」 제77조 제1항에 따라 전문의가 되려는 자를 수련시키는 기관일 것 (「의료 법」제3조의 4 제1항 제2호)

③ 보건복지부령으로 정하는 인력·시설·장비 등을 갖출 것 (「의료법」 제3조의 4 제1항 제3호)

④ 질병군별 환자구성 비율이 보건복지부령으로 정하는 기준에 해당할 것(「의료법」 제3조의 4 제1항 제4호)

2) 종합병원

종합병원은 다음 각 호의 요건을 갖추고 있는 병원을 말한다(「의료법」 제3조의 3 제1항).

① 병상 수가 100개 이상일 것(「의료법」제3조의 3 제1항 제1호)

② 100병상 이상 300병상 이하인 경우에는 내과, 외과, 소아청소년과, 산부인과 중 3개 진료과목, 영상의학과, 마취통증의학과, 진단검사의학과 또는 병리과를 포함한 7개 이상의 진료과목을 갖추고 각 진료과목마다 전속하는 전문의를 둘 것(「의료법」제3조의 3 제1항 제2호)

③ 300병상을 초과하는 경우에는 내과, 외과, 소아청소년과, 산부인과, 영상의학과, 마취통증의학과, 진단검사의학과 또는 병리과, 정신건강의학과 및 치과를 포함한 9개 이상의 진료과목을 갖추고 각 진료과목마다 전속하는 전문의를 둘 것(「의료법」제3조의 3 제1항 제3호)

3) 병원급 의료기관

병원, 치과병원, 한방병원 및 요양병원 등은 30개 이상의 병상(병원, 한방병원만 해당) 또는 요양병상(요양병원만 해당. 장기입원에 필요한 환자를 대상으로 의료행위를 하기 위하여 설치한 병상을 말함)을 갖추어야 한다(「의료법」제3조의 2).

(2) 평가목적

① 상급종합병원의 인정 및 취소절차, 질병군에 해당하는 질병의 종류, 진료권역내 소요병상 충족도를 판별하기 위한 기준 및 그 평가 등에 관한 사항을 정하여 상급종합병원의 관리 및 평가에 적정을 기하고자 한다.

② 상급종합병원의 계속 인정 여부에 대해 평가를 실시함으로써 상급종합병원 인정 시 갖는 경제적 이점 및 지명도 제고 등에 따른 의료기관의 무분별한 대형화 초래를 방지하고 인정된 상급종합병원의 실제 기능 수행여부 및 사후 관리를 통해 상급종합병원으로서의 적정 진료형태를 유도하는 한편 진료권 내의 전반적인 의료기술 수준의 향상과 건강보험 진료전달체계를 확립하기 위함이다.

(3) 평가방법

① 중증질환에 대한 질 높은 의료서비스 제공, 의료전달체계의 확립을 통한 의료자원의 효율적 활용을 목적으로 상급종합병원 지정기준을 총족하는 종합병원을 상급종합병원으로 지정한다.

② 상급종합병원 지정방식은 지정요건(절대평가)을 충족하는 병원에 대해 항목별 평가(상대평가)를 실시하고 지역별, 분야별 균형을 고려하여 전문병원심의위원회의 심의를 거쳐 보건복지부장관이 지정한다.

③ 10개 진료권역별로 매 3년마다 종합병원의 신청을 받아 평가하여 우수한 의료기관을 상급종합병원으로 지정한다.

④ 상급종합병원 지정기준은 환자 구성비율, 진료량, 필수 진료과목, 의료인력, 병상, 임상질, 의료서비스 수준 등으로 지정한다.

⑤ 질병군별 환자의 구성비율은 지정 신청일 이전 2년 6개월 동안의 건강보험 및 의료급여 입원환자와 외래환자의 진료실적에 대하여 건강보험심사평가원에 요양급여비용을 심사 청구한 자료를 기준으로 한다.

표 9-3 상급종합병원 지정기준(2015년 개정)

지정기준	세부기준
진료기능	필수진료과목(9개)을 포함한 20개 이상 전문과목을 갖추고 진료과목마다 전속전문의 1인 이상 배치 선택진료과목(18): 진단검사의학과 또는 병리과, 흉부외과, 방사선종양학과, 핵의학과, 응급의학과, 신경과, 피부과, 신경외과, 안과, 재활의학과, 정형외과, 인비인후과, 비뇨기과, 성형외과, 가정의학과, 예방의학과, 결핵과, 직업환경의학과
교육기능	레지던트 수련병원으로 지정받은 종합병원
응급의료기능	권역, 전문 또는 지역응급의료센터로 지정받은 기관
인력	• 의사 : 연평균 1일 입원환자 10인당 1인 이상 • 간호사 : 연평균 1일 입원환자 2.3인당 1인 이상
시설	「의료법 시행규칙」 별표 4 제2호에 따른 중환자실 및 신생아중환자실 설치
장비	• 전산화단층촬영기(CT), 자기공명영상촬영기(MRI), 근전도검사기(EMG), 혈관조영촬영기, 감마카메라 및 심전도기록기 각각 1대 이상 • 특수의료장비는 품질관리검사 적합
질병군별 환자구성상태	• 입원 : 전체 입원환자 중 전문진료질병군 환자 비율 17% 이상, 단순진료질병군 환자 비율 16% 이하 • 외래 : 전체 외래환자 중 "의원중점 외래질환" 환자 비율 17% 이하 – 전문진료질병군 : 희귀성 질병, 합병증 발생의 가능성이 높은 질병, 치사율이 높은 질병, 진단난이도가 높은 질병, 진단을 위한 연구가 필요한 질병 – 일반진료질병군 : 모든 의료기관에서 진료가 가능하거나 진료를 하여도 되는 질병 – 단순진료질병군 : 진료가 간단한 질병, 일반적으로 진료의 결과가 치명적이 아닌 질병, 그 밖에 상급종합병원에서 진료를 받지 않아도 되는 질병
의료서비스 수준	「의료법」 제58조의 3 제4항에 따른 인정 또는 조건부인증

표 9-4 상급종합병원 상대평가기준(2015년)

평가항목	가중치	평가항목별 등급 구간 및 배점				
		10점	9점	8점	7점	6점
환자구성상태 (전문진료질병군 구성비)	60%	30% 이상	6점초과~10점 미만 배점= (전문질병군 환자구성비율 XX.XX ×0.3077) +0.7690(소수점 2자리까지 산출)			17%
의사 1인당 연평균 1일 입원환자수	20%	4.0명 이하	5.5명 이하~ 4.0명 초과	7.0명 이하~ 5.5명 초과	8.5명 이하~ 7.0명 초과	10명 이하~ 8.5명 초과
간호사 1인당 연평균 1일 입원환자수	10%	1.9명 이하	2.0명 이하~ 1.9명 초과	2.1명 이하~ 2.0명 초과	2.2명 이하~ 2.1명 초과	2.3명 이하~ 2.2명 초과
교육기능	10%	10개과 이상	9개과	8개과	7개과	6개과

4. 요양급여 적정성평가제도

보건복지부에서는 요양급여의 적정성을 관리하기 위하여 국민건강보험법에 따라 요양기관이 제공한 요양급여에 대하여 건강보험심사평가원이 요양급여의 적정성을 평가하고 국민건강보험공단은 그 평가결과에 따라 요양급여비용을 가산 또는 감액 지급할 수 있게 하는 제도를 시행하고 있다.

(1) 개념

요양급여 적정성평가제도는 요양기관이 국민에게 제공한 요양급여(의료서비스)가 의·약학적 측면과 비용·효과적 측면에서 적정한지의 여부를 평가하여 요양급여 비용을 가감지급하게 하는 제도이다.

(2) 시행 배경

오늘날의 보건의료 환경이 다음과 같이 변화됨에 따라 의료의 질 향상과 의료체계의 효율적 관리 및 의료소비자의 선택권 보장 등 소비자중심 의료가 요구되고 있으며 의료비의 급격한 증가를 억제할 필요가 있어 요양급여의 적정성을 평가하고 있다. 구체적 시행 배경은 다음과 같다.

① 인구의 고령화와 노인인구의 증가에 따른 만성질환자의 증가
② 세계화 및 의료기술의 발전으로 고품질 첨단의료서비스에 대한 요구 증가
③ 의료비 증가
④ 의료소비자의 권리의식 강화 및 소비자 참여 확대

(3) 적정성 평가제도의 법적근거

요양급여의 적정성을 평가하여 요양급여 비용을 가감 지급할 수 있는 법적근거는 다음과 같다.

① 국민건강보험법 제47조(요양급여비용의 청구와 지급 등) 요양기관이 건강보험심사평가원에 요양급여비용의 심사청구를 하면 심사평가원은 요양급여의 적정성을 평가하여 국민건강보험공단에 통보하고 공단은 그 평가 결과에 따라 요양급여비용을 가산하거나 감액 조정하여 지급한다.
② 국민건강보험법 제63조(심사평가원의 업무 등) 건강보험심사평가원은 요양급여의 적정성 평가업무를 관장한다.

③ 국민건강보험법 시행규칙 제29조(요양급여 등의 적정성 평가) 건강보험심사평가원은 요양급여 등의 적정성에 대한 평가를 하는 경우에 의약학적 측면과 비용, 효과적 측면에서 요양급여를 적정하게 하였는지를 평가하여야 한다.

(4) 평가목적 및 평가결과 활용

요양급여의 적정성평가결과는 다음과 같이 적용하거나 활용한다.

① 의료수요자인 국민에게 평가결과에 대한 정보를 제공하여 의료기관 선택정보로 활용할 수 있게 한다. 현재 요양기관의 평가결과를 건강보험심사평가원 홈페이지 및 언론 등에 공개하고 있다.

② 의료공급자인 평가대상 요양기관 등에는 요양급여제공과 관련된 정보자료를 제공하여 자발적인 의료의 질 향상활동을 유도한다. 불이익처분에 대비한 개선을 촉구하며 필요시 요양급여비용을 가감 지급하여 개선활동에 대한 동기부여를 하고 있다.

③ 평가기관인 건강보험심사평가원 내부에서는 요양급여비용의 심사 및 현지확인조사 등의 업무에 참고자료로 활용할 수 있다.

④ 국민건강보험공단에는 보험자의 요양급여 관리와 요양기관에 관한 정보 등을 제공한다. 평가등급 등을 통보하여 요양급여비용의 가감지급자료로 활용하게 한다.

⑤ 정부 측인 보건복지부에는 정책 참고자료를 제공한다.

⑥ 기타 의약계 단체, 학계, 연구기관, 언론계 등에 필요한 정보를 제공할 수 있다.

(5) 평가대상

1) 평가대상의 선정

요양급여의 적정성 평가대상은 요양기관, 진료과목, 상병, 요양급여별로 구분하여 2016년 기준, 8개 영역 37개의 항목 중에서 선정하며, 필요한 경우 평가대상을 세분류할 수 있다.

① 요양기관 : 병원, 의원, 약국 등 모든 요양기관종별

② 진료과목 : 의료법에 따른 진료과목 또는 표시과목

③ 상병 : 한국표준질병사인분류에 따른 대분류, 중분류, 소분류별 상병 또는 필요한 경우 둘 이상의 복수상병 등

④ 요양급여 : 진찰·검사, 약제·치료재료의 지급, 처치·수술 및 그 밖의 치료, 예방·재활, 입원, 간호, 이송 등

2) 평가영역

평가대상 항목은 다음과 같이 세분류하여 그 일부를 평가대상으로 선정할 수 있다.

① 요양기관의 구조 : 인력, 시설 및 장비 등

② 요양급여의 제공과정 : 진찰, 수술, 약제 및 치료재료의 지급 등

③ 요양급여의 제공결과 : 완쾌, 호전, 계속진료, 이송, 회송, 사망 등

3) 평가대상 선정기준

평가대상은 다음사항을 고려하여 선정한다.

① 의료의 질 저하로 국민보건에 심각한 결과를 초래할 수 있는 경우

② 의료자원 배분의 왜곡 등으로 인하여 요양급여의 비용효과가 낮은 경우

③ 요양급여비용의 심사만으로는 요양급여의 적정성 확보 및 개선을 기대하기 곤란한 경우

평가대상을 선정함에 있어서 우선순위는 다음과 같다.

① 전체 요양급여에서 차지하는 빈도나 비용의 비중

② 의·약학적 중요성

③ 사회적 관심의 정도

④ 평가실시로 기대되는 건강 혹은 비용상의 개선효과

⑤ 평가 및 자료수집의 용이성

4) 연도별 평가항목

요양급여 적정성 평가항목은 연도별로 평가계획을 수립하여 정한다. 항목별 평가계획에는 다음 사항을 포함하며 요양기관 등 관련기관이 사전에 알 수 있도록 평가실시 2월 이전에 공개하여야 한다.

① 평가의 목적 또는 필요성

② 평가대상기관 및 평가군의 분류

③ 평가대상기간
④ 평가지표 또는 평가지침 등 평가기준
⑤ 평가조사의 방법
⑥ 평가등급의 설정
⑦ 평가결과의 적용 및 활용방안
⑧ 그 밖의 주요사항

2016년에 계획한 요양급여 적정성평가 항목은 8개 영역 37항목으로 내용은 다음 표와 같다.

표 9-5 2016년 요양급여 적정성평가 항목

영역		항목(37)	예비평가(4) 연구용역(2)
질환	심 · 뇌질환	• 허혈성심질환(2항목)[주1] • 관상동맥우회술 • 급성기뇌졸중	–
	암 질환	• 대장암 • 유방암 • 폐암 • 위암 • 간암 진료결과	–
	만성질환	• 고혈압 • 당뇨병 • 천식 • 만성폐쇄성폐질환	–
	기타질환	• 폐렴	–
주요수술		• 수술예방적항생제-15개수술[주2] • 진료량-4개수술[주3]	–
외래약제		• 주사제처방률 • 항생제처방률 • 약품목수 • 투약일당 약품비 • 유소아중이염 항생제 • 성분계열별 항생제 처방률 • 골관절염해열진통소염제중복처방율	–
포괄수가		• 포괄수가(7개 질병군)[주4]	–
특수분야		• 요양병원 • 의료급여 정신과 • 중환자실 • 혈액투석	–
기관단위 포괄적평가		• 중증도보정사망비 • 계획되지않은 재입원율	–
한방 · 치과			• 한방분야(예비평가) • 치과분야(예비평가)

영역	항목(37)	예비평가(4) 연구용역(2)
환자안전 환자중심	• 환자경험	• 환자안전(예비평가) • 마취분야(예비평가) • 소아진료(연구용역) • 정신과영역(연구용역)

주1. 급성심근경색증, 경피적관상동맥중재술

주2. 15개수술 : 위수술, 대장수술, 복강경하담낭수술, 고관절 및 슬관절치환술, 자궁적출술, 제왕절개술, 심장수술, 개두술, 전립선절제술, 녹내장수술, 갑상선수술, 유방수술, 척추수술, 견부수술

주3. 4개수술 : 고관절치환술, 식도암수술, 췌장암수술, 조혈모세포이식수술

주4. 수정체수술, 자궁적출 · 기타 자궁 및 자궁부속기 수술, 제왕절개분만, 충수절제술, 서혜 및 대퇴부 탈장 수술, 항문수술, 편도 및 아데노이드 절제술

(6) 평가기준

요양급여 적정성평가 기준은 평가대상별로 다음 사항을 고려하여 요양급여의 적정성을 측정할 수 있는 평가지표 또는 평가지침의 형태로 설정한다.

① 표준화 및 계량화의 가능성

② 기존의 임상진료지침이나 진료지표

③ 최근 의·약학적 전문지식

④ 비용효과 등 경제성 지표

평가는 평가기준에 따라 요양기관 간 비교 측정하는 상대평가방식 또는 평가기준과의 부합정도를 측정하는 절대평가방식을 사용하며, 필요한 경우 두 가지 평가방식을 병용할 수 있다.

평가는 평가대상 요양기관을 종별, 진료과목별, 소재지역별 또는 진료형태 등을 감안하여 요양급여의 제공여건이 유사하거나 동질적인 요양기관별로 평가군을 분류하여 실시한다.

평가는 신뢰성과 공정성이 확보될 수 있도록 객관적이고 전문적인 방법으로 실시한다

(7) 평가조사방법 및 결과의 활용

요양급여 적정성평가의 조사방법 및 결과의 활용에 관한 사항 중 중요한 내용

은 다음과 같다.

① 평가조사는 조사의 내용 및 사유가 명료하고, 조사방법이 용이하며, 조사결과를 계량화 할 수 있도록 한다.

② 평가조사의 범위는 요양기관의 구조, 요양급여의 제공과정 및 결과와 관련된 요양급여 비용 심사청구 및 심사내역, 진료기록, 요양급여제공자 및 환자, 그 밖에 요양급여의 제공에 영향을 미치거나 연관된 분야로 하며 이를 전수조사 또는 표본조사 한다.

③ 평가조사의 방법은 서면조사, 우편조사, 유선조사, 현지 확인조사 또는 면담 등의 방법으로 하며, 필요한 경우에는 외부 전문가를 평가조사원으로 참여시킬 수 있다.

④ 평가의 결과는 평가군 및 평가기준 별로 가중치를 고려한 점수 또는 평가등급을 산정하는 계량화 방법으로 산출한다.

⑤ 평가결과는 보건복지부장관에게 보고하고 해당 요양기관, 국민건강보험공단, 관련 의약단체, 심사평가원 관련부서 등에 통보한다.

⑥ 평가결과는 요양기관종별, 진료과목별, 상병별 등으로 구분하여 공개할 수 있다.

⑦ 평가대상항목에 대한 평가결과가 산출되면 평가보고서를 작성하며, 평가 기초자료 및 요양기관별 평가점수, 평가등급 등의 관련 자료는 평가대상기관별, 평가대상항목별로 구분하여 평가시스템으로 구축·관리한다.

⑧ 평가결과 요양기관의 자체 의료의 질 개선 및 관리의 발전 등을 위하여 필요한 경우에는 요양기관에서 활용할 수 있도록 평가기준 및 방법의 개발·보급, 평가제도 및 기법교육, 평가결과 모범사례 확산 등 다양한 활동을 지원한다.

(8) 요양급여비용의 가감지급

요양급여의 적정성 평가결과 요양급여의 적정성이나 그 개선도가 양호한 경우 또는 요양급여가 부적정하거나 개선이 요구되는 경우에는 다음 사항을 종합적으로 고려하여 요양급여비용을 가산 또는 감액하여 지급할 수 있다.

① 평가대상항목

② 요양급여 적정성 또는 부적정성의 정도

③ 가감지급 적용에 따른 효과 등

요양급여비용의 가감지급금액은 공단부담액의 100분의 10의 범위 안에서 정하며 연도별로 누적관리 한다.

5. 의료기관 인증제도

(1) 개요

정부는 기존에 보건복지부 주관으로 시행하던 의료기관 평가제도를 2011년 1월 24일부터 의료법에 근거하여 의료 질 향상과 환자안전 중심으로 개편하여 의료기관 인증제도로 변경하고 의료기관평가인증원에서 주관하도록 하였다.

의료기관 인증제도는 의료기관이 의료서비스를 제공하는 과정에서 국민들이 안전한 양질의 의료서비스를 받을 수 있도록 세부 종류별로 구분되는 수많은 의료기관이 제공하는 의료서비스의 질을 개선하고 촉진시키기 위하여 병원급 이상의 의료기관을 대상으로 하고 있으며, 해당되는 의료기관은 자율적으로 인증을 신청할 수 있다. 다만, 요양병원과 정신병원은 의료서비스의 특성 및 환자의 권익 보호 등을 고려하여 2013년부터 의무적으로 인증 신청을 하도록 의료법으로 규정하여 강제하고 있다.

이 제도를 통하여 병원급 이상 의료기관이 자율적으로 의료기관평가인증원으로부터 인증을 받게 되며 인증을 받은 의료기관은 전문적이고 객관적인 조사와 평가를 통하여 의료의 질과 환자의 안전에 있어 적정 수준을 달성하였다는 의미로 4년간 유효한 보건복지부장관 명의의 인증서를 교부받게 되며, 인증 결과는 인증원 홈페이지 등을 통해 공표한다.

또한 상급종합병원, 전문병원, 전공의 수련병원으로 지정받고자 하는 의료기관은 인증이 지정요건으로 되어 있으므로 지정신청 전에 인증을 받아야 해당병원 지정을 신청할 수 있다. 즉, 평가결과 및 인증등급을 활용하여 상급종합병원지정, 전문병원 지정 등 행정적, 재정적 지원을 받을 수 있다.

(2) 의료기관 인증제도의 법률적 근거 및 목적

1) 법률적 근거

의료기관평가인증원에서 수행하는 의료기관 인증업무에 대한 법률적 근거는 다음과 같이 정리할 수 있다.

의료법 제58조(의료기관 인증)에 근거하고 있으며 보건복지부장관은 의료의 질과 환자 안전의 수준을 높이기 위하여 병원급 의료기관에 대한 인증을 할 수 있고, 보건복지부장관은 의료기관 인증에 관한 업무를 인증전담기관에 위탁할 수 있다고 명시하고 있다. 또한, 보건복지부장관은 의료기관을 대상으로 실시하는 평가를 통합하여 인증전담기관에서 시행하도록 할 수 있다고 규정하고 있다.

2) 목적

의료기관평가인증원은 보건복지부장관이 인증을 위하여 필요하다고 정한 업무를 위탁받아 수행하는 인증전담기관으로 의료기관을 대상으로 실시하는 각종 평가업무를 통합적으로 수행하여 의료의 질 향상과 환자안전의 수준을 제고함으로써 국민건강의 유지, 증진에 기여하기 위해 설립되었다. 의료법 제58조에는 보건복지부가 '의료의 질과 환자 안전의 수준을 높이기 위하여' 의료기관에 대한 인증을 할 수 있다고 규정되어 있다. 즉, 의료기관 인증제도를 시행하는 목적은 의료서비스 제공과정에서의 '의료의 질 향상' 과 '환자안전' 이라고 볼 수 있다.

의료기관평가인증원이 인증조사에 적용하고 있는 인증기준에서도 '환자안전' 과 '지속적 질 향상' 을 의료기관이 갖추어야 할 기본적인 가치로 설정하고 있다. 따라서 개별 의료기관들이 환자에게 안전하고 질적으로 수준 높은 의료서비스를 제공할 수 있도록 목표를 제시하고, 지속적인 개선활동을 하도록 유도하고 있다.

(3) 의료기관 인증제도 시행의 필요성

정부는 다음과 같은 필요성에 의해서 의료기관 인증제도를 시행하게 되었다.

① 안전한 양질의 의료서비스에 대한 국민들의 욕구가 증대되었다.

② 의료기관에는 안전사고의 발생요인이 많으며, 이러한 위해사건이 발생하였을 때 인적, 경제적 손실도 증가되므로 의료의 질 관리 및 환자안전 관리체제가 필요하게 되었다.

③ 종전에 강제 평가였던 의료기관 평가제도의 문제점을 개선하여 의료기관이 자율적으로 의료서비스의 질 향상을 관리하도록 하는 의료문화의 혁신이 필요하게 되었다.

④ 의료공급자 중심의 단편적 평가보다 소비자 중심의 복합적 점검체계가 필요하게 되었다.

⑤ 국민들과 의료기관의 신뢰는 물론 국제적으로 신뢰받는 의료기관 인증제도의 도입이 필요하게 되었다.

⑥ 환자 안전과 의료의 질 향상을 위하여 전문성과 객관성이 있는 정확한 인증이 필요하게 되었다.

(4) 의료기관 인증제도의 의의 및 특성

우리나라의 의료기관 인증제도는 의료기관이 환자 안전을 보장할 수 있는 규정을 갖추고, 그 규정에 따라 수행하는지를 조사함으로써 지금까지의 공급자 중심 의료문화에서 소비자(환자 및 보호자)중심의 의료문화로 전환시킨 혁신적인 제도로 설계되었다. 즉, 의료기관들이 환자의 입장에서 의료서비스의 제공과정에 대한 규정을 만들고, 규정에 따라 일관되게 수행할 것을 요구하는 의료기관 인증제는 소비자를 위한 의료서비스 제공의 계기를 마련했다는 점에서 큰 의의가 있다. 또한, 환자 안전에 대한 의료계의 인식을 제고하여 국내 의료서비스의 질을 한 단계 향상시키는 성과가 있었다고 평가되고 있다.

의료기관 인증제도는 국민으로부터 신뢰를 얻고 국제적으로 인정받는 인증제도로 도약하기 위하여 다음과 같은 내용으로 설계하여 시행하고 있다.

① 환자안전 기준을 포함한 국제 수준(ISQua)의 인증기준 마련
② 추적조사를 이용한 조사방법의 신뢰성 확보
③ 조사인력의 전문성, 객관성 강화
④ 국민, 의료기관, 정부 등에 필요한 인증관련 정보를 제공하여 의료기관의 질 향상을 위한 지속적인 노력 유도
⑤ 의료기관의 질 향상을 지원하는 컨설팅 서비스 제공으로 파트너십 확보
⑥ 인증유효기간 중 의료기관 자체평가를 통해 자발적, 지속적 의료서비스의 질 향상 유도

(5) 인증절차

인증대상은 입원시설이 있는 병원급 이상 의료기관이며 자율신청제로 인증을 원하는 의료기관에서 원하는 시점을 정하여 인증 평가를 신청한다. 단, 상급종합병원 및 전문병원, 전공의 수련병원으로 지정받고자 하는 병원(또는 한방병원)은 지정 신청 전에 인증을 받아야 한다. 또한 요양병원과 정신병원은 당연적용으로 반드시 인증을 받아야 한다.

인증을 받고자 하는 의료기관이 인증원에 인증을 신청하여 인증조사과정을 거쳐 인증이 확정되고 그 후 사후 관리하는 절차와 내용은 다음과 같다.

① **인증신청** : 의료기관이 의료기관평가인증원(이하 '인증원' 으로 표기) 홈페이지에 조사시작 2개월 전에 신청
인증원에서 신청서를 검토하여 의료기관에 접수결과 및 조사일정 통보

② **현지조사 시행** : 인증원 조사팀이 의료기관 방문, 조사
③ **인증원에서 조사결과 분석, 인증심의위원회 등급 판정, 결과 통보**
④ **인증결과 이의신청** : 의료기관이 결과통보 후 30일 이내에 인증원에 신청
⑤ **인증결과 최종판정 및 통보** : 인증원이 의료기관에 인증등급 통보 및 개선계획서 요청
⑥ **인증결과 공표** : 인증서 및 인증마크 교부, 인증결과 인증원 홈페이지에 공표
⑦ **중간 자체조사 시행** : 인증 후 의료기관이 인증원에 자체조사 및 기획주제 수행결과 제출
⑧ **중간현장조사 시행** : 인증원 조사팀이 의료기관을 방문하여 필수기준, 최우선 관리기준 개선현황 및 중간 자체조사결과 확인

다음 그림 9-1은 위의 인증 및 사후관리 절차를 의료기관평가인증원에서 도식화하여 공시한 것이다.

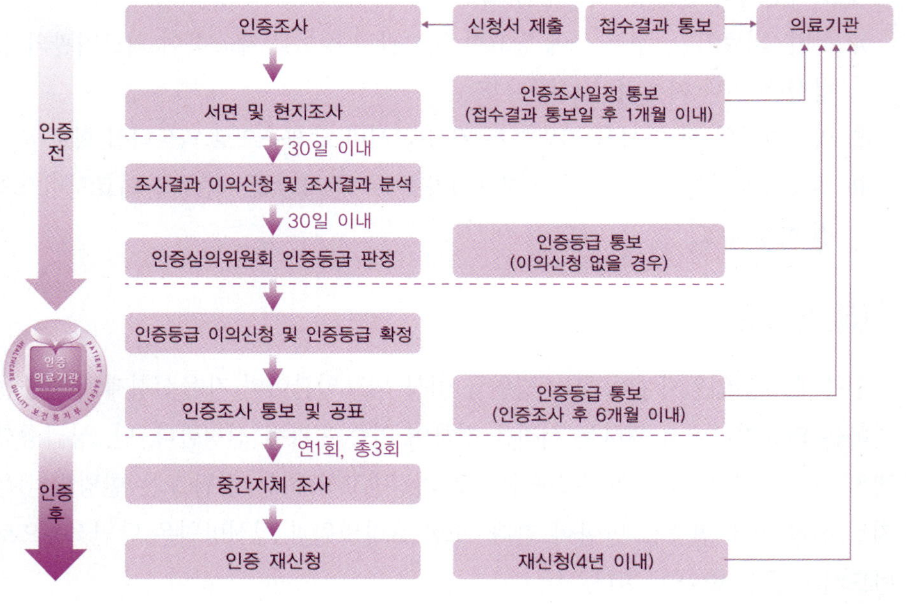
인증조사
신청서 제출
접수결과 통보
의료기관
서면 및 현지조사
인증조사일정 통보 (접수결과 통보일 후 1개월 이내)
인증 전
30일 이내
조사결과 이의신청 및 조사결과 분석
30일 이내
인증심의위원회 인증등급 판정
인증등급 통보 (이의신청 없을 경우)
인증등급 이의신청 및 인증등급 확정
인증조사 통보 및 공표
인증등급 통보 (인증조사 후 6개월 이내)
연1회, 총3회
중간자체 조사
인증 후
인증 재신청
재신청(4년 이내)

그림 9-1 인증 및 사후관리 절차

(6) 인증기준 및 조사방법

1) 인증기준의 주요내용

의료법 제58조의 3(의료기관 인증기준 및 방법 등)의 1항에는 의료기관 인증기준에 다음 사항을 포함하도록 규정하고 있고 인증원에서도 이 내용을 중요한 기준으로 인식하고 이 내용을 중심으로 인증기준을 설계하였다.

① 환자의 권리와 안전
② 의료기관의 의료서비스 질 향상 활동
③ 의료서비스의 제공과정 및 성과
④ 의료기관의 조직 인력관리 및 운영
⑤ 환자만족도

2) 인증기준의 틀

의료기관평가인증원에서는 인증기준을 기본가치체계, 환자진료체계, 행정관리체계, 성과관리체계 등 4개 영역(Domain)으로 나누고 각 영역별 중점 관리분야를 대상으로 다음 그림 9-2와 같이 인증기준의 틀을 구성하였다. 기본가치체계와 환자진료체계, 지원체계가 유기적으로 상호 교류하면서 의료의 질을 향상시키고 의료기관이 성과를 내도록 유도하는 것을 목표로 하고 있다.

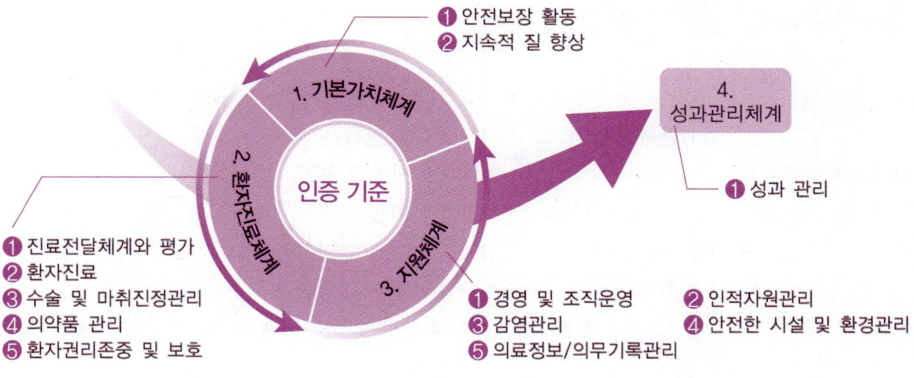

그림 9-2 인증기준의 틀

3) 인증기준의 조사항목

인증기준은 위와 같은 인증기준의 틀에 맞추어 4개 영역에 대하여 장(Chapter), 범주(Category), 기준(Standard), 조사항목(Measurable Element : ME)으로 분류하여 설계되어 있다. 조사항목은 구조, 과정, 결과에 관한 항목으로 다음과 같이 S, P, O로 구분한다.

① S(System) : 구조(규정, 체계, 계획의 수립)

② P(Process) : 과정(개별교육, 숙지, 인지, 수행정도 확인)

③ O(Outcome) : 결과(성과 : 성과지표를 선정하고 결과에 따라 관리)

인증기준은 모든 의료기관에 공통적으로 적용 가능한 보편적인 기준을 근간으로 구성되어 있으나, 의료기관의 규모 및 특성에 따라 일부 기준 및 조사항목들을 선택적 또는 단계적으로 적용하도록 구성하였다. 현재 인증기준은 상급종합병원, 종합병원, 병원, 요양병원, 정신병원, 치과병원, 한방병원용으로 구분하여 각각 별도의 기준으로 설계하여 적용하고 있다.

참고로 2016년 7월에 개정한 급성기병원용인증조사 기준(ver. 2.1)의 구성은 표 9-4와 같다.

조사기준은 4개 영역(Domain), 13개 장(Chapter), 48개 범주(Category), 94개 기준(Standard), 549개 항목(ME)으로 구성되어 있다.

표 9-6 조사기준의 구성(2016년기준, 급성기병원용)

장	범주	기준	조사항목수
I. 기본가치체계			
1. 안전보장활동	1.1 환자안전	1.1.1 정확한 환자확인	5
		1.1.2 의료진간 정확한 의사소통	5
		1.1.3 수술, 시술의 정확한 수행	5
		1.1.4 낙상예방 활동	8
		1.1.5 손위생 수행	6
	1.2 직원안전	1.2 직원안전 관리활동	8
	1.3 화재안전	1.3 화재안전 관리활동	7
2. 지속적 질 향상	2.1 질 향상 운영체계	2.1 질 향상 및 환자안전 운영체계	5
	2.2 질 향상활동	2.2 질 향상활동	6
	2.3 환자안전 보고체계 운영	2.3 환자안전 보고체계 운영	7
	2.4 지표관리체계	2.4 지표관리	5
	2.5 진료지침 관리체계	2.5 진료지침 개발 및 관리	5

장	범주	기준	조사항목수
II. 환자진료체계			
3. 진료전달체계와 평가	3.1 진료전달체계	3.1.1 입원수속 절차	4
		3.1.2 외래 및 응급환자 등록 절차	5
		3.1.3 중환자실/특수치료실 입실 절차	6
		3.1.4 담당 의료진 변경 시 정보 공유	4
		3.1.5 퇴원 및 전원 절차	6
	3.2 환자평가	3.2.1 외래환자 초기평가	4
		3.2.2 입원환자 초기평가재평가	8
		3.2.3 응급환자 초기평가	5
	3.3 검사체계	3.3.1 검체검사 검사과정 관리	8
		3.3.2 검체검사 결과 보고 절차	6
		3.3.3 검체검사실 안전관리 절차	6
		3.3.4 혈액제제 관리	5
		3.3.5 영상검사 검사과정 관리	8
		3.3.6 영상검사 결과보고 절차	5
		3.3.7 방사선 안전관리 절차	6
4. 환자진료	4.1 환자진료체계	4.1.1 입원환자 치료계획	8
		4.1.2 협의진료체계	4
		4.1.3 통증관리	5
		4.1.4 영양관리	5
		4.1.5 영양집중지원 서비스	5
		4.1.6 욕창관리	6
		4.1.7 말기환자 관리	7
	4.2 고위험환자 진료체계	4.2.1 중증응급환자 진료체계	6
		4.2.2 심폐소생술 관리	5
		4.2.3 수혈환자 관리	4
		4.2.4 항암화학요법	9
		4.2.5 감염성질환 및 면역저하환자 관리	6
		4.2.6 신체억제대 및 격리.강박	4
5. 수술 및 마취진정관리	5.1 수술/시술관리	5.1.1 수술/시술 계획	5
		5.1.2 수술 중 환자안전 보장	5
		5.1.3 시술계획, 시술 중 환자안전보장	8
	5.2 마취진정관리	5.2.1 진정 치료	4
		5.2.2 마취 진료	5
		5.2.3 환자상태 모니터링	3

장	범주	기준	조사항목수
6. 의약품관리	6.1 의약품 관리체계	6.1 의약품관리체계	5
	6.2 구매선정 및 보관	6.2.1 구매선정 및 보관	4
		6.2.2 의약품 보관	7
	6.3 처방 및 조제	6.3 처방 및 조제	8
	6.4 투약 및 모니터링	6.4.1 투약 및 모니터링	6
		6.4.2 의약품부작용 모니터링	5
7. 환자권리존중 및 보호	7.1 환자권리존중	7.1.1 환자권리존중 및 사생활 보호	7
		7.1.2 취약환자 권리보호	5
	7.2 불만고충처리	7.2 불만고충처리	6
	7.3 의료사회복지체계	7.3 사회복지체계	4
	7.4 동의서	7.4 동의서	6
	7.5 임상연구관리	7.5 임상연구관리	8
	7.6 장기이식관리	7.6 장기이식관리	4
III. 지원체계			
8. 경영 및 조직운영	8.1 경영관리체계	8.1 합리적인 의사결정	8
	8.2 의료기관 운영	8.2 의료기관 운영방침	4
	8.3 부서운영	8.3 부서운영	4
	8.4 의료윤리경영	8.4 윤리위원회 운영	2
9. 인적자원관리	9.1 인적자원관리	9.1.1 인사관리체계	7
		9.1.2 의사(전문의) 진료권한 승인과 평가	5
		9.1.3 전문의 외 직원의 직무확인과 평가	5
		9.1.4 인사정보관리	4
	9.2 직원교육	9.2 직원교육	6
	9.3 의료인력의 적정성	9.3 의료인력 법적기준	6
10. 감염관리	10.1 감염관리체계	10.1.1 감염예방.관리 체계구축 및 운영	4
		10.1.2 감염감시 및 개선활동	5
		10.1.3 감염예방.관리교육	4
		10.1.4 의료기구 감염관리	7
		10.1.5 소독/멸균 및 세탁물 관리	7
	10.2 부서감염관리	10.2.1 부서별 감염관리	9
		10.2.2 응급실 감염관리	5
		10.2.3 수술장 감염관리	6
		10.2.4 시술장 감염관리	5
		10.2.5 조리장 감염관리	5

장	범주	기준	조사항목수
11. 안전한 시설 및 환경관리	11.1 시설환경 안전관리체계	11.1 시설 및 환경안전관리	8
	11.2 설비시스템	11.2 설비시스템관리	5
	11.3 위험물질관리	11.3 위험물질관리	4
	11.4 보안관리	11.4 보안관리	4
	11.5 의료기기관리	11.5 의료기기관리	8
	11.6 재난관리	11.6.1 재난관리	3
		11.6.2 유행성 감염병관련 대응체계	5
12. 의료정보/의무기록관리	12.1 의료정보/의무기록관리	12.1 의료정보/의무기록관리	11
	12.2 의무기록 완결도관리	12.2 퇴원환자 의무기록 완결도관리	11
	12.3 의료정보수집, 정보공유 활용	12.3 의료정보수집 및 활용	5
	12.4 개인정보보호 및 보안	12.4 개인정보보호 및 보안	6
Ⅳ. 성과관리체계			
13. 성과관리	13.1 환자안전 지표	13.1 환자안전 지표 관리	9
	13.2 질환영역 지표	13.2 질환영역 지표 관리	6
	13.3 진료영역 지표	13.3 진료영역 지표 관리	12
	13.4 관리영역 지표	13.4 관리영역 지표 관리	7

4) 조사방법

조사의 종류는 정기조사와 비정기조사로 구분한다. 정기조사에는 본조사와 중간자체조사, 중간현장조사가 있으며, 비정기조사에는 추가조사와 수시조사가 포함되어 있다.

조사의 방법은 인증기준을 토대로 의료기관에서 정한 규정의 내용과 수행체계, 그에 따른 수행과정, 수행결과, 결과에 따른 개선활동 등을 추적조사 방법(Tracer Methodology)으로 진행한다. 의료기관이 환자안전과 질 향상의 원칙을 바탕으로 필요한 기준과 절차를 갖추고 그에 따라 전 직원이 일관되게 수행하며 질 향상을 위한 기관차원의 지속적인 노력을 하고 있는지 여부를 의료소비자인 환자의 시각으로 조사하는 것이다.

역동성 추적조사 방법(Tracer Methodology)은 다음의 순서로 진행된다.

① 조사원이 우선 조사대상을 통하여 환자를 선택하고

② 환자의 배경에서 환자의 입장/관점으로 진료 및 치료 경로를 따라

③ 의료진과 환자와의 대화, 기록검토, 관찰을 통합하는 역동적인 조사 과정
④ 환자의 안전과 의료의 질 및 서비스를 평가하는 조사방법(Magnarellli, 2005)

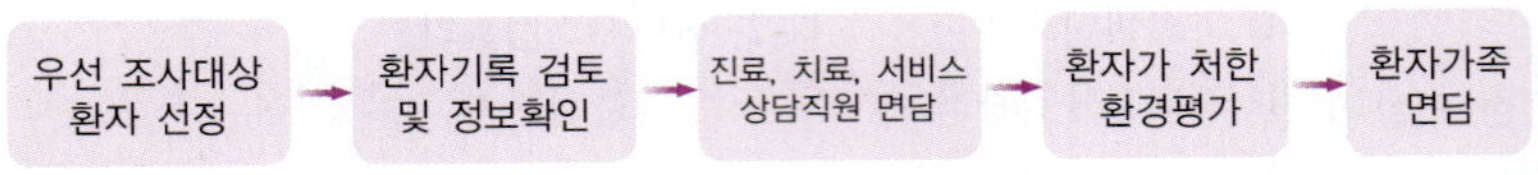

그림 9-3 추적조사 과정

추적조사는 개별 환자 추적조사와 시스템 추적조사로 구분하여 진행한다.

① **개별 환자 추적조사**(Individual Tracer, IT) : 의료기관에서 제공하는 서비스를 환자가 겪게 되는 진료 및 치료 경로를 따라 환자의 입장(관점)에서 의료진 및 환자와의 대화, 기록검토, 현장 및 수행과정 관찰 등을 통해 조사하는 방법이다. 내원 환자를 무작위로 선택, 의무기록 확인, 내원 배경에 대한 이해를 바탕으로 환자관점에서 진료 및 치료 경로를 따라 의료진과 환자의 대화, 기록검토, 관찰을 통합해 나가는 역동적 조사과정이다. 조사의 전문성을 높이기 위해, 의료기관에서 숙련된 지도자 근무 경력이 있는 전문가들을 전담 조사위원으로 위촉, 강도 높은 교육과 훈련을 통해 조사요원을 양성하여 시행하고 있다.

② **시스템 추적조사** (System Tracer, ST) : 질 관리와 안전을 요하는 주요 영역에 대한 의료기관 차원의 체계를 갖추고 있는지 여부를 확인하기 위하여 담당자 면담, 관련자료 확인, 현장 확인 등을 통해 조사하는 방법이다. 현재 시스템 추적조사의 대상은 지속적인 질 향상, 의약품관리, 인적자원관리, 감염관리, 시설 및 환경관리, 의료정보/의무기록관리 분야이다. 의료기관 전체의 의료절차와 기능에 대한 집단토의로 의료기관 전체 시스템을 조사하는 과정으로 의료기관에서 위험이 높은 시스템에 초점을 맞추어 추적하는 것이다. 시스템 추적조사의 개념은 의료기관의 고 위험 과정을 점검하는 것이므로 조사위원은 이러한 의료기관의 시스템이 어떻게 잘 기능하는지를 조사해야 한다. 조사위원과 병원 담당자 간의 상호적인 토론으로 이루어지며 의료기관의 규모와 시스템의 형태에 따라 그 방법이 달라질 수 있다.

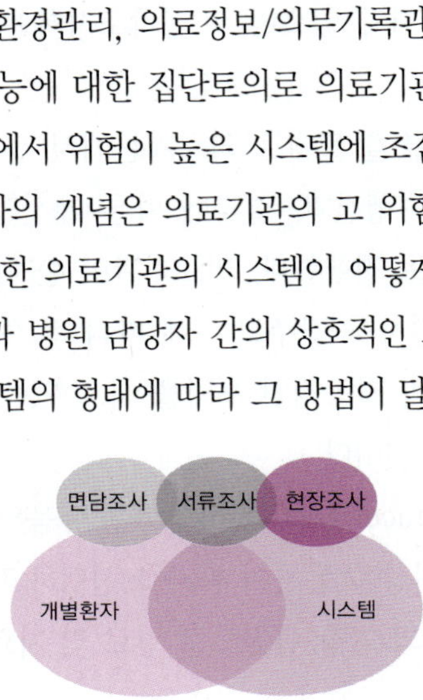

그림 9-4 추적조사 방법

조사방법으로 추적조사와 더불어 ① 리더십 인터뷰(Leadership Interview, LI : 경영진 면담)와 ② 서류검토(Document Review, DR : 규정, 업무수행자료 등 검토) 조사도 이루어진다.

인증기준에서는 모든 업무분야의 규정(지침, 내규, 절차, 계획 등) 설정을 중요시 한다. 규정은 의료기관에서 정한 업무표준 및 업무지침으로 관련법규나 국제표준 또는 공인된 지식체계에 따라 필요한 사항들을 합리적으로 제정 또는 개정하여 직원 모두가 준수하고 특히, 조사항목의 업무는 규정에 따라 규정에 맞게 수행할 것을 요구한다. 따라서 조사항목에 제시되어 있는 규정들을 모두 갖추어야 한다.

(7) 인증조사 결과

인증을 받기 위해서는 전반적인 인증기준들을 충족하여야 한다. 특히 안전보장활동의 '환자안전', '직원안전', '화재안전' 범주 및 지속적 질 향상의 '질 향상 운영체계', '환자안전 보고체계 운영' 범주에 속하는 9개 기준은 인증을 받기 위한 필수 기준으로서 반드시 충족되어야 한다.

인증원에서는 인증을 신청한 의료기관을 조사하여 조사 및 평가결과, 즉 인증기준의 충족정도에 따라 인증, 조건부인증, 불인증의 3개 등급으로 분류하여 판정한다. 인증은 4년 동안 유효하며 4년 후 다시 인증을 받아야 한다. 인증 받은 의료기관은 지속적인 의료 질 향상의 노력을 통해 인증을 유지할 수 있도록 인증 유효기간 중 의료기관 스스로 자체평가를 실시하고 이를 인증원에 보고하여야 한다.

① **인증** : 해당 의료기관이 모든 의료서비스 제공과정에서 환자의 안전보장과 적정 수준의 질을 달성하였음을 의미한다.

② **조건부 인증** : 질 향상을 위하여 노력하였으나 일부 영역에서 인증 수준에는 다소 미치지 못하는 기관으로, 향후 부분적 노력을 통해 인증을 받을 수 있는 가능성이 있음을 의미한다. 조건부인증의 경우에는 유효기간을 1년으로 하며 인증기간 내에 개선노력을 한 후, 다시 인증조사를 받아 최종적인 인증 여부를 판정받는다.

의료기관이 지속적으로 의료의 질 향상을 유지할 수 있도록 하기 위하여 인증유효기간 중 의료기관이 중간자체조사를 하고 의료기관평가인증원이 중간현장조사를 시행한다.

의료기관이 인증을 받으면 인증원에서는 인증등급을 보건복지부장관에게 보고하고 의료기관에 인증서와 인증마크를 교부하여 활용하게 하며 인증등급 등을 공표하여 해당 의료기관이 환자의 안전보장과 적정수준의 질을 유지하고 있음을 국민들에게 알린다.

③ 불인증

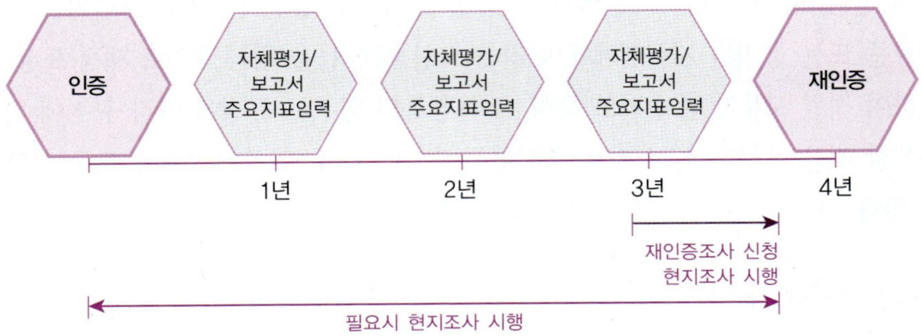

그림 9-5 인증평가 결과

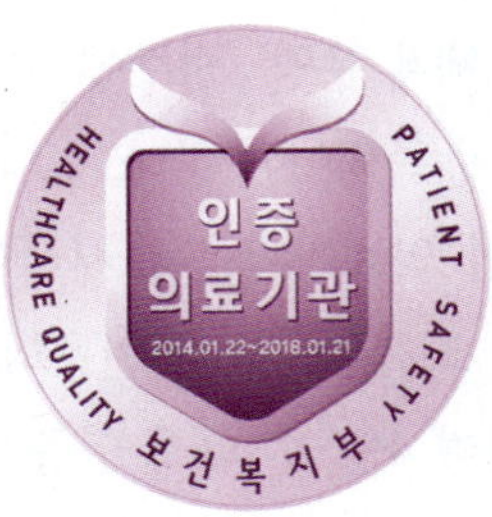

그림 9-6 인증마크

(8) 인증제도의 기대효과

의료기관 인증제도의 시행으로 다음과 같은 변화를 기대할 수 있다.

① 환자 안전과 의료의 질 향상으로 국가의 의료수준이 한 단계 발전할 수 있다.

② 우리나라 의료수준에 대한 국제적 인식의 변화가 예상된다.

③ 대형병원의 의료수준에 맞는 안전문화와 안전수준을 중소병원 및 의원으로 확대할 수 있다.

④ 의료기관간 환자 분산으로 의료비를 절감할 수 있다.

⑤ 의료기관에서는 진료과정을 표준화하여 의료의 과오를 줄이고 의료 및 행정비용을 감소시키며 인력의 활용도를 높일 수 있다.

⑥ 환자들에게 인증관련 정보를 제공하여 병원선택 등 편의성 및 의료기관에 대한 신뢰도를 높일 수 있다.

check point

의료기관 평가제와 인증제 비교

<table>
<tr><th colspan="2">구분</th><th>의료기관 평가제도</th><th>의료기관 인증제</th></tr>
<tr><td colspan="2">목적</td><td>의료서비스의 질 향상</td><td>의료의 질 향상과 환자안전 수준의 제고</td></tr>
<tr><td colspan="2">대상</td><td>종합병원 및 300병상 이상 병원</td><td>병원급 이상 의료기관</td></tr>
<tr><td colspan="2">참여 방식</td><td>법적 강제</td><td>자율신청 원칙
• 단, 요양병원과 정신병원은 의무신청 (2013.1.1부터)</td></tr>
<tr><td colspan="2">비용 부담</td><td>없음</td><td>의료기관에 인증비용 부과
• 단, 요양병원 및 정신병원은 소요되는 비용의 일부 또는 전부를 정부에서 보조</td></tr>
<tr><td colspan="2">평가 기관</td><td>이원적으로 운영
• 한국보건산업진흥원(기준개발 및 평가결과 분석)
• 대한병원협회(현지조사 수행)</td><td>의료기관평가인증원</td></tr>
<tr><td rowspan="2">조사 측면</td><td>관점 절차</td><td>• 의료공급자(직능위주, 부서별 평가)
• 부서별 평가 및 단기적인 준비 가능</td><td rowspan="2">• 의료소비자(환자위주, 부서총괄조사)
• 한 부서에서 모든 기준 조사가능, 지속적 준비필요
• 전 직원 대상(의료인, 자원봉사자, 청소원 등)
• 병원 내 규정에 근거한 전 부서의 실제 수행조사(추적조사)</td></tr>
<tr><td>대상 방법</td><td>• 대표적인 의료인으로 국한
• 부서별 단면적 평가(서류/현장/면담)</td></tr>
<tr><td colspan="2">평가 (인증) 기준 및 규정</td><td>• 부서 및 시설 · 인력 · 장비 등 H/W 중심으로 설계
• 체크리스트 방식으로 평가(Y/N)
• 규정은 수동적, 타율적(최소수준 규정)</td><td>• 기능과 의료서비스 제공과정 중심으로 설계
• 환자추적조사방법을 적용, 조사위원의 전문성을 바탕으로 포괄적 평가
• 능동적, 자발적(의료기관 자율규정)</td></tr>
<tr><td colspan="2">평가 위원</td><td>• 의사, 간호사 등 8명으로 평가단 구성(의료기관 종사자 일시차출)
• 2일/기관 현지조사 수행</td><td>• 상근 및 비상근 전문 인력으로 평가단 구성 (2~7명으로 구성)
• 2~4일/기관 현지조사 수행</td></tr>
<tr><td colspan="2">평가 시기</td><td>평가계획에 따른 특정 기간</td><td>인증전담기관과 협의하여 평가 실시(수시)</td></tr>
<tr><td colspan="2">주기</td><td>3년</td><td>인증유효기간(4년), 단 조건부인증은 1년</td></tr>
<tr><td colspan="2">결과 공개</td><td>일괄적으로 부문별 등급 공표</td><td>인증원 홈페이지 등에 인증결과를 상시 게재</td></tr>
<tr><td colspan="2">결과 활용</td><td>평가 우수 의료기관에 대한 행정적, 재정적 지원
• 실제적 지원 부재</td><td>• 상급종합병원, 전문병원, 전공의수련병원 지정</td></tr>
</table>

구분	의료기관 평가제도	의료기관 인증제
컨설팅 서비스 제공여부	• 사전 설명회 개최	• 사전 설명회 외에 컨설팅서비스 제공
자체 평가 여부	• 없음	• 인증유효기간 중 주기적으로 자체평가 실시 및 평가결과에 대한 인증전담기관의 모니터링 병행 실시

check point

의료기관 인증제도 관련 용어

(1) 조사방법 관련 용어

- LI(Leadership Interview): 리더십 인터뷰
- DR(Document Review) : 규정(내규, 지침 등) 및 절차 검토
- IT(Individual Tracer) : 직원 면담조사, 환자(또는 보호자) 면담조사, 의무기록 검토, 관찰
- ST(System Tracer) : 지속적인 질 향상, 약물관리, 인사자격관리, 감염관리, 시설 및 환경 안정, 의료정보관리

(2) 지표관련 용어

- 조사항목의 S, P, O
- S(system): 구조평가
- P(Process): 과정평가
- O(Outcome): 결과(성과)평가

(3) 평가유형 용어

- A : 유/무 확인
- B : 상/중/하 평가
- C : 상/중/하 평가

의료기관 인증조사의 예

대우병원은 지난 6월 14일부터 6월 17일까지 4일간 의료기관인증평가원에서 시행하는 의료기관인증조사를 거제지역에서 처음으로 실시하였다. 본원은 300 병상 미만 종합병원 기준에 해당하여 조사위원 4명이 4일간 조사를 실시하였으며 인증조사 기준은 4개 영역, 13개 장, 48개 범주, 91개 기준 537개 조사항목을 규정과 수행과정, 수행결과에 따른 개선활동을 조사하는 방식으로 개인별 환자 추적조사, 시스템 추적조사 등을 실시하였다.

의료기관인증 조사기준은 의료기관이라면 마땅히 환자의 안전보장과 질 향상활동, 환자 진료체계를 위해 노력하여야 한다는 전제하에 환자의 입장에서 진료의 전 과정을 추적조사할 수 있도록 구성되어 있어 양질의 환자진료를 지원하는 기능과 조직의 전문성을 강조하고 있다. 또한 지표를 통한 성과관리 체계를 포함하는 평가로 본원에서는 이 같은 항목에 맞는 규정을 만들어 실제 적용하는 부분에 대한 평가를 받았다.

이번 평가를 통해 본원은 환자안전에 대한 보고체계를 갖추고, 감염 위험요소 확인 및 환자 오염구역과 비 오염구역을 구분했을 뿐만 아니라, 질 향상 활동을 통해 지속적으로 관리하고 각 부서별 장비 및 환경관리, 직원 안전부분 등 의료와 관련된 모든 내용을 규정화하여 체계적으로 관리 할 수 있게 되었다.

대우병원 김병석 병원장은 여러 요인으로 어려운 시기인 만큼 변화되지 않으면 지역민의 건강지킴이로 남을 수 없는 이 시점에서 의료기관인증조사는 결과를 떠나 그 자체만으로도 충분히 우리병원의 질을 향상시키는데 큰 도움이 되었다며, 의료기관인증조사를 위해 최선을 다해준 직원 및 관계된 모든 분들께 감사의 인사를 전하고 힘들게 준비된 만큼 지속적으로 유지하고 관리하는데 최선을 다해 노력해 줄 것을 당부하였다.

대우병원에서 실시한 의료기관인증조사 결과는 평가 후 60일 이내 통보되며, 의료기관 인증은 4년간 유지된다.

[출처] : [소식] 대우병원 의료기관인증조사 실시

요점정리

1. 미국의 의료 질 평가 기구는 JCAHO, CMS, AHRQ, JCI 등이 있다.

2. 호주의 의료 질 평가 기구는 대표적으로 ACHS가 있다.

3. 일본의 의료 질 평가 기구는 JCQHC(일본의료기능평가기구)가 있다.

4. 우리나라의 의료 질 평가 기구는 병원신임평가, 의료기관인증제도 등이 있다.

학습문제

1. 우리나라 병원신임평가가 시작된 해는?
   ① 1979년 ② 1963년 ③ 1981년
   ④ 1994년 ⑤ 2003년

2. 병원신임평가 목적으로 옳지 않은 것은?
   ① 최신 진료수준의 수용성 증대
   ② 병원 경영관리의 효율성 제고
   ③ 병원간 의료수준의 격차를 완화
   ④ 회원병원 권익향상을 위한 정보체계 확립
   ⑤ 수련병원 및 전공의 교육수련의 질 관리 및 향상

3. 병원신임평가 신청과 대상 병원에 대한 설명이 옳지 않는 것은?

① 1년 이상 환자진료 실적이 있는 병원

② 매년 3월 31일에 의료기관 인증원에 신청함

③ 심사요강의 해당사항을 전산에 입력하여 신청함

④ 시·도지사로부터 의료기관 개설 허가를 받은 병원

⑤ 24시간 환자진료가 가능하여 그에 필요한 시설장비와 병상을 갖춘 병원

4. 상급종합병원 지정기준 항목에 해당하지 않는 것은?

① 병상

② 진료량

③ 필수 진료과목

④ 환자구성 비율

⑤ 고도의 의료기술 개발

5. 의료기관 인증평가에 대한 설명으로 옳지 않은 것은?

① 인증 유효기간은 4년 조건부 인증은 1년이다.

② 요양병원과 정신병원은 당연인증을 받아야 한다.

③ 인증조사 결과는 인증과 조건부 인증으로 나눈다.

④ 인증신청 1개월 이내에 해당 기관과 협의하에 조사 실시한다.

⑤ 인증신청은 자율신청제이며 인증을 원하는 의료기관이 원하는 시점을 정하여 신청한다.

6. 의료기관 인증 조사 관련 용어 설명으로 옳지 않은 것은?

① S(system) : 구조평가

② ST(System Tracer): 지속적인 질 향상

③ LI(Leadership Interview): 리더십 인터뷰

④ IT(Individual Tracer) : 직원, 환자, 보호자 면담조사

⑤ DR(Document Review) : 시설 및 환경 안정, 의료정보관리

7. 의료기관 인증 기준에 해당하는 영역의 조합으로 옳은 것은?

가. 기본 가치체계	나. 환자 진료체계
다. 지원체계	라. 성과 관리체계

① 가, 나, 다
② 가, 다
③ 나, 라
④ 라
⑤ 가, 나, 다, 라

8. 병원신임평가에서 의료정보/의무기록 관리 규정에 해당하는 사항으로 옳은 것은?

가. 의무기록 완결도 관리	나. 임상진료 지침관리
다. 특수질환등록(암등록)	라. 질병 및 수술분류
마. 의무기록 정정관리	바. 퇴원환자 DB 구축

① 가, 나, 다, 라
② 가, 나, 라, 마, 바
③ 나, 라, 마, 바
④ 나, 다, 라, 마, 바
⑤ 가, 다, 라, 마, 바

9. 인증결과 이의신청은 며칠 이내 신청하여야 하는가?

① 결과통보 후 15일
② 결과통보 후 30일
③ 결과통보 후 45일
④ 결과통보 후 60일
⑤ 결과통보 후 아무 때나

10. 우리나라 질 향상 활동의 변화로 옳은 것은?

① 수련병원실태조사 → 병원신임평가 → 병원표준화 사업
② 병원신임평가 → 병원표준화 사업 → 수련병원실태조사
③ 병원표준화 사업 → 병원신임평가 → 수련병원실태조사
④ 의료기관 서비스 평가 → 의료기관 인증조사 → 의료기관 평가
⑤ 의료기관 서비스 평가 → 의료기관 평가 → 의료기관 인증조사

[정답] 1. ② 2. ③ 3. ② 4. ⑤ 5. ③ 6. ⑤ 7. ⑤ 8. ⑤ 9. ② 10. ⑤

Chapter 10

통계 기초

학습목표

1. 자료의 유형과 조사 및 실험에 대해 이해한다.
2. 대푯값과 모집단과 표본에 대해 이해한다.
3. 모수통계 검정과 비 모수통계 검정의 종류에 대해 정리할 수 있다.

10-1 통계적 이해

1. 자 료

(1) 개념

자료(data)는 어떤 결론이 도출될 수 있는 사실이나 수치이다. 요소(element)는 자료를 구성하는 기본적인 사항이다. 변수(variable)는 값이 특정지어지지 않아 여러 가지 다른 값을 취할 수 있는 특성으로 양적 변수(quantitative variable)와 질적 변수(qualitative variable)로 구분된다.

양적변수는 매출액과 같이 수치적 특성 보유한 값으로 이산적 변수, 연속적 변수가 이에 해당한다. 질적변수는 산업분류와 같이 비 수치적 특성을 보유한 값이다.

(2) 자료의 구분

자료의 출처에 따라 1차적 자료(primary data)와 2차적 자료(secondary data)로 구분한다.

1차적 자료는 출처로부터 직접 얻어진 자료로 연구자가 원하는 자료를 정확하게 수집 가능하지만, 비용과 시간의 많이 소요되는 단점을 갖는다.

2차적 자료는 다른 사람에 의해 이미 만들어진 자료로 저렴한 비용으로 자료수집이 가능하지만, 자료가 갖는 측정 기간이나 측정 단위 등의 내용이 연구자 목적에 100% 적합하지 않을 수 있다. 예를 들면, 연구주제가 고3 학생의 평균 신장인데, 획득데이터 즉, 2차 자료가 고등학생 전체의 평균 신장만 있을 수 있다.

(3) 자료수집 방법

1) 관찰법

관찰을 통하여 직접 자료를 수집한다. 예를 들면, 백화점 CCTV를 통해 고객의 구매행태 분석 등이 해당된다. 관찰법은 사물의 현상이나 질문에 답변을 얻기 어려운 어린아이나 동물에 유용하다. 또한, 자료의 순수성이 높다 할 수 있다. 즉, 응답자의 여과(Filter) 가능성이 적다는 장점이 있다. 단점으로는 관찰자가 사건이 발생할 때까지 현장에 상주해야 하고, 자료 수집을 위한 기계장비 소요, 자료 수집까지의 많은 시간이 소요된다. 또한, 심층 분석과 같은 심오한 결과 도출에 어려움이 있다.

2) 질문법

미리 준비된 질문지를 통하여 자료를 얻는 방법이다. 장점은 관찰법에 비해 적은 비용이 든다. 적절한 질문지를 통해서 자료의 획득이 가능하고, 장거리의 경우에도 이메일이나 편지로 간편하게 자료수집이 가능하다는 것이다. 한편 단점은 얻어진 정보의 질이 응답자의 협조 여부에 따라 좌우된다. 응답자가 의도적으로 잘못된 정보를 제공할 가능성 존재하기 때문이다.

질문법에는 개인면접법과 우편조사법, 전화조사법이 있다.

① **개인면접법**(personal interviewing)

개인면접법은 깊이 있고 상세한 결과 치의 도출이 가능하다. 질문과정에서 추가질문이 가능하고, 불분명한 대답에 대해서는 추가 질문을 통하여 정보의 질을 높일 수 있다. 한편, 면접대상이 지리적으로 흩어져 있는 경우 많은 비용과 시간이 소요된다는 단점도 있다.

② **우편조사법**(mail survey)

우편조사법은 조사지역이 넓을수록 비용절감 효과가 크고, 개인면접법이 불가능한 대상에 대해서 조사가 가능하다. 하나, 우편 설문의 양이 많을 경우 설문지의 회수율이 낮아지기 때문에 심층적인 자료수집이 불가능하고, 낮은 설문지 회수율로 인한 신뢰도가 하락할 수 있다.

③ 전화조사법(telephone interviewing)

전화조사법은 저렴한 조사비용이 장점인 반면, 전화에 의해 얻을 수 있는 정보의 양은 제한적인 단점이 있다. 전화에 대한 응답률이 떨어지는 상황에도 불구하고 개인면접법의 어려움과 비용증가의 이유로 점차 전화조사법 증가하는 추세이다.

2. 조사와 실험

필요한 자료를 기존 출처에서 얻을 수 없을 경우에는 사용자가 직접 자료를 얻는 방법을 고려해야 하므로 그 요구도가 증가되었다. 자료를 얻는 통계적 방법은 조사(survey)와 실험(experiment)으로 구분된다.

(1) 조사(survey)

조사는 연구대상을 선정한 이후 그에 합당한 자료를 수집하는 것으로 대부분 설문지를 통하여 이루어지는 경우가 많다. 예를 들면, 병원의 환자증감에 영향을 미치는 요인을 분석하고자하는 경우 연구자는 환자 증감에 영향을 미칠 수 있는 요인인 연령, 학력 등의 자료를 조사해야 한다. 조사방법으로 모집단 전체의 자료를 수집하는 것은 센서스(census)조사라 하고, 많은 시간과 비용이 소요된다. 한편, 모집단의 일부인 표본(sample)을 선정하여 조사하는 것을 표본조사(sample survey)라고 한다.

1) 조사의 연구절차

설문지를 사용한 조사의 일반적인 절차는 연구 목적을 구체화하고, 연구대상을 선정하며 표집방법을 규명한 후 안내문과 설문지를 제작한다. 작성된 설문지로 사전조사(pretest)를 실시하고 설문을 수집, 분석하여 필요에 따라 적절하게 설문을 수정, 보완한다. 최종 설문지가 완성되면 본 조사가 이루어지는데 이때 표본을 추출한다. 연구대상자에 대한 조사는 위에서 설명한 바와 같이 다음의 방법 중 하나를 선택하여 실시한다. 연구자가 직접 대상자에게 설문을 배포하고 회수하거나, 우편 발송, 전화설문 등의 방법을 사용하여 응답 자료를 수합한다. 설문자료가 모두 수합되면 자료를 분석한다.

(2) 실험(experiment)

특정인자가 연구대상 대상물에 미치는 영향을 측정하고 분석하기 위하여 하나 또는 그 이상의 인자에 대하여 통제(control)하고 필요한 자료를 얻는 방식이다. 예를 들면, 보건교육의 효과를 찾기 위해 대상자의 50%는 보건교육을 실시하고 나머지 50%는 교육을 실시하지 않고 두 그룹을 비교하는 경우가 될 수 있다.

1) 실험의 연구절차

실험은 실험에 동원되는 집단의 수나 검사의 실시횟수에 따라 다양하게 이루어진다. 이를 실험설계라 하는데, 가장 전형적인 실험설계는 '전후검사 통제집단 설계' 이다 이는 대체로 다음과 같은 6단계의 절차로 이루어진다.

① 가능한 한 무작위로 피험자를 표집 한다.

② 피험자들을 실험집단과 통제집단에 무선적(random)으로 배치한다.

③ 실험집단과 통제집단에 각각 사전 검사를 실시한다.

④ 실험진단에 실험처치를 가하고, 통제집단에는 실험처치를 주지 않는다. 이 밖의 모든 조건은 두 집단이 동일하도록 조건을 통제한다.

⑤ 실험처치를 끝마친 다음 실험집단과 통제집단에 각각 사후 검사를 실시한다.

⑥ 알맞은 통계방법을 사용하여 두 집단을 비교하면서 실험처치의 효과를 평가한다.

이상의 절차 중에서 ①에서 ⑤까지의 절차는 비교적 상세하게 기록하여야 한다. 여기에는 실험집단과 통제집단에 어떤 처치를 얼마동안 어떤 방법으로 적용했는지에 대해 구체적으로 기술하여야 한다.

(3) 조사와 실험의 특징

전공분야에 따라 연구방법이 달라질 수 있지만, 실험방법이 조사방법보다 강력한 증거를 제시할 수 있으므로 설득력이 더 높다. 공학, 의학 분야는 실험이 가능하지만 경영, 경제 분야는 실험보다는 조사 방법에 의해 자료를 수집하는 경우가 다수이다. 예를 들면, 가족의 수와 저축률의 관계를 분석하기 위해서는 신혼부부의 저축 수준과 이후 가족구성원이 한명씩 늘어남에 따라 증가하는 저축률을 비교해야하나 현실적으로는 불가능하다. 따라서 대안으로 기존 데이터를 통해 가족의 수와 소득, 저축 데이터를 기반으로 분석할 수 있다.

3. 자료(data)의 유형

(1) 변수(Variable)

변수는 값이 특정지어지지 않아 개체에 따라 변화가 가능한 상태나 특성으로 사람의 체중, 신장 등이 여기에 해당된다. 상수(constant)는 사물의 변화가 가능하지 않은 상태나 특성으로 예를 들면, 사람의 팔의 수, 다리의 수 등이 있다.

변수의 값을 측정해서 순서대로 정리한 값들을 통계자료라고 한다. 변수에 따라 1개의 변수만을 다룬 자료는 일변량 자료(univariate data)라 하고, 2개 이상의 변수를 다룬 자료는 다변량 자료(multivariate data)라고 한다.

(2) 빈도(Frequency)

한 범주(category)에 속하는 개체의 수, 한 유형의 개체수로 1명, 2명, 3명...과 같이 반드시 정수로 표시한다. 빈도는 질적 범주(qualitative category), 양적 범주(quantitative category)으로 나눈다. 질적 범주는 성별, 연령별, 학력별, 경력별 등이고, 양적 범주는 80~90점, 90~99점 등이 있다. 빈도를 다른 통계 치로 환산하면 백분율(percentage), 비율(proposition), 비(ratio)를 얻을 수 있다.

(3) 측정치(Scales value)

한 대상의 어떤 속성의 크기(magnitude)로 하나의 척도에 의해 얻어진 숫자이다. 예를 들면, m, g, 시간, 만족도점수 등이다. 측정치는 4가지 종류가 있는데 명목척도, 서열척도, 등간척도, 비율척도이다.

1) 범주형 변수(categorical variables)

① 명목척도(nominal scales)

명목척도는 단지 기호로서만 의미를 가지고 있어 산술적 연산이다. 응답내용에 이름을 붙이는 것으로 순서, 거리 및 원점의 개념이 없는 척도이다. 자료 안에 정도의 변화가 없이 단순하게 해당 자료에 숫자를 부여한 것으로 명목척도가 측정의 수단으로 적합하지 않을 수 있으나 사회과학분야에서는 다른 척도보다 광범위하게 활용한다. 예를 들면, 성, 환자등록번호, 직업, 종교, 취미 등이다. 명목척도를 이용하면 환자를 명확히 구분할 수 있다.

② 서열척도(ordinal scales)

명목척도와 같이 측정대상을 범주로 분류하지만 관찰대상의 서열을 비교하기 위해 서열순서대로 나열하는 것이다. 범주에 대한 좋고, 나쁨, 높고, 낮음 등은 비교할 수 있으나 얼마나 더 좋은지를 비교하는 것은 한계가 있다. 예를 들어 갑이 을보다 높은 순위에 있고, 을은 병보다 높은 순위에 있다. 이때 갑이 병보다 높은 순위라는 것을 확인할 수 있지만, 얼마만큼 더 높은지는 알 수가 없다. 이를 이행성(transitivity)이라 하고, 순위는 정해지지만 간격이 얼마인지는 정확히 알 수가 없다. 이처럼, 크기나 중요도에 따라 순서를 매겨 서열을 정하는 것이다. 성적석차, 학년(1, 2 , 3학년), 첫째, 둘째, 셋째 등이 여기에 속한다.

2) 연속형 변수(continuous variables)

① 등간척도(interval scales)

사물이나 현상을 분류하고 서열결정 뿐만 아니라 수치 사이의 차이점 또는 간격이 크기의 차이를 나타낸다. 측정대상 간의 거리를 일정한 간격을 두고 분할하여 정성적인 성격을 양적인 현상으로 분석 가능하다. 서열을 매긴다는 점은 서열척도와 같고, 서열을 나타내는 숫자 간의 간격, 등간 거리는 의미가 없다. 각 부분간의 거리는 동일하게 본다. 예를 들면, A병원의 의료서비스에 대한 만족도를 5점척도로 분류하여 1.매우 불만족, 2.불만족, 3.보통, 4.만족, 5.매우만족으로 나누어 해당사항을 측정할 수 있다.

② 비율척도(ratio scales)

명목, 서열, 등간, 구간 척도의 성격을 모두 보유하고 있으며, 비율을 통한 측정의 크기 비교가 가능하다. 비율척도는 변수의 실제 수치를 나타낸다. 예를 들면, 수익률 20%인 주식은 10%의 주식보다 수익률이 2배이다. 또는 체중 80kg은 40kg의 2배이다 등으로 나타낼 수 있다.

표 10-1 척도의 종류

척도	비교방법	평균측정	적용가능 분석방법	예
명목척도	확인분류	최빈값	빈도분석, 교차분석, 비모수통계	성별분류, 상품유형별분류, 질병별, 존재유무, 종교
서열척도	순위비교	중앙값	서열상관관계, 비모수통계	상표선호순위, 상품품질등위, 경제상태, 사회계층, 계급, 석차
등간척도	간격비교	산술평균	모수통계	온도, 체온, 주가지수
비율척도	절대 크기 비교	기하평균, 조화평균	모수통계	매출액, 구매확률, 신장, 체중, 소득, 나이, 거리, 시간

4. 대푯값(representative value)

1) 평균(mean)

가장 널리 쓰이는 중심경향값이다. 분포가 대칭이거나 지나치게 좌우로 기울지 않았을 때 대푯값으로 이용된다. 산술평균(arithmetic mean)은 집단 전체 측정치의 합을 그 집단의 사례수(=측정수)로 나눈 값으로 즉, 평균이다. 가중평균(weighted mean)은 여러 집단에서 나온 평균치들에 가중치를 주어 전체 평균치를 구하는 것이다.

$$\text{전체평균치} = \frac{(M_1 \times N_1) + (M_2 \times N_2)}{N_1 + N_2}$$

백분율의 평균은 백분율이 산출된 기본의 사례수가 고려되어야 한다.

대표치 가운데 평균을 사용하는 경우는 분포가 좌우 대칭적일 때 즉, 정규분포에 가까울 때, 가장 신뢰할 수 있는 대표치를 원할 때, 분산도, 상관도, 기타 통계적 계산이 후속될 때이다.

2) 중앙값(중위수, median)

측정값들을 가장 작은 값부터 크기순서로 나열했을 때 가운데 위치하는 측정값이다. 중앙값=n이 홀수 개수이면 n+1/2 번째 측정값이다. 반면, 중앙값＝n이 짝수 개수이면 n/2 번째와 n/2+1 번째 측정값의 산출평균이 중앙값이 된다. 즉, 자료의 수가 홀수이면 중앙에 있는 자료가 중앙값이지만, 자료의 수가 짝수이면, 중앙 부근에 있는 두 자료의 산술평균값이 중앙값이다.

중앙값은 그 계산이 비교적 간편하고 해석이 용이하며 극단치(outlier)의 영향을 받지 않는 장점을 가지고 있다. 반면, 표집에 따른 변화가 비교적 크며, 다른 통계치와 관련되어 해석되기 어려운 점이 있다.

대표치 가운데 중앙값을 사용하는 경우는 측정척도의 단위가 등간성이 의심될 때, 점수 분포가 심하게 편향되어 있을 경우 등에서 사용된다.

3) 최빈값(최빈수, mode)

측정값들 중에서 빈도가 가장 많은 측정값을 말한다. 한 분포에서 가장 자주 나타나는 수치나 유형으로 질적 자료나 양적 자료에서 주로 사용된다.

대표치 가운데 최빈값을 사용하는 경우는 가장 흔히 일어나는 경우를 알고 싶을 때, 대표치의 대략의 짐작으로 충분할 때, 대표치를 가장 빨리 추정하고 싶을 때이다.

4) 분산도(Measure of Dispersion)

한 대표치를 중심으로 하여 사례들이 어느 정도로 밀집 또는 분산되어 있는지를 나타내는 지수이다. 분산(variance)은 각 편차의 제곱의 합을 측정값의 개수로 나눈 값으로 분산의 값이 0에 가까울수록 대체로 평균값에 몰려 있다는 뜻이다. 표준편차는 분산의 제곱근으로 산포의 정도를 나타내는데 가장 많이 사용된다. 범위(range)는 최대값과 최소값의 차이를 말한다.

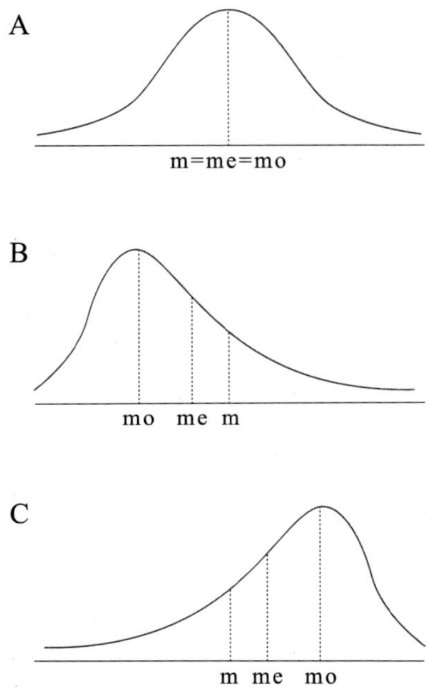

그림 10-1 대칭과 비대칭 분포에 따른 대표값의 차이

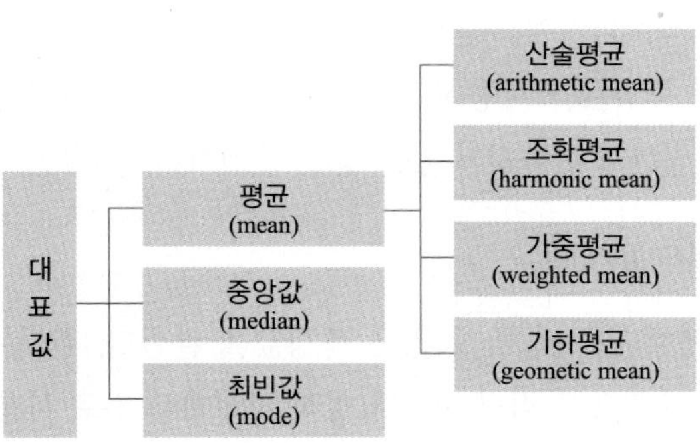

그림 10-2 대푯값의 유형

5. 모집단과 표본

(1) 모집단(population)

연구의 조사대상이 되는 전체 집단을 말하며, 이에 대한 조사가 모두 다 이루어지면 전수조사(complete survey)라 한다. 모집단의 크는 조사단위의 수량적 크기로 유한모집단과 무한모집단으로 구분한다. 모수(parameter)는 모집단으로부터 산출되는 측정치이다.

(2) 표본(sample)

모집단 중에서 추출한 일부의 조사 집단을 대상으로 하는 조사를 표본조사(sample survey)라 한다. 표본은 모집단을 적절히 대표할 수 있어야만 하며 이러한 표본을 선택하기 위해 쓰이는 것이 표본추출이다. 전체 대상인 모집단으로부터 일부 대상으로 구성된 표본을 확률적 또는 비확률적인 방법으로 추출하게 된다.

① **확률표본** : 모든 조사단위가 똑같은 확률로 뽑힐 수 있는 상황에서 뽑는 경우를 말한다.

② **비확률표본** : 조사단위가 뽑힐 수 있는 확률이 동일하지 않은 상태에서 뽑힌 표본이다. 즉, 조사자가 선택적으로 뽑은 표본이다.

③ **확률표본추출**(probability sampling,= 무작위추출 random sampling)의 종류로는 단순확률추출법(simple random sampling), 비복원추출, 복원추출 및 난수표추출 등이 있다. 이중 단순확률추출법은 표본추출단위가 표본으로 선택될 기회가 동등한 가운데 무작위로 추출하는 방법이다.

④ **단순확률추출법**은 표본추출단위가 표본으로 선택될 기회가 동등한 가운데 무작위로 추출하는 방법이다.

⑤ **계통추출법**(systematic sampling) : 모든 표본추출단위들 중 일정한 간격을 두고 표본을 뽑는 방법이다.

⑥ **층화추출법**(stratified random sampling) : 모집단을 구성성분에 따라 몇 개의 동질적인 소집단(층)으로 분류한 후 층별 소집단으로부터 단순 확률추출을 하는 방법이다.

⑦ **군집추출법**(cluster sampling) : 모집단의 구성단위를 자연적 또는 인위적으로 몇 개 집락으로 구분한 후 무작위로 필요한 집락을 추출한 다음, 추출된 집락에 대해 일부 또는 전수조사를 하는 방법이다.

10-2 모수통계 검정

1. T-검정(T-test)

두 표본간의 평균의 차이가 통계적으로 유의한지 파악할 때 사용된다. 쌍표본 T-검정(paired T-test)은 동일한 표본에서 두 개의 변수 간의 평균값에 차이가 있는지 분석할 때 사용한다. 예를 들면, 조사자 10명에 대한 식이요법 전후의 혈청 콜레스테롤을 줄이는데 영향을 미쳤는가를 검증하는 경우 등이다. 독립표본 T-검정(independent sample T-test)은 독립된 두 집단간의 평균값에 차이가 있는지를 분석할 때 사용한다. 예를 들면, 공업도시와 상업도시 간의 오염도의 차이를 검증하는 경우 등이 있다.

독립표본 T-검정을 사용하기 위해서는 종속변수가 반드시 양적변수이어야 한다. 양적 변수가 아닌 범주 변수의 비교는 독립표본 T-검정보다는 교차분석을 활용하는 것이 더 좋다.

2. 변량분석(Analysis of variance: ANOVA)

변량분석은 셋 이상의 집단 간의 평균치에 대한 차이를 검정하는 통계기법이다. 표본들이 동일한 평균을 가진 모집단에서 추출된 것인지 여부를 추론할 수 있다. 독립변수는 범주변수로서 변수의 수가 하나이고, 그 집단은 세 개 이상을 가져야하며, 종속변수는 양적변수여야 한다. 예를 들면, 통계학을 수강한 학생들의 점수(종속변수)에 대해 학년별(독립변수) 평균의 차이가 있는지 검증하는 경우 등이다.

종류로는 일원변량분석, 이원변량분석, 공변량분석이 있다. 일원변량분석은 하나의 독립변수가 두 가지 이상의 상태를 가질 때 종속변수와의 평균치간의 차이가 의미가 있는지를 분석하는 방법이다. 이원변량분석은 두 개의 독립변수가 두 가지 이상의 상태를 가질 때 이들이 종속변수에 어떻게 영향을 미치는지를 분석하는 방법이다. 공변량분석은 실험집단을 무선(random)으로 표집 할 수 없는 경우 독립변수 이외에 종속변수에 영향을 줄 수 있는 변수를 통계적으로 제거한 다음 평균의 차이를 검증하는 방법이다.

3. 상관분석(Correlation analysis)

두 변수 사이의 관계가 어느 정도 밀접한가를 측정하기 위한 분석기법이다. 한 변수가 다른 변수와 관련성이 있는지 여부, 관련성이 있다면 어느 정도 관련성이 있는지 검증할 때 사용한다. 둘 이상의 변수들이 함께 변하는 정도와 그 관계의 정적(+) 또는 부적(−)인 방향을 제시한다. 예를 들면, 소득액과 지출액간의 관련성 여부, 응답자의 연간 자동차주행거리와 연령과의 관련성 여부 등이 있다.

상관분석에서 피어슨의 상관계수는 $-1 \leq r$(상관계수)$\leq +1$의 공식이다.
상관계수(r)는 $-1 \leq r \leq +1$로 나타내며,
이 때 $r = 1.0$이면 완전한 상관관계이고,
$r = 0.4$ 이하이면 약한 상관관계
라고 해석할 수 있다.

상관분석은 변수간의 인과관계를 규명하는데 필요한 기초정보를 제공한다. 하지만, 상관관계 자체가 인과관계는 아니며, 상관은 두 변수가 서로 관련된 정도만을 뜻한다. 즉, 두 변수들 간에 상관이 높다고 한다면, 그 변수들은 같이 변하는 경향이 있다는 것이다. 예를 들면, 체중과 고혈압 간에 상관이 있다면 체중이 많이 나가는 사람은 고혈압의 위험이 높다고 볼 수 있다. 그러나 이것이 체중은 고혈압의 원인이 된다는 것을 말하지는 않는다. 단지 어떤 사람이 체중이 높으면 그 사람은 고혈압의 위험이 높을 가능성이 크다고 예측할 수 있게 해 줄 뿐이다. 따라서 상관분석 결과를 해석할 때는 인과관계가 있는 것처럼 기술하기 보다는 변수들 간의 관련성에만 초점을 맞추어 기술하는 것이 옳을 것이다.

상관분석을 하기 위해서는 둘 이상의 변수들이 연속변수인 양적변수이여야 한다. 양적 변수들 간의 상관은 pearson의 적률상관계수를 통해 산출할 수 있다.

4. 회귀분석(Regression analysis)

여러 변수들 사이의 관계를 분석하기 위해 사용된다. 회귀분석의 목적은 크게 기술적, 통제적, 예측의 목적이 있다. 기술적 목적은 독립변수와 종속변수 사이의 관계를 기술하고 설명하기 위해 사용된다. 통제의 목적은 효율적인 통제를 하고자 할 경우에 사용되며, 예를 들면, 결근율과 생산량 사이의 관계 등에 사용된다. 예측의 목적은 향후 추정되어지는 수익이나 매출액을 알고자할 때 사용된다.

독립변수의 개수에 따라 단순회귀분석과 다중회귀분석으로 구분한다. 단순회귀분석은 하나의 독립변수와 하나의 종속변수 사이의 관계를 알아내어 종속변수에 어떻게 영향을 미치는지를 분석하는 방법이다. 다중회귀분석은 여러 개의 독립변수와 하나의 종속변수 사이의 관계를 알아내어 독립변수들이 종속변수에 어떻게 영향을 미치는지를 분석하는 하는 방법이다.

일반적으로 독립변수가 많으면 종속변수 분산을 더 많이 설명할 수 있다. 다중회귀분석 방식은 크게 입력방법, 전진선택법, 후진제거법, 단계선택법 등이 있다. 입력방법은 연구자가 선택한 독립변수들이 회귀모형에 동시에 투입되는 것으로서 독립변수가 어떤 순서에 의해 투입되는 것이 아니라 한꺼번에 투입되는 모형이다. 전진선택법은 독립변수를 하나도 포함하지 않은 회귀식에서 출발하여 연구자가 정한 기준에 따라 독립변수를 하나씩 회귀식에 추가하는 방법이다. 후진제거법은 모든 독립변수를 포함하여 모형을 추정한 후 종속변수를 설명하는데 기여도가 낮은 독립변수부터 모형에서 제거하고 재추정하여 기여도가 사전에 설정한 일정량보다 낮은 변수가 없을 때까지 제거한 후 남아 있는 변수로 최종모형을 결정하는 것이다. 단계선택법은 독립변수의 추가와 제거를 적절히 조합하여 최선의 회귀식을 도출하는 방법이다. 변수를 하나씩 추가해 나갈 때 이미 모형에 포함된 변수 각각에 대해 유의성을 검정하여 유의하지 않으면 제거하는 방법으로 현재 가장 많이 사용되고 있다.

10-3 비 모수통계 검정

1. 카이제곱 교차분석(X^2-test)

교차분석은 두 변수 모두 범주변수, 즉 명목척도나 서열척도인 경우 관찰된 빈도가 이론적으로 기대되는 빈도와 같은지 다른지, 또는 그 차이가 의미가 있는 것인지를 분석하는 방법이다. 교차분석은 변수들 간의 기술통계량을 제공해 줄 뿐만 아니라, 교차빈도에 대한 통계적 유의성을 검증에 주는 통계분석 기법이다. 예를 들면, 성별(명목척도)에 따라 발생되는 암종(명목척도)의 차이가 있는지를 알아보려는 연구에서 카이제곱 교차분석을 통해 통계적으로 유의성이 있는 것으로 나타났다면, 성별에 따라 발생되는 암종에는 차이가 있는 것으로 해석할 수 있다.

요점정리

1. 자료의 출처에 따라 1차적 자료(primary data)와 2차적 자료(secondary data)로 구분한다. 1차적 자료는 출처로부터 직접 얻은 자료이고, 2차적 자료는 다른 사람에 의해 이미 만들어진 자료이다.

2. 자료의 수집은 크게 관찰법과 질문법으로 구분한다.

3. 대푯값에는 평균, 중앙값, 최빈값, 분산값이 있다.

4. 범주형 변수에는 명목척도와 서열척도가 있고, 연속형 변수에는 등간척도와 비율척도가 있다.

5. 모수통계 검정에는 t-검정, 분산분석, 상관분석, 회귀분석 등이 있고 비 모수통계 검정에는 카이제곱 교차분석이 있다.

학습문제

1. 다음 중 1차 자료인 것은?
   ① 심평원 청구자료　　② 건강보험공단 자료
   ③ 국민건강영양조사　　④ 질병관리본부의 손상자료
   ⑤ 병원에 방문한 환자의 질문자료

2. 대푯값에 해당되지 <u>않는</u> 것은?
   ① 평균　　② 중앙값　　③ 최빈값
   ④ 분산값　　⑤ 최고값

3. 측정대상을 범주로 분류하지만, 관찰대상의 순위를 비교하기 위한 척도는?

① 명목 ② 순위 ③ 등간
④ 비율 ⑤ 행렬

4. 일정한 간격을 갖고 나뉘어져 있는 상태로 간격의 개념을 가진 척도는?

① 명목 ② 순위 ③ 등간
④ 비율 ⑤ 행렬

5. 표본 추출방법 중 일정한 간격을 두고 표본을 뽑는 방법은?

① 군집 표본추출 ② 층화 표본추출
③ 확률 표본추출 ④ 계통 표본추출
⑤ 복원 표본추출

6. 모수통계 검정방법에 해당하지 <u>않는</u> 것은?

① T-검정 ② 변량분석
③ 상관분석 ④ 회귀분석
⑤ X2-검정

7. 두 표본 이상의 평균치에 대한 차이를 검정하는 통계기법은?

① T-검정 ② 변량분석
③ 상관분석 ④ 회귀분석
⑤ X2-검정

[정답] 1. ⑤ 2. ⑤ 3. ② 4. ③ 5. ④ 6. ⑤ 7. ②

Chapter 11

적정 질 관리의 사례

학습목표

1. 적정 질 관리 사례를 참고하여 실제 질 관리 활동을 수행해 본다.
2. 질 관리활동을 수행 후 보고서를 작성하고, 발표를 통하여 피드백을 받는다.

11-1 병원사례

1. 의무기록 충실성 향상활동

(1) 주제선정 배경

의무기록은 의료기관평가 및 병원신임평가 등 외부기관의 평가 자료의 지표로 이용되고 있는 중요한 자료이므로, 이에 대비하여 완결성과 충실성이 향상된 의무기록이 되도록 많은 노력이 필요한 때이다. 특히 의료기관평가 결과에 따라 수가 차등화 및 종별 가산율 등 인센티브를 부여하는 방안이 본격 논의되고 있는 현실이며, 평가결과를 공공매체에 모두 공개 발표하기에 의료기관의 신뢰성에 직접적 영향을 줄 수 있다.

또한 의무기록의 법적 가치 증가는 각종의료사고의 발생시 병원과 의료진을 보호할 뿐만 아니라 진료비 청구시의 근거자료로도 이용된다. 이에 서식지별 미비를 검토하고 내용의 완결성과 충실성을 관리하여 의무기록의 Quality를 향상시키고 의료서비스의 질 향상에도 기여하고자 한다.

(2) 목적

각 과별·서식지별 미비기록의 현황을 파악하고 문제가 된 과 및 기록지의 항목별 관리로 미비기록 및 내용의 완성도를 높여 의료기관 평가에 대비한다. 또한 각 서식지의 필수 기재항목에 대한 알림을 통해 주치의와 전공의 선생님들의 의무기록에 대한 인식을 높여 미비를 감소시키며 완전하고 정확한 기록을 유지하고자 한다.

(3) 팀 구성

팀장 : ○○○
팀원 : 입원파트전원, ○○○(의료정보팀)

(4) 현황파악

1) **조사대상** : 2015년 9월 퇴원환자(서식지별 항목별 미비확인 완료)

2) **자료수집** : 과별·의사별·서식별 미비기록과 항목별 미비현황에서 데이터 추출

3) 자료 분석결과

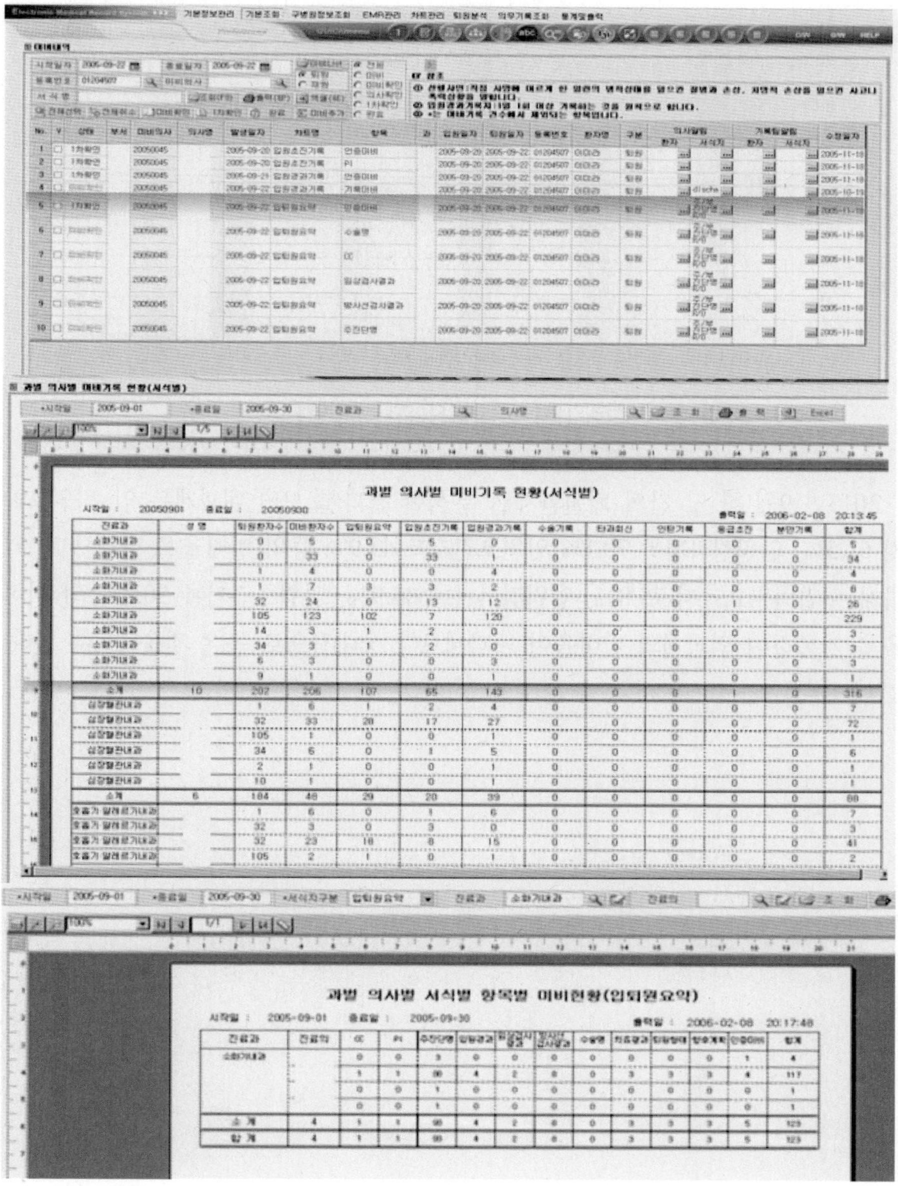

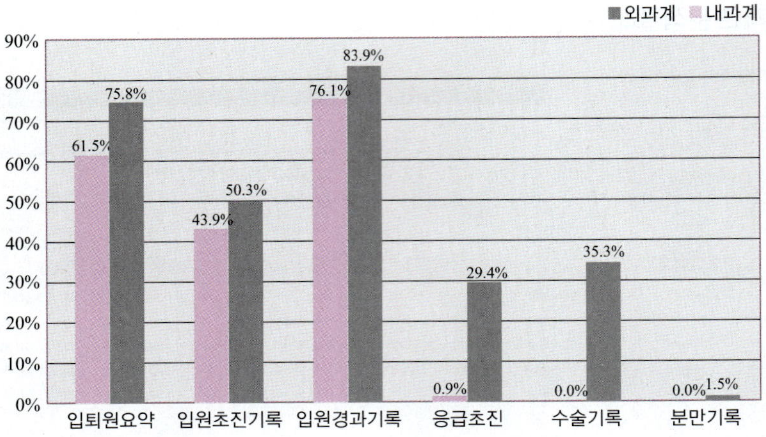

그림 11-1 9월 퇴원환자 미비 현황

2015년 9월 한 달 간의 퇴원환자를 분석한 결과를 보면 내과계는 입·퇴원요약지 61.5%, 입원경과기록 70.1% 입원초진기록 43.9% 등의 미비율을 나타냈다. 외과계는 입퇴원요약지 75.8%, 입원경과기록 83.9%, 입원초진기록 50.3% 의 미비율을 기록하여 외과계의 미비율이 내과계보다 상대적으로 높은 것을 알 수 있다. (그림 11-1)

표 11-1 각 과별 입·퇴원 및 진료기록

진료과	퇴원환자수	미비환자수	입퇴원요약	입원초진기록	입원경과기록	수술기록	응급초진	분만기록	합계
소화기내과	137	229	107	88	143	0	1	0	339
심장혈관내과	37	49	29	20	40	0	0	0	89
호흡기 · 알레르기	55	51	27	17	35	0	0	0	79
신장내과	32	2	2	0	0	0	0	0	2
내분비대사내	21	6	3	2	6	0	0	0	11
종양혈액내과	26	28	23	5	26	0	0	0	54
류마티스내과	6	3	1	2	0	0	0	0	3
감염내과	4	4	3	1	3	0	0	0	7
소아과	202	219	165	123	156	0	1	0	445
신경정신과	21	29	10	7	21	0	2	0	40
신경과	42	44	13	10	34	0	2	0	59
신경외과	82	130	58	57	106	20	3	0	244
피부과	12	9	8	4	6	0	0	0	18
외과	127	173	119	99	124	66	8	0	416
흉부외과	18	25	13	11	20	7	0	0	51
정형외과	147	171	140	48	129	53	0	0	370
성형외과	72	76	69	34	63	56	2	0	224
산부인과	89	157	86	68	98	27	0	11	290
안과	41	11	11	8	2	8	0	0	29
이비인후 · 두경	87	12	3	0	11	2	0	0	16
비뇨기과	45	52	41	31	41	10	0	0	123
재활의학과	19	32	12	9	30	0	0	0	51
마취통증의학	1	22	1	1	6	0	0	0	8
가정의학과	10	1	0	1	0	0	0	0	1
응급의학과	7	200	0	0	0	0	199	0	199
치과	6	3	6	6	6	6	0	0	24
핵의학과	6	0	0	0	0	0	0	0	0
인공췌장클리	30	3	3	1	2	0	0	0	6
합계	1382	1744	953	653	1108	255	218	11	3198

(5) 문제점 분석

1) Fish–bone chart

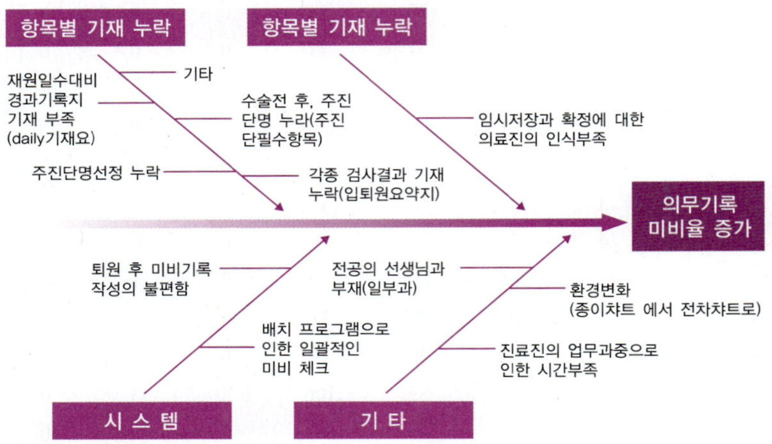

2) 목표설정

9월 퇴원환자 데이터(data, 자료)를 분석하여 나온 결과를 바탕으로 내과계는 입·퇴원요약지·입원경과기록지·입원초진기록을, 외과계는 수술기록지를 포함하여 네 종류의 서식지에 대해 20% 미비율 감소를 목표로 설정한다.(그림 11–2, 그림 11–3)

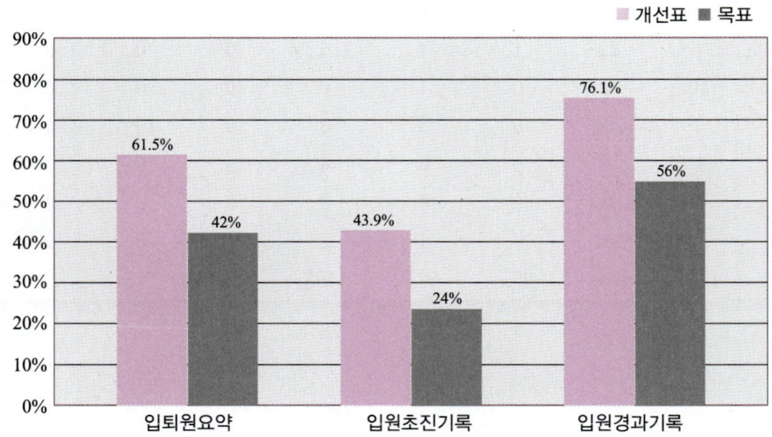

그림 11–2 내과계 목표설정

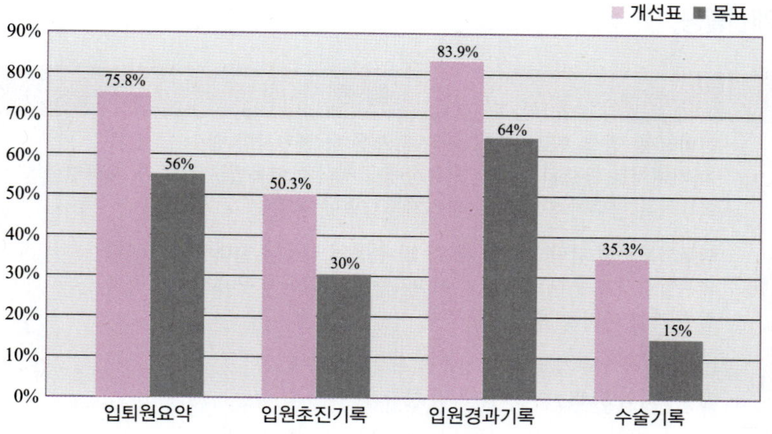

그림 11-3 외과계 목표설정

(6) QI활동 계획 및 실천 안

1) 계획표 및 팀원 업무분장

활 동 단 계	9 월	10 월	11 월	12 월	06, 1월	담 당
주제선정 및 팀구성	■—■					팀원전체
현황 및 문제점 파악	■——	——■				·
1차 개선안 도출 및 실행		■——	————	————	——■	·
문제분석 및 2차 자료수집			■——	■		·
2차 개선안 실행				■——	——■	·
결과분석 및 개선안 도출				■——	——■	·
결과 도출					■—■	·

2) 개선활동

월	활 동 내 용
2005.9	미비작성, 검색 프로그램의 사용 후 오류 나 불편사항 접수 미비배치로 발생된 미비는 기록실에서 서식지 항목별로 검토 후 재확인함 의무기록 필수기재 항목 및 관리지침 GW에 공지
2005.10	의무기록사별 담당과 지정 후 각 과 전공의 선생님 일대일 미비관리 의사알림장을 통한 기록지의 미비사항 주치의에게 구체적으로 공지 월별 과별 미비율 게시판에 공지
2005.11	EMR 미비기록 검색 및 작성관련 프로그램 수정 매월 2회의 SMS 미비기록 독려 문자 전송
2005.12	퇴원이후의 기록미비 작성 시 오류 메시지 팝업 창으로 알림 지속적인 미비기록 작성의 독려 및 재원 기간 내의 기록완성 유도
2006.1	진료과 과장님께 미비현황 메일 발송 및 출력물 보고 서식지 추가(단기 입 · 퇴원기록지)

3) 팀 회의 일정

일 자	안 건
2005. 9. 28	항목별 미비기록 관리 후 홍보 및 각 과별 협조 요청
2005. 10. 24	각 과별 문자 전송 서비스 후 개선효과에 대한 토의
2005. 11. 23	사용자 위주의 프로그램 개발 후 작성률 현황 분석
2005. 12. 27	재원기간 후 기록미비 작성 시 오류 메시지에 대한 공지
2006. 1. 24	의무기록 충실성 활동 분석

(7) QI 활동 결과 분석

1) 조사대상 : 2005년 9월 ~ 2005년 12월 퇴원환자

2) 활동기간 : 2005년 9월~ 2006년 1월

① 내과계 서식지별

활동 전과 후 내과계 미비율을 비교 분석해보면 입·퇴원요약지는 61.5%에서 50.3%로 11.2%의 개선효과가 있었고, 입원초진기록은 43.9%에서 33.3%로 10.6%의 개선을, 입원경과기록은 76.1%에서 60.4%로 15.7%의 미비율을 개선했다. (그림 11-4)

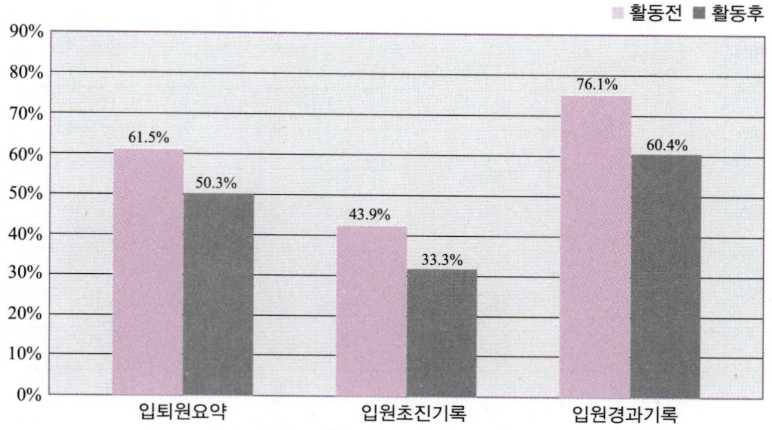

그림 11-4 활동전·후 내과계 미비율 현황

② 외과계 서식지별

외과계의 활동 전과 후 미비율을 비교해 보면 입·퇴원요약지는 75.8%에서 39.7%로 36.1%의 개선을, 입원초진기록은 50.3%에서 22.2%로 28.1%의 개선효과가 있었다. 입원경과기록도 83.9%에서 54.3%로 29.6%의 개선이 나타났고, 수술기록 또한 35.3%에서 20.3%로 15%의 개선이 있었다. (그림 11-5)

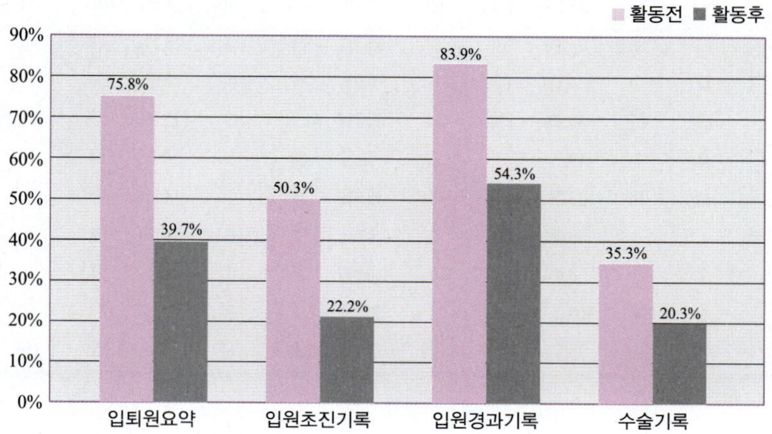

그림 11-5 활동전·후 외과계 미비율 현황

③ **수술기록지** : 9월 수술기록지 미비율이 35.3% → 10월 미비율 24% → 11월 미비율 19.8% → 12월 미비율 17.6%를 기록하며 9월과 12월의 편차가 17.7%로 나타났다. 활동 후 평균 15%의 미비율 감소가 나타났다. (그림 11-6) (표 11-2)

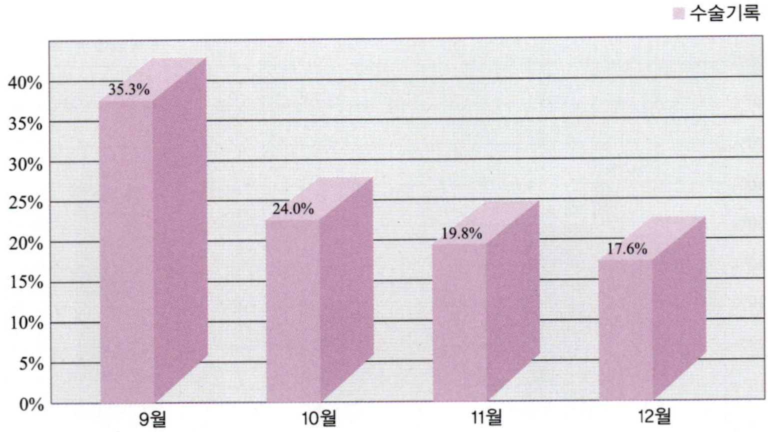

그림 11-6 월별 수술기록지 미비 현황

표 11-2 각 과별 수술 및 입·퇴원 기록

월	9월			10월			11월			12월			10~12월 합계		
진료과	퇴원환자수	수술기록	미비율	퇴원환자수	수술기록	미비율	퇴원환자수	수술기록	미비율	퇴원환자수	수술기록	미비율	퇴원환자수	수술기록	미비율
신경외과	82	20	24.4%	97	30	30.9%	96	28	29.2%	94	23	24.5%	287	81	28.2%
외과	127	66	52.0%	119	38	31.9%	130	11	8.5%	166	17	10.2%	415	66	15.9%
흉부외과	18	7	38.9%	26	0	0.0%	22	2	9.1%	26	2	7.7%	74	4	5.4%
정형외과	147	53	36.1%	151	69	45.7%	174	60	34.5%	168	33	19.6%	493	162	32.9%
성형외과	72	56	77.8%	81	27	33.3%	71	38	53.5%	79	40	50.6%	231	105	45.5%
이비인후·두경	87	2	23%	82	0	0.0%	89	0	0.0%	94	0	0.0%	265	0	0.0%
산부인과	89	27	30.3%	110	14	12.7%	130	18	13.8%	126	25	19.8%	366	57	15.6%
안과	41	8	19.5%	55	2	3.6%	60	5	8.3%	64	12	18.8%	179	19	10.6%
비뇨기과	45	10	22.2%	47	6	12.8%	48	2	4.2%	45	1	2.2%	140	9	6.4%
마취통증의학과	1	0	0.0%	1	0	0.0%	2	0	0.0%	0	0	#DIV/0!	3	0	0.0%
응급의학과	7	0	0.0%	12	0	0.0%	15	0	0.0%	9	0	0.0%	36	0	0.0%
치과	6	6	100.0%	6	3	50.0%	7	3	42.9%	14	3	21.4%	27	9	33.3%
합계	722	255	35.3%	787	189	24.0%	844	167	19.8%	885	156	17.6%	2516	512	20.3%

④ 입·퇴원요약지 : 내과계는 9월 미비율이 61.5%에서 10월 48.2% →11월 48.4% → 12월 51.2%를 나타내며 9월과 12월의 편차가 10.3%로 나타났다. 외과계는 9월 미비율 75.8% 에서 10월 48.2% → 11월 33.8% → 12월 37.9%로 9월 대비 12월은 38%의 미비율 감소를 나타내어 외과계가 내과계보다 기록 작성이 좋았음을 알 수 있다. (그림 11-7)

또한 활동 전 입·퇴원요약지의 전체 미비율이 69%였으나 활동 후 45%로 24%의 개선이 되었음을 확인하였다. (표 11-3)

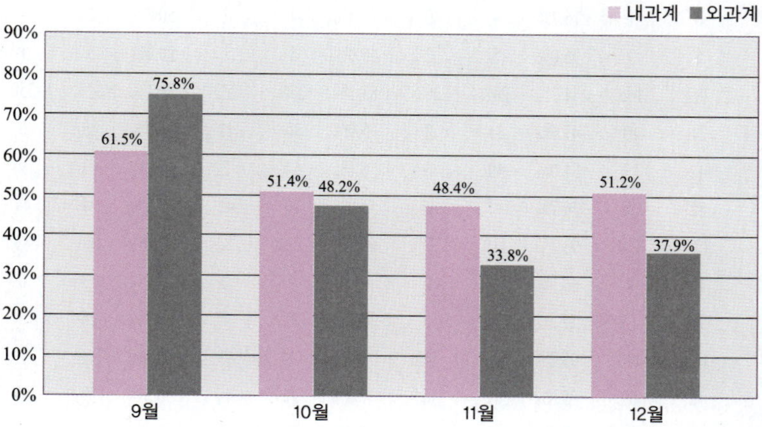

그림 11-7 월별 입퇴원요약지 미비 현황

표 11-3 활동 전후의 입·퇴원 요약지

월	9월			10월			11월			12월			10~12월 합계		
진료과	퇴원환자수	수술기록	미비율	퇴원환자수	수술기록	미비율	퇴원환자수	수술기록	미비율	퇴원환자수	수술기록	미비율	퇴원환자수	수술기록	미비율
소화기내과	137	107	78.1%	133	43	32.3%	126	63	50.0%	144	74	51.4%	403	180	44.7%
심장혈관내과	37	29	78.4%	61	49	80.3%	67	11	16.4%	60	16	26.7%	188	76	40.4%
호흡기 · 알레르	55	27	49.1%	56	1	1.8%	69	25	36.2%	79	38	48.1%	204	64	31.4%
신장내과	32	2	6.3%	32	0	0.0%	23	5	21.7%	38	24	63.2%	93	29	31.2%
내분비대사내과	21	3	14.3%	27	22	81.5%	26	1	3.8%	22	0	0.0%	75	23	30.7%
종양혈액내과	26	23	88.5%	19	18	94.7%	31	6	19.4%	33	0	0.0%	83	24	28.9%
류마티스내과	6	1	16.7%	4	0	0.0%	4	2	50.0%	1	1	100.0%	9	3	33.3%
감염내과	4	3	75.0%	5	2	40.0%	5	1	20.0%	3	1	33.3%	13	4	30.8%
소아과	202	165	81.7%	243	202	83.1%	276	222	80.4%	323	250	77.4%	842	674	80.0%
신경정신과	21	10	47.6%	34	2	5.9%	30	12	40.0%	25	0	0.0%	89	14	15.7%
신경과	42	13	31.0%	49	3	6.1%	54	2	3.7%	53	9	17.0%	156	14	9.0%
신경외과	82	58	70.7%	97	55	56.7%	96	43	44.8%	94	44	46.8%	287	142	49.5%
외과	127	119	93.7%	119	77	64.7%	130	52	40.0%	166	83	50.0%	415	212	51.1%
피부과	12	8	66.7%	9	0	0.0%	9	0	0.0%	13	0	0.0%	31	0	0.0%
흉부외과	18	13	72.2%	26	5	19.2%	22	7	21.8%	26	8	30.8%	74	20	27.0%
정형외과	147	140	95.2%	151	112	74.2%	174	79	45.4%	168	61	36.3%	493	252	51.1%
성형외과	72	69	95.8%	81	6	7.4%	71	40	56.3%	79	59	74.7%	231	105	45.5%
이비인후 · 두경	87	3	3.4%	82	0	0.0%	89	0	0.0%	94	0	0.0%	265	0	0.0%
산부인과	89	86	96.6%	110	72	65.5%	130	16	12.3%	126	25	19.8%	366	113	30.9%
안과	41	11	26.8%	55	1	1.8%	60	4	6.7%	64	7	10.9%	179	12	6.7%
비뇨기과	45	41	91.1%	47	46	97.9%	48	42	87.5%	45	36	80.0%	140	124	88.6%
가정의학과	10	0	0.0%	7	0	0.0%	7	0	0.0%	15	0	0.0%	29	0	0.0%
재활의학과	19	12	63.2%	31	13	41.9%	32	14	43.8%	35	7	20.0%	98	34	34.7%
마취통증의학과	1	1	100.0%	1	1	100.0%	2	2	100.0%	0	0	#DIV/0!	3	3	100.0%
응급의학과	7	0	0.0%	12	0	0.0%	15	0	0.0%	9	0	0.0%	36	0	0.0%
치과	6	6	100.0%	6	4	66.7%	7	0	0.0%	14	12	85.7%	27	16	59.3%
핵의학과	6	0	0.0%	8	0	0.0%	11	0	0.0%	11	0	0.0%	30	0	0.0%
인공췌장클리닉	30	3	10.0%	39	34	87.2%	23	20	87.0%	40	38	95.0%	102	92	90.2%
합계	1382	953	69.0%	1544	768	49.7%	1637	669	40.9%	1780	793	44.6%	4961	2230	45.0%

⑤ **입원 초진기록** : 입원 초진기록의 내과계의 월별 추이를 보면 9월 미비가 43.9%에서 10월 29.9% → 11월 20.6% → 12월 16.8%로 9월 과 12월의 편차가 13.1% 나타났다. 외과계의 9월 입원 초진기록 미비는 50.3% 에서 10월 29.9% → 11월 20.6% →12월 16.8%로 9월 대비 12월은 33.5%의 미비율 감소가 이루어졌다. (그림 11–8)

입원 초진기록의 개선 활동 전 전체 미비율은 47.3%였으며 개선 활동 후 미비율은 27.7% 로 19.6%의 미비율 감소의 결과가 나타났다. (표 11–4)

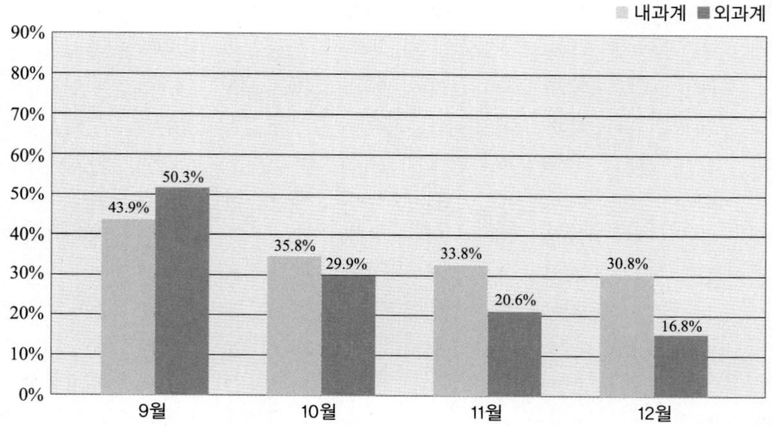

그림 11–8 월별 입원 초진기록 미비 현황

표 11-4 입원 초진기록의 개선활동 전·후의 미비율

월	9월			10월			11월			12월			10~12월 합계		
진료과	퇴원환자수	수술기록	미비율	퇴원환자수	수술기록	미비율	퇴원환자수	수술기록	미비율	퇴원환자수	수술기록	미비율	퇴원환자수	수술기록	미비율
소화기내과	137	88	64.2%	133	28	21.1%	126	40	31.7%	144	35	24.3%	403	103	25.6%
심장혈관내과	37	20	54.1%	61	14	23.0%	67	5	7.5%	60	4	6.7%	188	23	12.2%
호흡기·알레르	55	17	30.9%	56	4	7.1%	69	2	2.9%	79	4	5.1%	204	10	4.9%
신장내과	32	0	0.0%	32	5	15.6%	23	2	8.7%	38	2	5.3%	93	9	9.7%
내분비대사내과	21	2	9.5%	27	2	7.4%	26	2	7.7%	22	0	0.0%	75	4	5.3%
종양혈액내과	26	5	19.2%	19	4	21.1%	31	3	9.7%	33	0	0.0%	83	7	8.4%
류마티스내과	6	2	33.3%	4	0	0.0%	4	0	0.0%	1	0	0.0%	9	0	0.0%
감염내과	4	1	25.0%	5	1	20.0%	5	0	0.0%	3	1	33.3%	13	2	15.4%
소아과	202	123	60.9%	243	161	66.3%	276	187	67.8%	323	177	54.8%	842	525	62.4%
신경정신과	21	7	33.3%	34	9	26.5%	30	1	3.3%	25	3	12.0%	89	13	14.6%
신경과	42	10	23.8%	49	3	6.1%	54	1	1.9%	53	7	13.2%	156	11	7.1%
신경외과	82	57	69.5%	97	45	46.4%	96	34	35.4%	94	18	19.1%	287	97	33.8%
외과	127	99	78.0%	119	65	54.6%	130	26	20.0%	166	23	13.9%	415	114	27.5%
피부과	12	4	33.3%	9	0	0.0%	9	0	0.0%	13	0	0.0%	31	0	0.0%
흉부외과	18	11	61.1%	26	1	3.8%	22	0	0.0%	26	3	11.5%	74	4	5.4%
정형외과	147	48	32.7%	151	37	24.5%	174	38	21.8%	168	12	7.1%	493	87	17.6%
성형외과	72	34	47.2%	81	3	3.7%	71	27	38.0%	79	31	39.2%	231	61	26.4%
이비인후·두경	87	0	0.0%	82	0	0.0%	89	0	0.0%	94	0	0.0%	265	0	0.0%
산부인과	89	68	76.4%	110	40	36.4%	130	6	4.6%	126	9	7.1%	366	55	15.0%
안과	41	8	19.5%	55	0	0.0%	60	5	8.3%	64	5	7.8%	179	10	5.6%
비뇨기과	45	31	68.9%	47	38	80.9%	48	34	70.8%	45	36	80.0%	140	108	77.1%
가정의학과	10	1	10.0%	7	0	0.0%	7	0	0.0%	15	1	6.7%	29	1	3.4%
재활의학과	19	9	47.4%	31	4	12.9%	32	4	12.5%	35	3	8.6%	98	11	11.2%
마취통증의학과	1	1	100.0%	1	1	100.0%	2	2	100.0%	0	0	#DIV/0!	3	3	100.0%
응급의학과	7	0	0.0%	12	1	8.3%	15	0	0.0%	9	0	0.0%	36	1	2.8%
치과	6	6	100.0%	6	4	66.7%	7	2	28.6%	14	12	85.7%	27	18	66.7%
핵의학과	6	0	0.0%	8	0	0.0%	11	0	0.0%	11	0	0.0%	30	0	0.0%
인공췌장클리닉	30	1	3.3%	39	36	92.3%	23	21	91.3%	40	39	97.5%	102	96	94.1%
합계	1382	653	47.3%	1544	506	32.8%	1637	442	27.0%	1780	425	23.9%	4961	1373	27.7%

⑥ **입원경과기록** : 입원경과기록지는 사건위주로 daily작성을 원칙으로 하는 서식지이며, 서식지 중에서도 특히 미비율이 높은 서식지이기도 했다. 내과계 입원경과기록 추이를 보면 9월 76.1% → 10월 59.6% → 11월 58.6% → 12월 62.8%로 9월 과 12월의 편차가 13.3% 로 나타났다. 외과계는 9월 미비율 83.9% → 10월 61.0%→ 11월 48.2% → 12월 54.1%로 9월 대비 12월은 29.8%의 미비율이 개선되었음을 알 수 있다. (그림 11-9)

전체 입원경과기록 미비율은 활동 전 80.2%에서 활동 후 57.3%로 22.9% 개선효과가 있었다. (표 11-5)

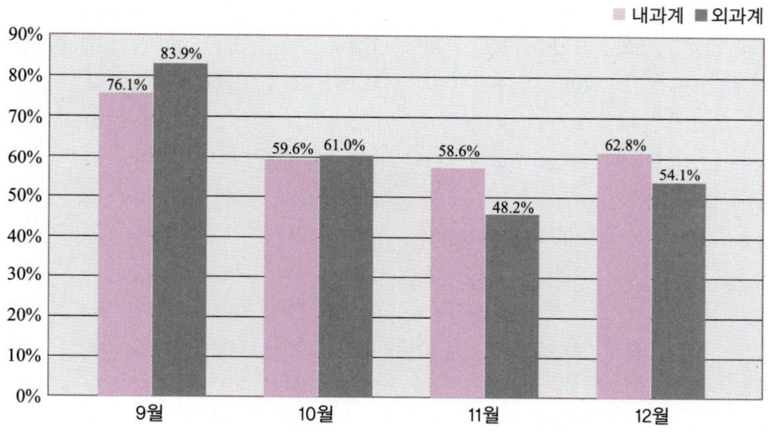

그림 11-9 월별 입원경과기록 미비 현황

표 11-5 활동 전후의 미비율 입원 경과기록

월	9월			10월			11월			12월			10~12월 합계		
진료과	퇴원환자수	수술기록	미비율	퇴원환자수	수술기록	미비율	퇴원환자수	수술기록	미비율	퇴원환자수	수술기록	미비율	퇴원환자수	수술기록	미비율
소화기내과	137	143	104.4%	133	83	62.4%	126	107	84.9%	144	133	92.4%	403	323	80.1%
심장혈관내과	37	40	108.1%	61	54	88.5%	67	14	20.9%	60	15	25.0%	188	83	44.1%
호흡기·알레르	55	35	63.6%	56	6	10.7%	69	17	24.6%	79	39	49.4%	204	62	30.4%
신장내과	32	0	0.0%	32	4	12.5%	23	7	30.4%	38	25	65.8%	93	36	38.7%
내분비대사내과	21	6	28.6%	27	22	81.5%	26	12	46.2%	22	3	13.6%	75	37	49.3%
종양혈액내과	26	26	100.0%	19	16	84.2%	31	10	32.3%	33	4	12.1%	83	30	36.1%
류마티스내과	6	0	0.0%	4	1	25.0%	4	2	50.0%	1	1	100.0%	9	4	44.4%
감염내과	4	3	75.0%	5	5	100.0%	5	0	0.0%	3	2	66.7%	13	7	53.8%
소아과	202	156	77.2%	243	187	77.0%	276	221	80.1%	323	251	77.7%	842	659	78.3%
신경정신과	21	21	100.0%	34	16	47.1%	30	34	113.3%	25	21	84.0%	89	71	79.8%
신경과	42	34	81.0%	49	6	12.2%	54	5	9.3%	53	12	22.6%	156	23	14.7%
신경외과	82	106	129.3%	97	125	128.9%	96	98	102.1%	94	68	72.3%	287	291	101.4%
외과	127	124	97.6%	119	97	81.5%	130	100	76.9%	166	149	89.8%	415	346	83.4%
피부과	12	6	50.0%	9	0	0.0%	9	0	0.0%	13	0	0.0%	31	0	0.0%
흉부외과	18	20	111.1%	26	5	19.2%	22	8	36.4%	26	11	42.3%	74	24	32.4%
정형외과	147	129	87.8%	151	120	79.5%	174	100	57.5%	168	100	59.5%	493	320	64.9%
성형외과	72	63	87.5%	81	10	12.3%	71	45	63.4%	79	69	87.3%	231	124	53.7%
이비인후·두경	87	11	12.6%	82	0	0.0%	89	0	0.0%	94	0	0.0%	265	0	0.0%
산부인과	89	98	110.1%	110	78	70.9%	130	9	6.9%	126	24	19.0%	366	111	30.3%
안과	41	2	4.9%	55	0	0.0%	60	1	1.7%	64	6	9.4%	179	7	3.9%
비뇨기과	45	41	91.1%	47	41	87.2%	48	42	87.5%	45	39	86.7%	140	122	87.1%
가정의학과	10	0	0.0%	7	0	0.0%	7	0	0.0%	15	1	6.7%	29	1	3.4%
재활의학과	19	30	157.9%	31	15	48.4%	32	15	46.9%	35	15	42.9%	98	45	45.9%
마취통증의학과	1	6	600.0%	1	1	100.0%	2	4	200.0%	0	1	#DIV/0!	3	6	200.0%
응급의학과	7	0	0.0%	12	0	0.0%	15	0	0.0%	9	0	0.0%	36	0	0.0%
치과	6	6	100.0%	6	3	50.0%	7	0	0.0%	14	12	85.7%	27	15	55.6%
핵의학과	6	0	0.0%	8	0	0.0%	11	0	0.0%	11	0	0.0%	30	0	0.0%
인공췌장클리	30	2	6.7%	39	36	92.3%	23	21	91.3%	40	40	100.0%	102	97	95.1%
합계	1382	1108	80.2%	1544	931	60.3%	1637	872	53.3%	1780	1041	58.5%	4961	2844	57.3%

(8) 평가 및 제언

1) 평가

서식지별 항목별 미비관리를 통한 충실성 활동의 결과를 요약하면 다음과 같다.

① 내과계는 입·퇴원요약지 11.2%, 입원초진기록 10.6%, 입원경과기록 15.7%로 목표달성에는 도달하지 않았지만 개선의 효과를 볼 수 있었다.

② 외과계는 입·퇴원요약지 36.1%, 입원초진기록 28.1%, 입원경과기록 29.6%, 수술기록 15%의 개선을 이루면서 수술기록지를 제외한 3종의 서식지는 활동 전 목표했던 20% 미비율 감소의 목표달성을 했다.

2) 제언 및 향후계획

의무기록의 충실성 활동의 중요성은 앞에서도 언급했듯 각종 기관평가뿐만 아니라 의학연구 및 교육에 필요한 임상자료, 병원통계 및 진료비산정의 근거자료에 이용되므로 완전하고 정확하게 기록·유지되어야 하며 사용자의 필요한 정보는 적시에 신속하게 검색할 수 있어야 한다.

현재 병원의 EMR이 초기단계인 관계로 의무기록의 충실도를 파악하기에는 기간도 짧았고 데이터의 확보도 충분하지 못해 작성률의 추이나 항목별 미비 추이를 분석하기에는 어려움이 있었다. 따라서 1년 정도의 데이터가 축적된 후 다시 의무기록 충실도에 대한 분석이 이루어져야 할 것이다. 이에 의무기록 팀은 앞으로도 지속적인 충실성 활동을 하고자 한다.

3) 향후 활동 계획

① 각 과별 담당 의무기록사와 진료과 전공의 선생님들과의 지속적인 Monitoring을 한다.

② 의사 알림장을 적극 활용한 미비 공지를 한다.

③ 사용자 불편사항을 계속적으로 수렴하여 프로그램 Version up에 적극 활용한다.

④ 우수과, 우수자 선정 공지 및 포상 제도를 실시한다.

⑤ 교직원 수첩 목록에 의무기록 관리지침을 수록하여 배부한다.

⑥ 사용자 교육을 실시한다(신규 인턴 및 전공의 선생님)

2. 퇴원요약지 완결도 향상을 위한 활동

(1) 사업의 배경

의료 현장에서는 양질의 의료서비스를 제공하고도 치료자가 기록을 제대로 하지 않아 빈약한 자료를 남기게 되는 경우가 비일비재하다.

병원이 환자들에게 가지고 있는 가장 중요한 책임은 모든 환자들에게 "양질의 의료를 서비스하는 것"이다. 이에 필요한 요소들 중의 하나가 정확하고도 완전한 의무기록의 작성이다.

즉, 의무기록이 진료, 병원행정, 의학연구 등에서의 기능을 다 하려면 필요한 사항이 가능한 한 발생 즉시, 그렇지 못할 경우에는 최단 시일 내에 기록되어야 하며 이는 1차적으로 환자의 추후진료 시 연계성 있는 진료를 위해서 필요한다. 또, 보험진료비 청구 시, 기록의 누락으로 인한 청구진연 및 진료비 삭감의 방지를 위해서도 필요하다. 뿐만 아니라 점차 증가하고 있는 의료분쟁 시에 의무기록은 환자, 의사, 병원을 보호할 수 있는 근거자료가 되므로 기록의 완전성 및 정확성은 더욱 강조되고 있다.

퇴원요약지는 의료기관 평가 시 퇴원환자의 추후진료에 필요한 정보가 정확하고 용이하게 제공되었는가를 평가하는 서식지로, 퇴원 후 48시간 이내에 신속하고 정확한 퇴원요약지 작성이 중요하다고 할 수 있다.

따라서 퇴원요약지를 구성하는 각 항목들에 대한 기준을 정확히 파악하여, 각 과별 교육과 홍보를 통해 퇴원요약지 작성의 중요성을 알리고 기록 작성의 시한을 단축시켜 의무기록의 완결도와 충실도를 높여 의무기록의 질 관리와 관련된 외부 평가에 대비하고자 한다.

(2) 문제의 개요

현재 의무기록의 작성률 및 완결도가 저조하여 의무기록의 양적과 질적 관리가 큰 문제가 되고 있고, 특히 퇴원요약지의 미비는 퇴원분석 시 진단정보 및 수술정보, 향후계획에 대한 자료의 누락 및 정보의 불확실성을 가져왔다.

이로 인해 미비 및 퇴원분석 업무의 지연이 발생되고 의무기록의 완성 시점까지의 관리로 인한 업무의 과중과 시간의 낭비를 초래했다.

미비기록이란, 의무기록 관리규정에 따라 의무기록 작성의 시한, 작성자의 내용, 병원표준화 심사, 의료기관 서비스 평가기준의 의무기록 관리지침에 따른 항목에서 미비한 사항을 의무기록 팀에서 정량, 정질 분석한 의무기록을 말한다.

퇴원요약지 미비점검 시 검토 대상이 되는 항목으로는 입원사유, 퇴원시 진단명, 수술(처치)명, 검사결과, 퇴원시 환자상태, 추후관리계획 및 주치의 서명 기재 유무이다.(의료기관 서비스 평가 기준을 근거로 하고 있다.)

또한 미비기록 점검 시 작성의 유·무만을 파악하는 것이 아니라 항목에 대한 검토를 함께 함으로써 기록지의 작성률 및 완결도를 동시에 관리하는 효과를 가져 올 수 있다.

따라서 활동 개시 전 퇴원요약지 작성율을 파악하여 각 과별 문제를 도출하고 개선활동을 통해 작성률 및 완결도를 높이고자 한다.

(3) 핵심지표

- 정의 : 퇴원요약지 미비율(각 과별 퇴원요약지 미비기록건수/각 과별 퇴원환자수 × 100) 퇴원요약지 작성률(100−퇴원요약지 미비율)
- 분자 : 각 과별 퇴원요약지 미비건수
- 분모 : 각 과별 퇴원환자수
- 현재 값 : 작성률 58.7%
- 목표 값 : 작성률 70%

(4) 자료의 수집

① 조사대상

2015년 2월 ~ 2015년 10월 퇴원환자

② 조사방법

일일 미비배치 프로그램을 통해 일괄적으로 미비기록들을 추출하고 미비 담당자들은 당일 해당 퇴원환자의 기록검색을 통해 미비기록에 대한 정질·정량분석(항목들에 대한 검토)을 실시한다. 그리고 담당의사에게 미비기록을 알리고 작성토록 한 후, 재작성한 기록들에 대한 2차 검토를 실시하여 완결기록과 미비기록을 다시 분류한다.

매일 매일의 미비 데이터의 축적을 통해 과별·의사별·서식별로 미비기록을 분류하고 그것을 다시 외과계와 내과계로 나누어 비교분석한다.

③ 활동일정

	2월	3월	4월	5월	6월	7월	8월	9월	10월	11월	12월
자료수집											
현황파악											
개선활동											
결과분석											
사후관리											

(5) 분석 및 해석

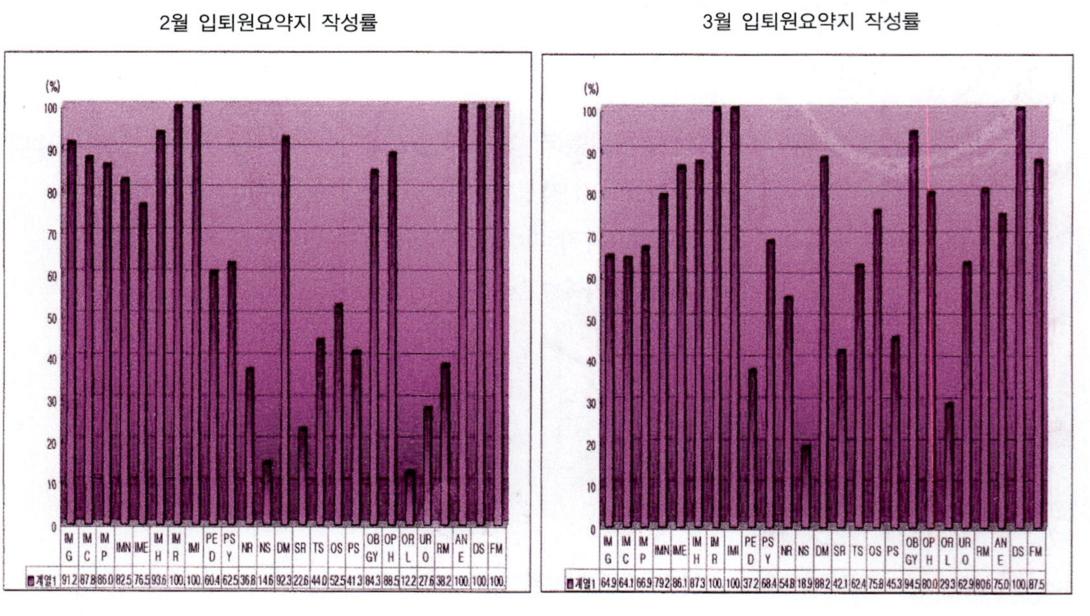

그림 11-10 2~3월 입·퇴원 요약지 작성

2015년 2월 퇴원요약지 작성률을 살표보면 2월달 평균은 58.1%를 나타내며, 분과별로는 내과계가 76.2%를 외과계는 45.5%의 작성률을 나타내었다.

2015년 3월 퇴원요약지 작성률 평균은 59.3%이고, 분과별로는 내과계가 58.9%를 외과계는 59.7%를 기록하였다. 활동 전 퇴원요약지의 평균 작성률은 58.7%, 내과계 평균 작성률 67.1%, 외과계 평균작성률은 52.5%였다.

(6) 개선전략

① SMS 문자 서비스 및 의사 알림 기능 강화

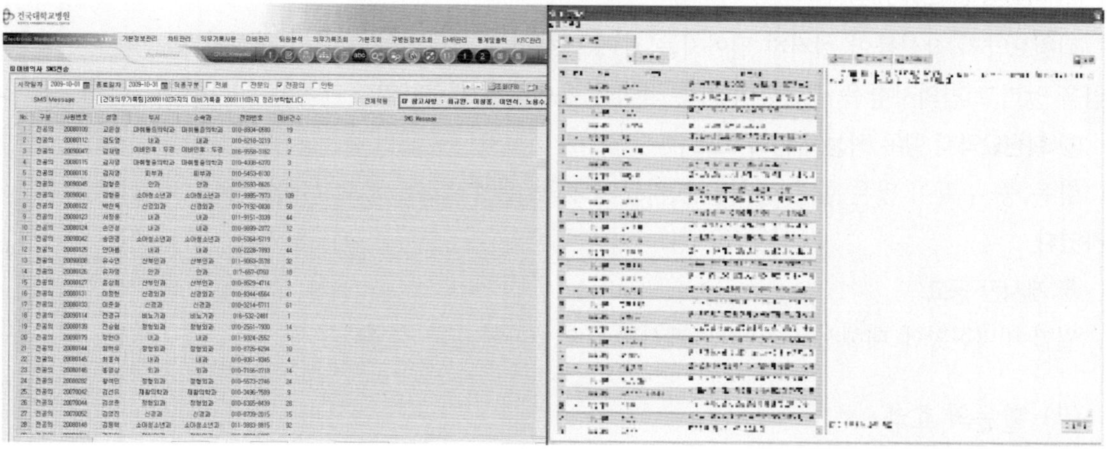

정기적인(월 2회) 미비기록관련 SMS 문자 서비스를 통하여 미비기록 작성을 환기시키고 좀 더 충실한 기록 작성을 할 수 있도록 미비내역란(의사 알림 내역)에 구체적인 미비사유를 남김으로써 한 번 열람을 통해 충실한 기록을 할 수 있도록 하였다.

② 미비프로그램 개선(과별 서식별 의사확인)

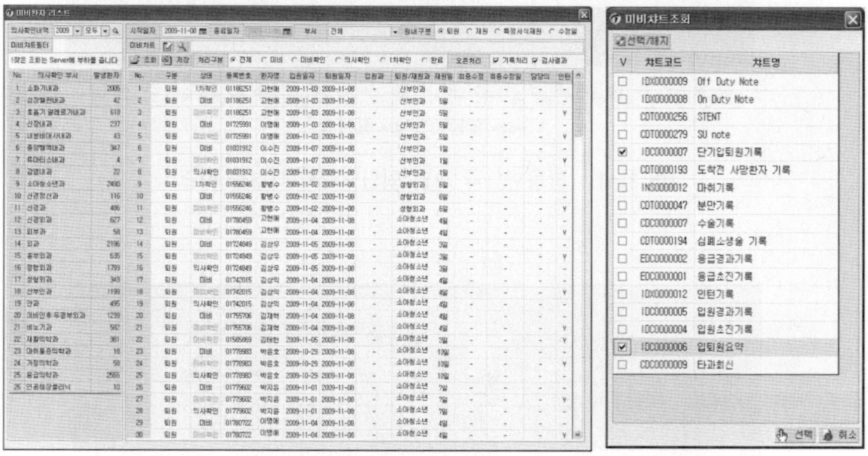

의사가 미비기록을 완료하였을 경우는 월별·과별·서식지별로 의사확인에 대한 환자 List를 신속히 확인할 수 있도록 미비프로그램을 개선하여 담당 의무기록사들이 원하는 서식지별로 업무가 신속하게 진행될 수 있도록 하였다.

③ 전공의 포상제도 도입

의무기록 작성과 관련하여 우수한 전공의에게는 내과계와 외과계에서 각각 2명

씩 선정하여 2개월에 한 번씩 포상을 하도록 포상 제도를 도입하였다(의무기록위원회)

④ 전공의 간담회 개최

퇴원요약지 작성률이 현저히 떨어지는 과에 대해서는 간담회를 통하여 작성지침을 알리고 건의사항을 수렴하여 기록 작성을 용이하게 개선하였다.

⑤ 퇴원요약지 항목 작성의 편의 도모

항목 중 누락이 많은 향후 계획란은 자료가 자동 생성되도록 프로그램을 개선하였다.

⑥ 게시판 공고

월별 미비현황에 대해서는 식당 앞 게시판을 이용하여 공고 하였다.

(7) 활동의 효과

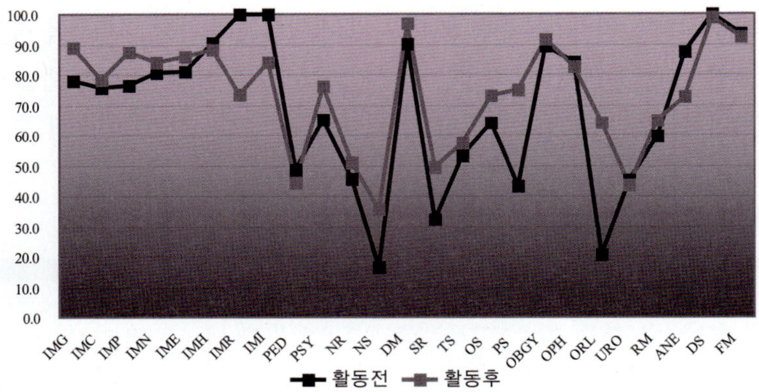

그림 11-11 활동 전·후 과별 퇴원요약지 작성률 비교

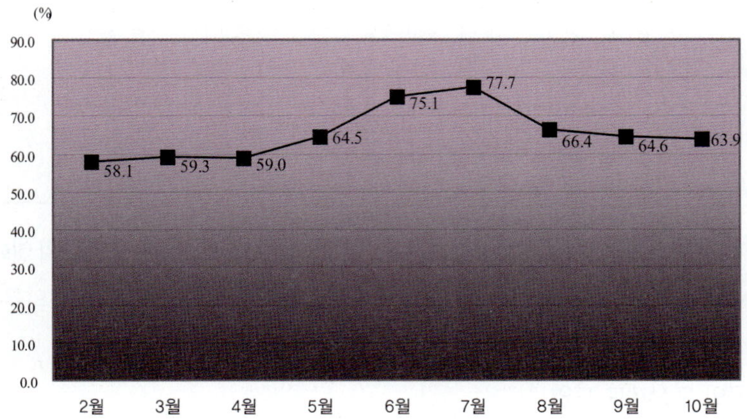

그림 11-12 월별 퇴원요약지 작성률 추이

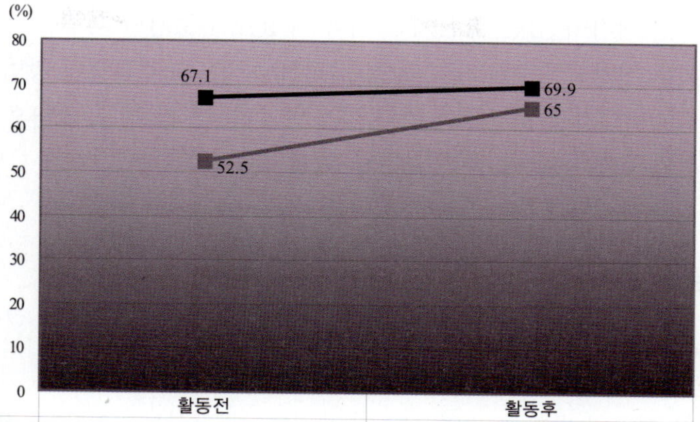

	활동전	활동후
내과계	67.1	69.9
외과계	52.5	65

그림 11-13 내과계·외과계 퇴원요약지 작성률 비교

개선 활동 후 전체 퇴원요약지의 작성률 추이를 살펴보면 활동 전 평균 작성률 58.7%에서 활동 후 67.3%로 8.6%의 개선효과를 보았다

내과계 와 외과계를 개선활동 전·후로 비교분석하면 내과계 67.1% → 69.9%였고, 외과계 52.5% → 65.0%의 작성률 변화를 기록하였다. 또한 개선 전 기록 작성률이 현저히 떨어지던 NS, PS, SR, ORL 에서의 기록 작성이 NS의 경우 16.8% → 35.9%, PS 43.3% → 75.3%, SR 32.4% → 49.4%, ORL 20.8% → 64.2%로 상승하여 상당히 고무적으로 평가되었다.

반면 내과계의 경우는 활동 전·후 작성률 변화에 뚜렷한 차이가 없었고, IMR·IMI·FM의 경우는 오히려 기록 작성률이 떨어지는 결과가 나타났다.

활동 전 목표 값으로 설정했던 70%에는 미치지 못했지만 이번 활동을 통해 퇴원요약지 작성률 8.6% 개선 효과가 있었다.

(8) 결론 및 제언

이번 질 향상 활동에서 불구하고 퇴원요약지 작성률의 변화가 기대에 못 미치게 된 것은 아직 까지도 작성지침에 대한 인식이 부족하여 완결도를 떨어뜨리는 경우가 많았으며, 외과계의 경우는 수술장 업무에 수술기록지 작성부담이 더하여 업무에 과중을 줄일 수 없었던 점을 들 수 있었고, 퇴원요약지가 미비로 남겨졌을 경우에 특별히 제제가 없었다는 점에서도 효과성이 떨어졌을 것으로 판단되었다.

앞으로 지속적인 활동으로 의무기록지 특히 퇴원요약지의 작성률을 높여 나가기 위해서 그동안 실시하던 SMS 문자 서비스나 의사 알림 서비스 및 포상 제도를 지속시켜 나가야 함은 물론이고 기록 작성률이 낮거나 완결도가 떨어지는 과에 대해서는 정기적인 교육 및 홍보를 실시하며, 좀 더 효과적인 방법의 도입을 위해 의무기록위원회를 통한 시스템상 작성 유도를 할 수 있는 방법을 실시하면 기록 작성의 효과를 높일 수 있을 것으로 사료된다.

3. 암 등록 전산화를 통한 업무 향상 활동

(1) 사업의 배경

최근 암 환자의 증가는 지역사회 및 국가의 큰 관심사가 되었고, 암 통계 및 암 등록 데이터는 보건 관련 예산의 효과를 최대화하는 중요한 보건정책에 대한 의사 결정을 위해 사용된다.

또한 병원들은 매년 정기적으로 국가 및 지역 암 등록 사업을 위하여 일 년 동안 병원을 찾은 환자들을 각 가지 루트를 통해 추출하고 그들에 대한 인구학적 정보, 진단정보, 암 정보, 치료정보 및 추구조사 정보를 수집·보고하고 있다.

우리병원 팀은 그동안 암 환자 명단 확보 및 환자정보 및 진단정보에 대해 수작업으로 이루어지던 작업을 EMR과 연계하여 자동화하고 암 등록 프로그램을 개발하여 병원 자체 내 암 등록 체계를 구축하여 사업에 소요되는 시간을 단축함은 물론이고 암 환자 추출 시 누락되는 환자의 발생을 막아 암 등록 업무의 향상을 도모하고자 한다.

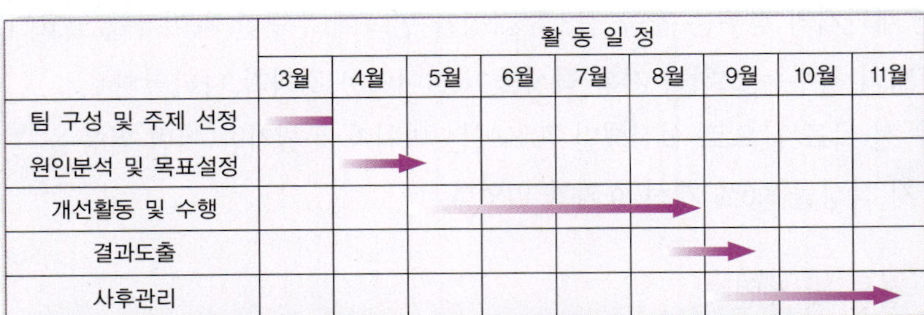

그림 11-14 활동 일정표

(2) 문제의 개요

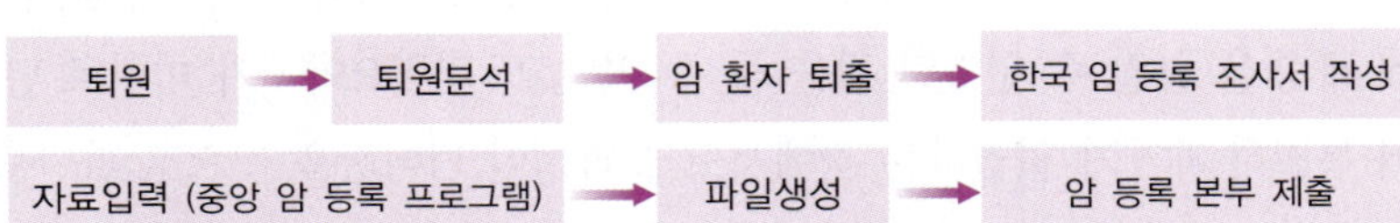

그림 11-15 암 등록 업무 흐름도

우리병원의 암 등록 Process는 암 환자 색출과 조사서 작성을 거쳐 환자를 분류한 후 자료입력이 이루어지고 있다. 그러나 자동화 기능이나 프로그램의 연계가 안 되고 있어 현업에서 환자 색출과 입력 과정이 모두 수작업으로 진행되고 있다. 앞으로 암 등록 프로그램을 개발하여 기존 EMR에 있는 퇴원분석 테이블의 정보들을 활용하게 되면 업무프로세스의 개선과 더불어 시간적으로도 많은 단축을 가져올 수 있을 것으로 사료된다.

(3) 핵심지표

① **건당처리시간** : 암 환자 한 건을 등록하기 위해 소요되는 시간
전체 환자등록시간/전체 환자수

② **입력 항목수** : 암 등록시 요구되는 총 27개 항목 중 수작업으로 입력되는 항목

③ **업무처리단계** : 암 등록을 위해 진행되는 업무 Process

(4) 자료의 수집

① **자료수집 기간** : 2015년 7월 1일 ~ 31일

② **대상** : 2015년 퇴원환자 중 주진단명이 악성 암으로 등록된 환자

③ **수집방법** : 퇴원분석 테이블과 암등록 프로그램 연계로 명단 자동생성

(5) 분석 및 해석

① 현행 암 등록의 문제점을 살펴보면 병원 자체 내 암 등록 프로그램의 부재로 인해 암 등록 조사서에 암 환자를 기록한 후 그것을 기초로 중앙 암 등록 프로그램에 정보를 입력하므로 불필요한 업무의 중복이 있었다.

② 암 환자에 대한 자료원이 퇴원환자로 국한되어 외래로 내원한 환자나 항암치료만 받은 환자에 대한 누락이 발생되었다.

③ 퇴원 분석 시 사용되는 코드와 암 등록 시 사용되는 코드가 각각 존재하여 암 등록 대상자에 대한 코드에 대한 재점검이 이루어져야 하는 문제 등이 조사되었다.

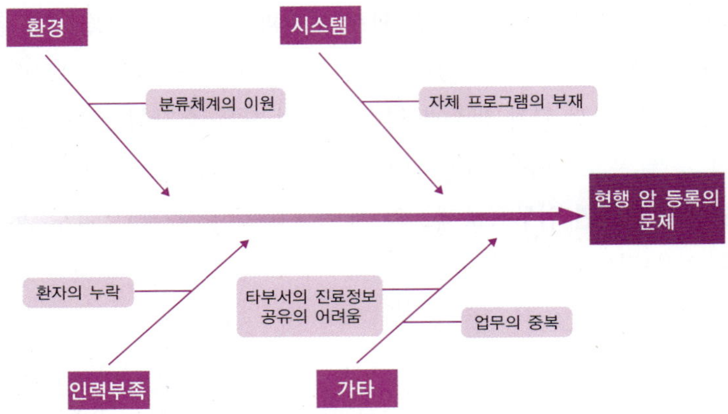

그림 11-16 문제점 분석 Fish bone

④ 병원 시스템에 암 등록 체계를 구축하게 되면, EMR 시스템의 퇴원환자 분석 테이블과 암 등록 프로그램을 연계하여 암 환자에 대한 환자정보와 진단 정보를 자동으로 생성할 수 있게 된다.

⑤ 따라서 현재 27항목 중 퇴원분석이 가지고 있는 12항목에 대해서는 자동으로 정보생성을 시킬 수 있게 된다.

⑥ 또한 불필요한 업무 프로세스가 정리되어 업무가 단순화되고 한 건의 업무처리에 소요되었던 시간의 단축도 가져올 수 있다.

표 11-6 개선목표

	건당 처리시간(분)	업무처리(단계)	입력항목수(갯수)
개선전	14	7	27
목표	5	5	12

(6) 개선전략

① 암 등록 프로그램 개발을 위해 전체적인 레이아웃을 만들어 정보 팀에 제공하였다.

② 퇴원 분석 시 주 진단명이 악성 암일 경우에는 암 환자 표기란에 표시를 하여 암 등록 프로그램에 적재되도록 한다.

③ 또한 종양학 국제 질병 분류 코드의 사용을 위해 상병테이블에 DB를 구축하여 퇴원 분석 시에도 사용할 수 있게 한다.

④ 이렇게 함으로써 퇴원 분석 시 입력된 환자의 기본정보 및 진단 정보 등을 암 프로그램에 자동 연계하여 사용할 수 있게 된다.

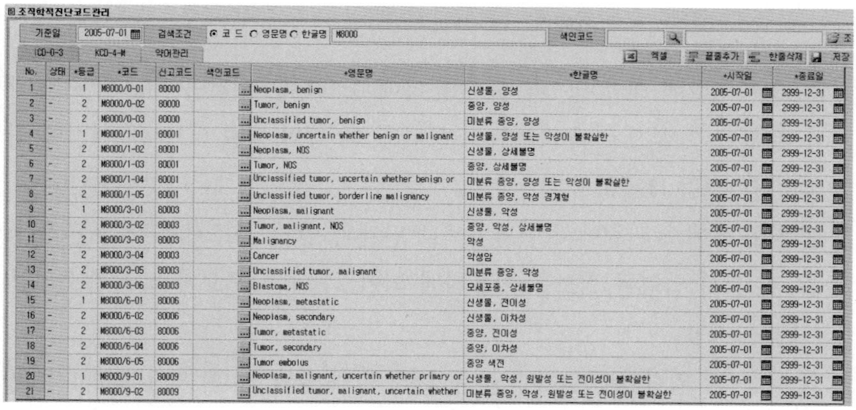

그림 11-17 조직학적 진단 코드 관리화면

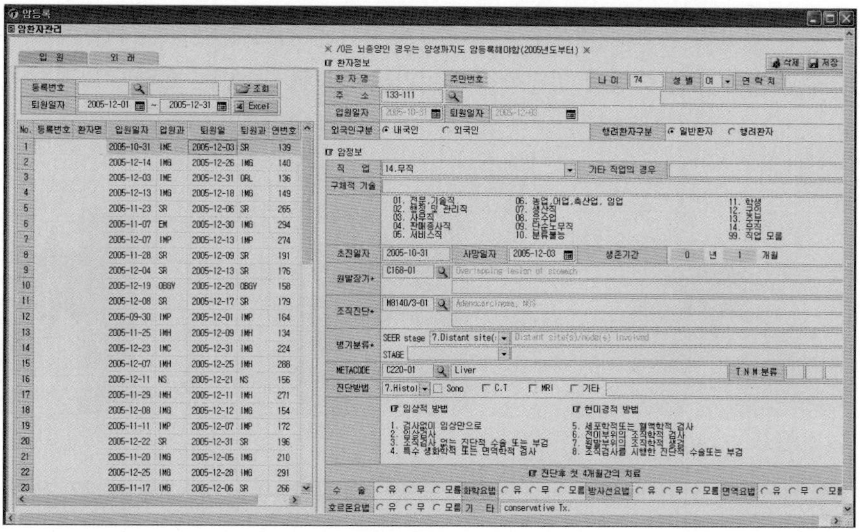

그림 11-18 암 등록 화면

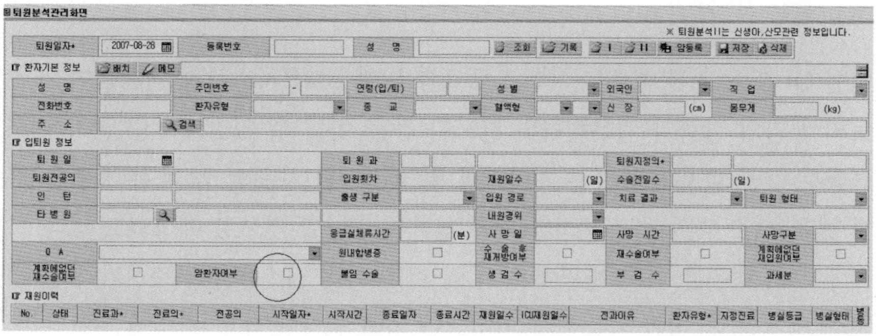

그림 11-19 퇴원분석 화면

(7) 활동의 효과

① 등록 프로그램 개발 전, 후 환자 등록에 소요되는 시간을 비교해 보면 개발 후는 평균 7.7분으로 수작업으로 등록할 때 대비 평균 6.3분의 시간이 단축되었다. (그림 11-20)

② 업무 프로세스 관점에서는 환자색출 단계와 암 등록조사서 작성 단계가 퇴원 분석 시 입력된 정보를 이용하게 되어 2단계의 프로세스가 축소되었다. (그림 11-21)

③ 암 등록 시 입력되는 항목수도 총 27개 항목 중 15개 항목에 대하여 자동으로 정보생성을 할 수 있게 되어 건당 처리시간의 단축 효과를 가져왔다. (그림 11-22)

④ 또한 종양학 국제 질병분류 코드를 DB화하여 퇴원분석에도 사용하므로 퇴원환자에 대한 종양의 형태학적 데이터를 확보할 수 있는 효과도 가져왔다.

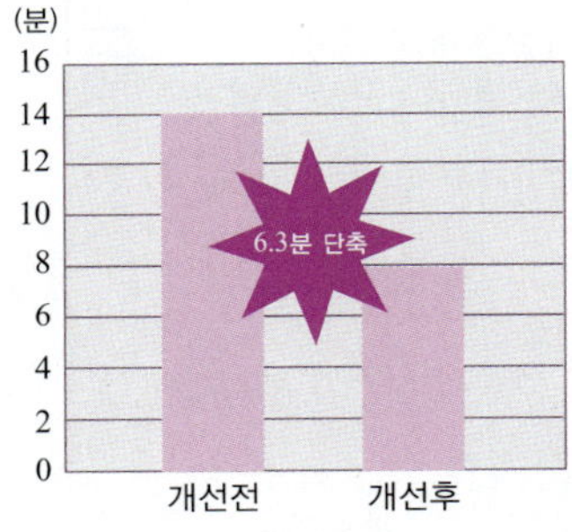

그림 11-20 건당처리시간

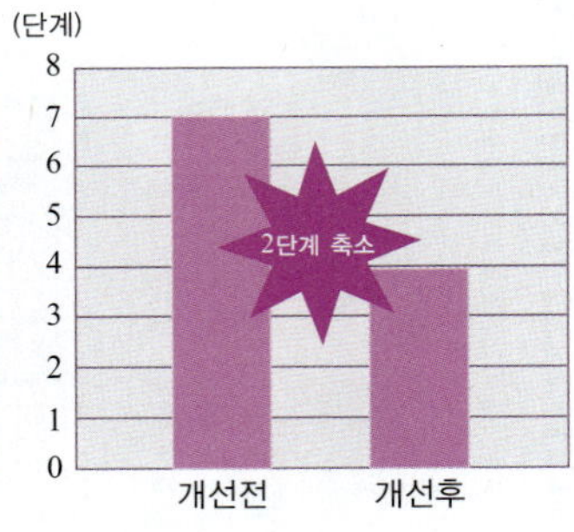

그림 11-21 업무처리

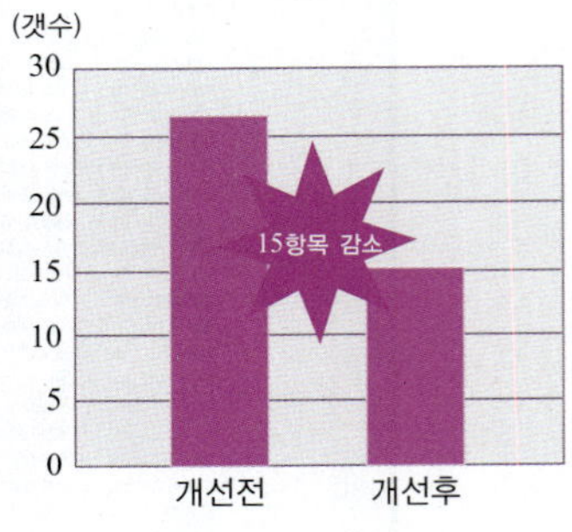

그림 11-22 입력 항목수

(8) 결론 및 제언

이번 QI 활동을 통해 암 등록 프로그램을 현 EMR시스템과 연계하여 개발함으로써 시간의 단축과 업무절차의 간소화 등을 이룰 수 있었다. 하지만 앞에서도 언급했듯이 암 환자의 증가는 지역사회 및 국가적인 차원의 암 등록 사업을 구축하게 했고, 앞으로는 암 전문의료 기관 평가를 실시할 것으로 예상되고 있다.

이에 우리 병원은 다른 병원에 앞선 암 환자 관리 시스템을 구축하기 위해 지금에 만족하지 말고 이번 활동에서 미비했던 외래 환자에 대한 관리에 더욱 관심을 가져야 할 것이다.

물론, 외래방문환자와 치료만을 목적으로 다녀가는 환자에 대한 관리를 하자면 그만큼의 시간과 인력이 투입되어야 하는 것도 사실이다. 그러나 이미 중증 등록 사업이 실시되고 있으므로 여러 루트를 통해 우리 병원을 다녀간 암 환자에 대한 정확한 등록을 위해 의무기록팀 자체뿐만 아니라 다른 과의 협조를 통해 총제적인 관리를 할 수 있는 시스템 개발을 진행시켜 나가야 할 것이다.

check point

국내 QI활동 주제 선정의 예

① CT판독률 개선
② DRG에 따른 질병별 원가분석
③ TKRA 환자를 위한 표준진료지침서 개발 및 적용
④ 감염 발생률
⑤ 검사 대시시간 단축
⑥ 계획에 없던 재수술률 분석
⑦ 계획에 없던 재입원율 분석
⑧ 균혈증 환자 분석
⑨ 보험진료비 삭감 최소화, 청구기간 단축
⑨ 수납창구 대기시간 단축
⑩ 수술 취소율 및 수술취소이유 분석
⑪ 수술후 창상감염률 조사
⑫ 외래진료 대기시간 단축
⑬ 수혈의 C/T Ratio분석
⑭ 응급실 검사 소요시간 단축
⑮ 응급실 의사 호출, 도착 시간
⑯ 응급실 재원기간 단축
⑰ 입원수속 후 병실 입원가지의 수속 소요시간

진료지원부서 QI주제 선정의 예

① 응급실 입원대기 시간 감소
② 환자 잔반 감소를 위한 중재활동
③ 오류 처방 개선 활동
④ 입원 환자를 위한 입원 생활 안내 파일 제작
⑤ 진료 의뢰/ 회송 센터 활성화 방안
⑥ 진료 예약 체제 구축
⑦ 사전 심사를 통한 보험청구명세서 삭감률 감소 방안
⑧ 장기 재원 환자의 효율적 관리
⑨ 미완결 의무기록 감소 방안
⑩ OCS 입력 오류 개선 방안

11-2 그 밖의 사례

1. 학교식당의 질 개선 QI

학교식당 질 개선 QI

목 차

1. QI과제선정 사유
2. 개선목표
3. 조사방법
4. 개선 전 수준확인
5. 원인분석
6. 개선방안
7. 개선활동
8. 개선 후 재평가
9. 결론

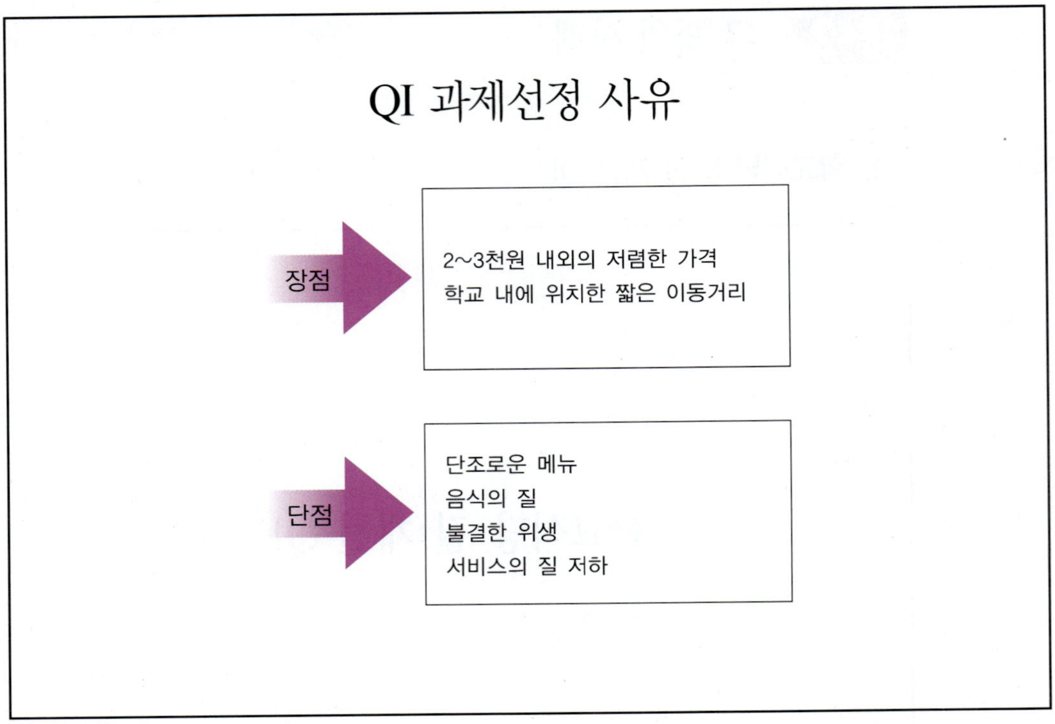
QI 과제선정 사유
장점
2~3천원 내외의 저렴한 가격
학교 내에 위치한 짧은 이동거리
단점
단조로운 메뉴
음식의 질
불결한 위생
서비스의 질 저하

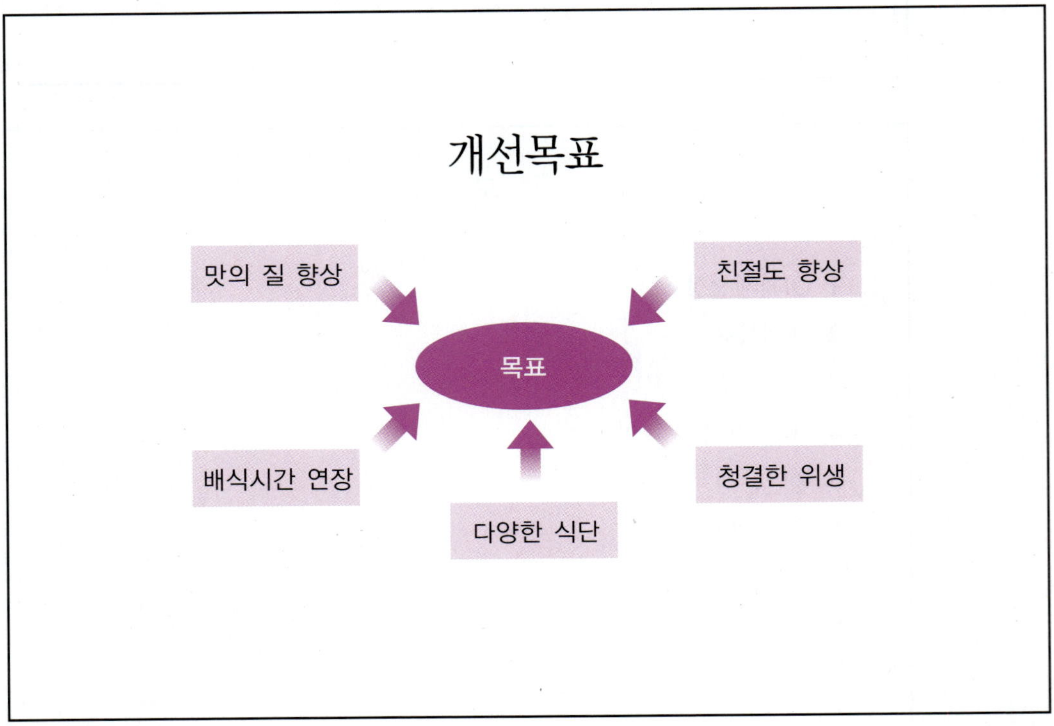
개선목표
맛의 질 향상
친절도 향상
목표
배식시간 연장
청결한 위생
다양한 식단

조사방법

- 직접조사 – 시식과 위생상태 점검
- 설문조사 – 대상 : 보건행정학과 학생 30명(2회)
  –설문기간 : 2016. . . ~ 2016. . .
  –설문내용 : 맛, 위생, 시간 등
  전반적인 학교식당 만족도

학교식당 만족도에 관한 설문지

다음은 학교식당에 대한 만족정도를 묻는 질문입니다. 각 항목에 대해 자신이 만족하는 정도를 v로 표시하여 주십시오.
성별 : (남) (여) 나이: ( )세

항 목	매우 그렇다	약간 그렇다	보통 이다	그렇지 않다	전혀 그렇지않다
1. 식단의 질적 양적으로 만족하는가?					
2 식당의 테이블 수에 대하여 만족하십니까?					
3 음식에 영양소가 골고루 들어가 있다고 생각합니까?					
4 전반적으로 급식으로 제공되는 음식에 만족하십니까?					
5 현재 운영되고 있는 배식운영시간에 만족하는가?					
6 배식원 및 매표소 직원의 태도에 만족하는가? (말투, 미소 등)					
7 음식과 식수는 위생적이라고 생각하십니까?					
8 식판, 수저, 물컵 등은 깨끗하다고 생각하십니까?					
9 배식과정이 위생적이라고 생각하십니까?					
10 음식을 만들 때 조리과정이 위생적으로 이루어진다고 생각하십니까?					
11 조리종사자들 차림은 깨끗하다고 생각하십니까?					
12 (식당에서 식사하는 경우만 답하시오) 식당의 환경(밝기, 난방, 환기)에 만족하십니까?					
13 (식당에서 식사하는 경우만 답하시오) 식당의 식탁과 의자는 편리하다고 생각하십니까?					

개선 전 수준확인

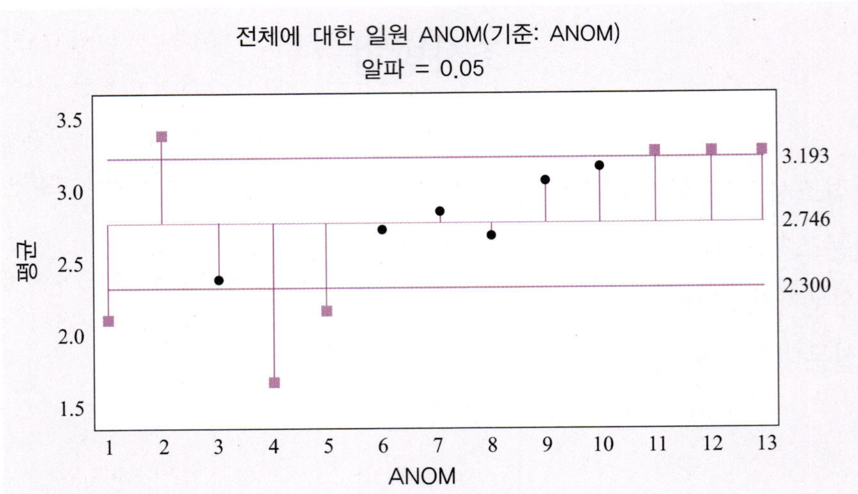

원인분석결과(fishbone)

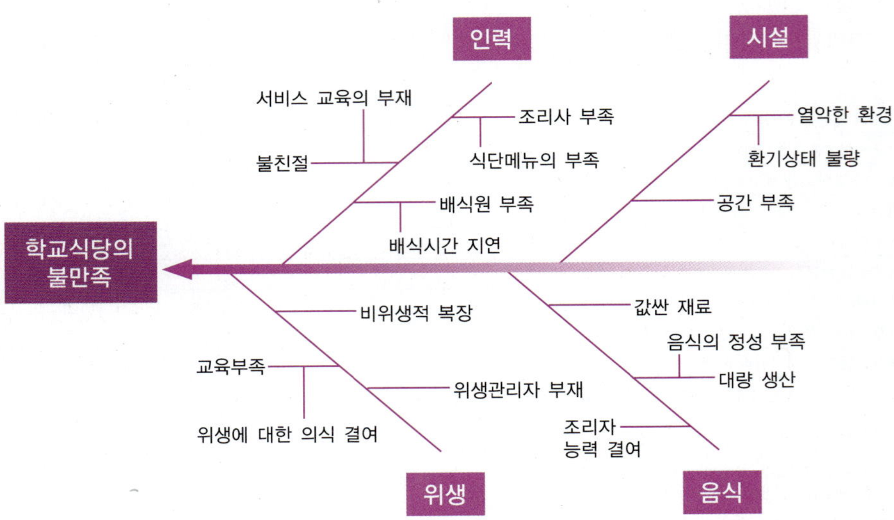

문제점들에 대한 개선방안 찾기

	← 관리하기 어려움	관리하기 쉬움 →
↑ 개선효과 큼	비위생적 복장 배식시간 지연 값싼 재료	서비스 교육의 부재 식단메뉴의 부족 조리사 능력 결여 위생에 대한 의식 결여 위생관리자 부재 교육 부족 불친절
개선효과 적음 ↓	배식원 부족 열악한 환경 공간부족 수요자의 증가 정성부족	환기상태 불량 조리사 부족 대량 생산

구체적 개선안과 개선활동

서비스 교육의 부재	체계적인 교육 시스템 도입
식단 메뉴의 부족	메뉴의 다양화-원하는 메뉴 제고
조리사 능력 결여	식단 질 향상에 대한 교육
위생관리자 부재	학생 자치 관리자 운영

개선 후 수준확인

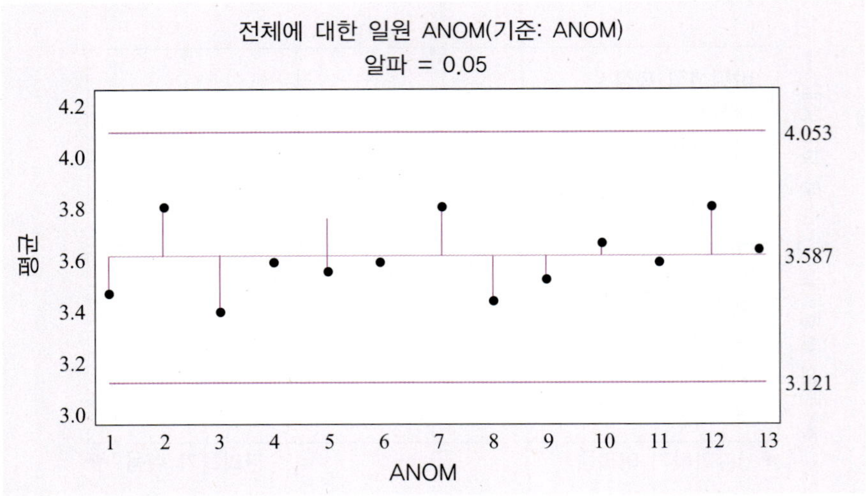

개선 전 VS 개선 후

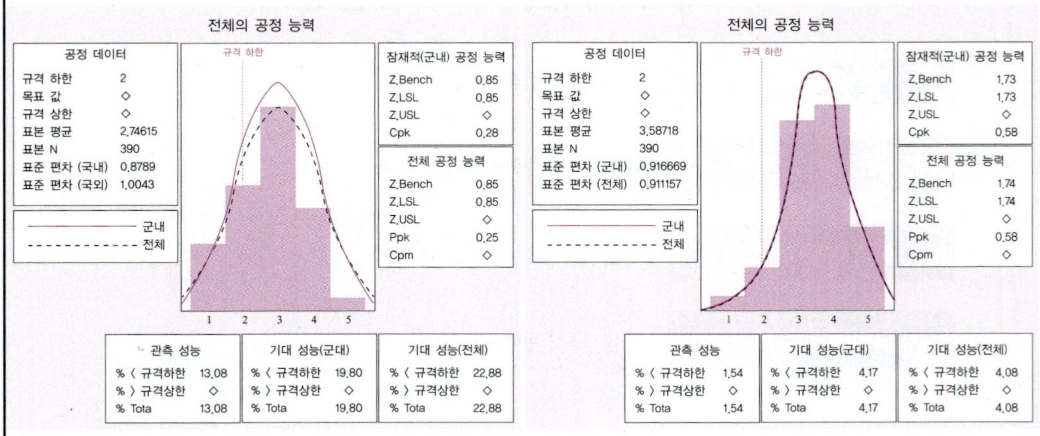

결 론

- HACCP 도입
- 체계적인 식당관리 시스템
- 장기적, 지속적 대책마련

2. 노인요양시설의 질관리

노인요양시설의 질 관리

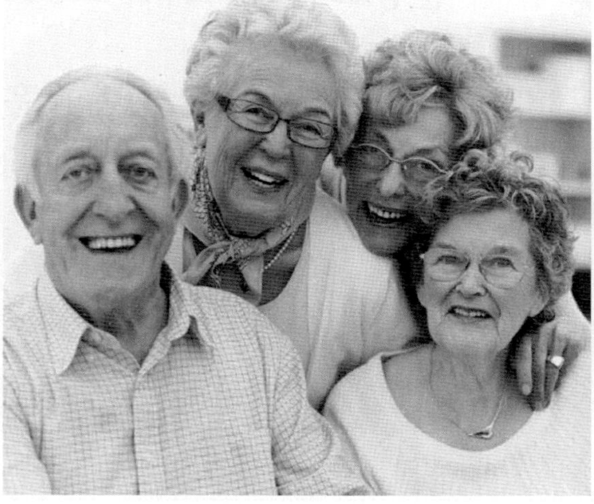

목차

1. 요양시설이란?
2. 배경 및 목적
3. 설문조사방법
4. 설문 결과
5. 개선 및 해결방안

1. 요양시설이란?

요양시설

간호사 + 건강보험 구조 + 프로그램

요양원

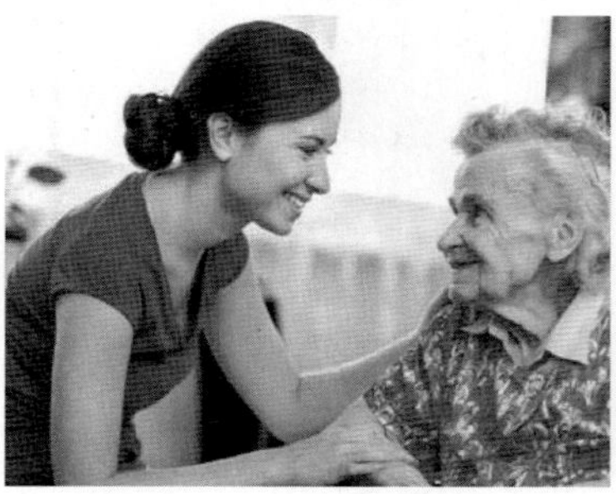

실버 타운

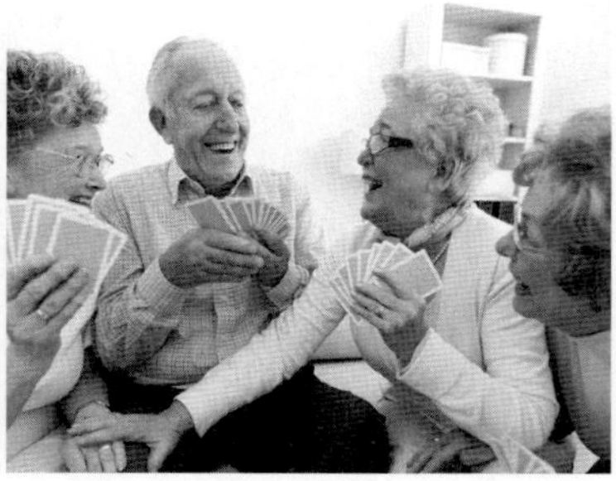

2. 배경 및 목적

고령화 현상 급증

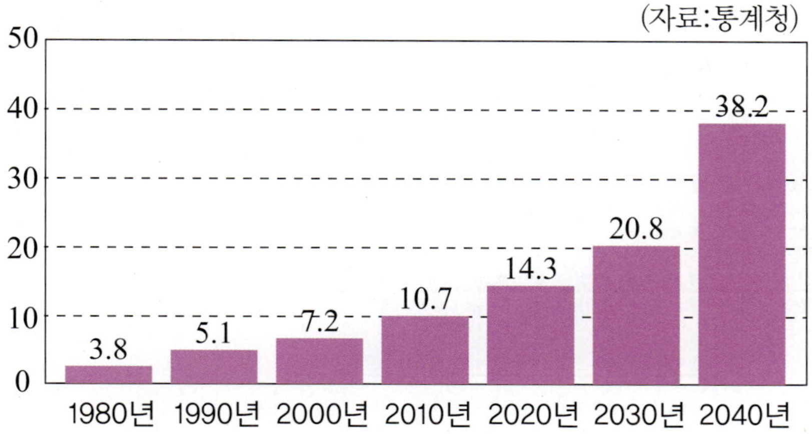

2. 배경 및 목적

요양시설 급증

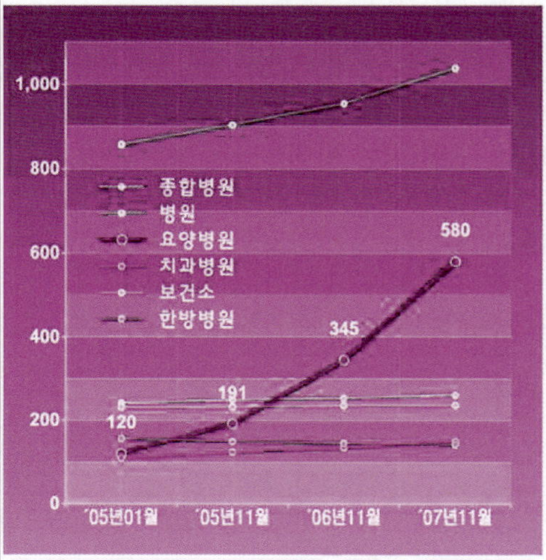

출처) 건강보험심사평가원('07.12)

요양기관종별	05년1월	05년11월	06년11월	07년11월	05년1월 대비 증가율
총계	70,475	72,854	74,975	76,735	9%
종합전문요양기관	42	42	43	43	2%
종합병원	241	249	253	261	8%
병원	857	903	954	1,039	21%
요양병원	120	191	345	580	383%
의원	24,306	25,145	25,740	26,135	8%
치과병원	110	124	135	150	36%
치과의원	12,109	12,544	12,979	13,321	10%
조산원	62	53	51	51	-18%
보건의료원	17	17	17	17	0%
보건소	232	232	236	237	2%
보건지소	1,272	1,276	1,276	1,282	1%
보건진료소	1,895	1,896	1,907	1,909	1%
한방병원	156	149	145	142	-9%
한의원	9,187	9,743	10,283	10,825	18%
소계(약국제외)	50,606	52,564	54,364	55,992	11%
약국	19,869	20,290	20,611	20,743	4%

노인전문/요양병원, 노인요양시설 현황

구 분	시설 수	병상(정원) 수	비 고
노인전문/요양병원	35,559	24,538	2007.7월 기준 (메디게이트 뉴스)
노인요양시설	336	289	요양원,양로원,기타복지시설
합 계	1,792	132,519	

출처) 보건복지부('07.1), 메디컬투데이('07.8)

2. 배경 및 목적

요양병원 화재는 방화…치매노인 체포(종합2보)

[장성 요양병원 화재 참사] 노인 "내가 안했어" 주장

(장성=뉴스1) 김호 기자 | 2014.05.28 07:58:03 송고

뉴스 요양병원 화재 "80대 치마환자 방화용의자... 20여명 사상"

조선비즈닷컴

앞서 이날 오전 0시 27분 경 효사랑요양병원에 화재가 일어났다. 첫 발화 지점은 병원 2층 남쪽 끝방으로 33분 만에 큰 불을 잡았고 0시 55분에 잔불까지 잡았다. 이 화재로 노인환자 20여 명이 숨지고 간호조무사 1명이 목숨을 잃었다.

환자 대부분은 치매, 중풍 등 중증 노인성질환자로 일부는 병상에 손이 묶여있기도 했다고 소방 당국은 전했다. 사망자들은 광주보훈병원을 비롯해 14개 병원으로 분산 이송돼 안치됐다.

노인복지시설 입주 반대하는 할머니들...청파동에선 무슨 일이?

MBC뉴스 - 2014. 9. 28.

사무실의 정체는 다름 아닌 낮시간 동안 노인들을 돌봐주는 복지시설 .... 젊은 분들은 좀 인식이 깨어있으신 것 같아요 또 자기네 부모가 아프면 맡겨야될 ... 가정집처럼 꾸며진 환경에서 요양보호사와 간호조무사 등이 상주하며 노인 ...

3. 설문조사방법

- **모집기간**: 2014. 10. 28 ~ 2014. 11. 11
- **모집단**: 수도권 요양시설에서 근무하는 직원 및 수도권에 거주하는 20대~50대 인구
- **모집방법**: 1:1 대면 설문조사 방법
온라인 설문조사 방법

3. 설문조사방법

설문지 항목

1) 성별
2) 요양시설 근무의 유무
3) 근무자 중 자신이 전담하는 환자의 수
4) 요양시설에서 개선이 필요한 분야
5) 요양시설 내부에서 개선이 필요한 부분
6) 평소 요양시설에 대한 인식
7) 요양시설 이용의사
8) 요양시설을 이용하지 않는 이유

4. 설문 결과

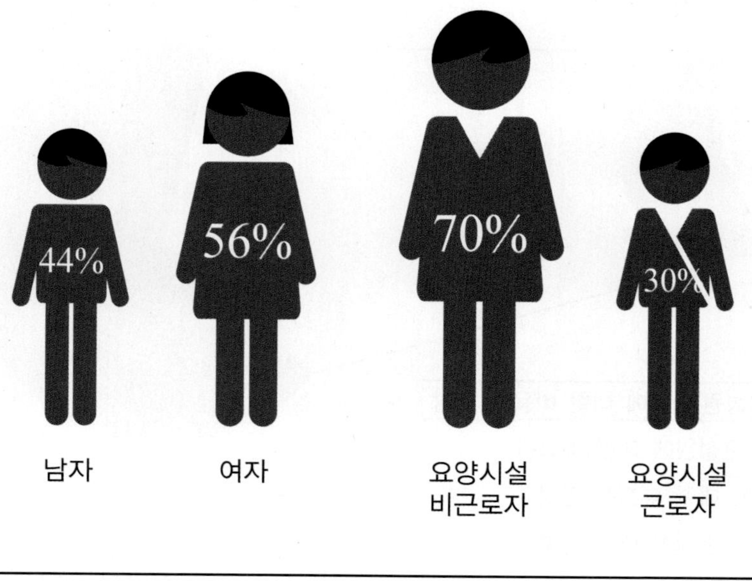

4. 설문 결과

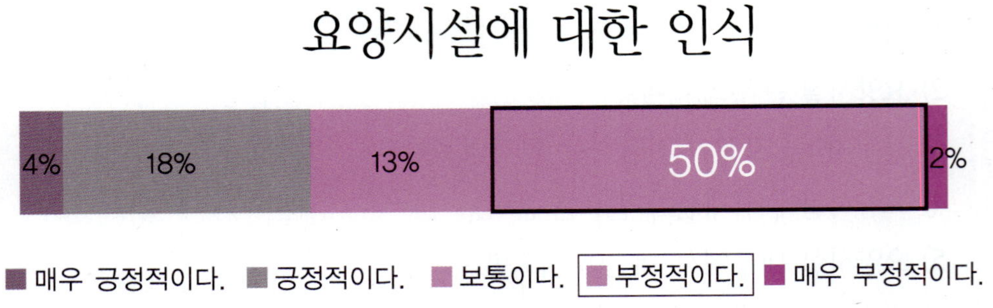
요양시설에 대한 인식
4%
18%
13%
50%
2%
매우 긍정적이다.
긍정적이다.
보통이다.
부정적이다.
매우 부정적이다.

4. 설문 결과

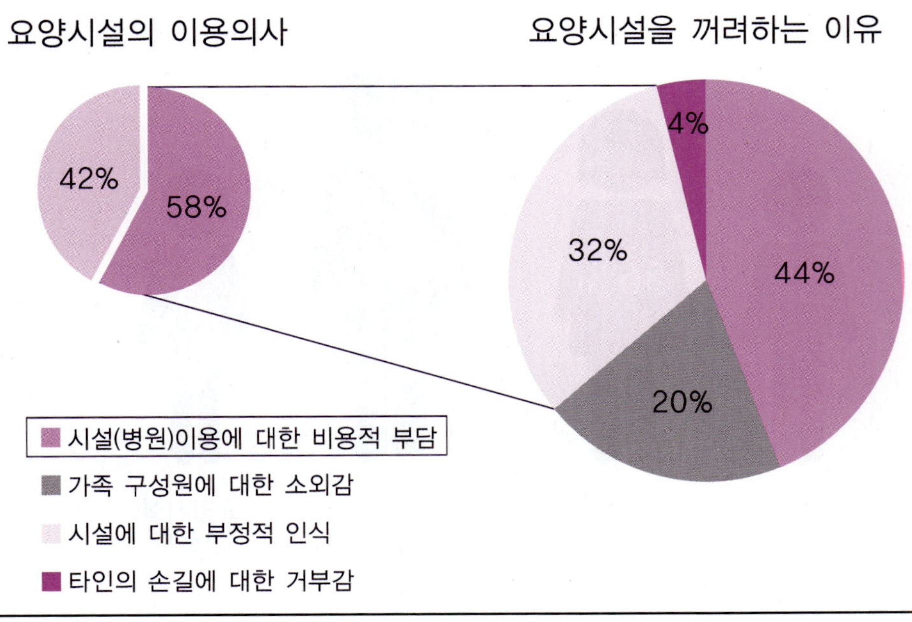
요양시설의 이용의사
요양시설을 꺼려하는 이유
42%
58%
4%
32%
44%
20%
시설(병원)이용에 대한 비용적 부담
가족 구성원에 대한 소외감
시설에 대한 부정적 인식
타인의 손길에 대한 거부감

4. 설문 결과

요양시설에서 개선이 필요한 분야

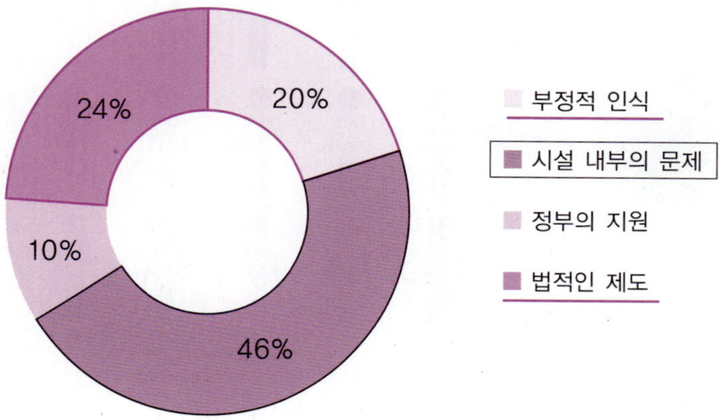

4. 설문 결과

환경개선이 시급하다고 생각되는 분야

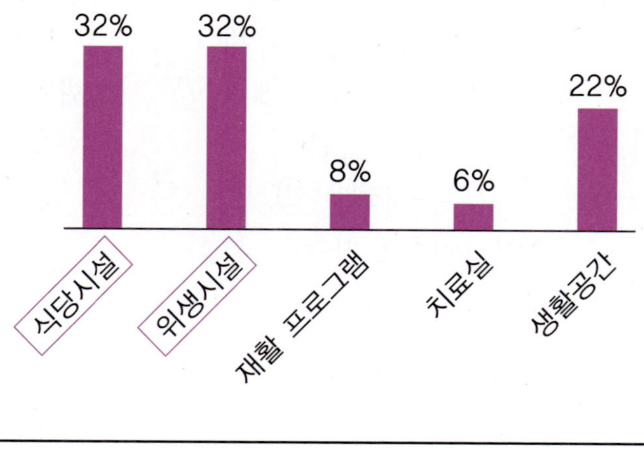

4. 설문 결과

간호사 1명이 전담하는 환자수…?

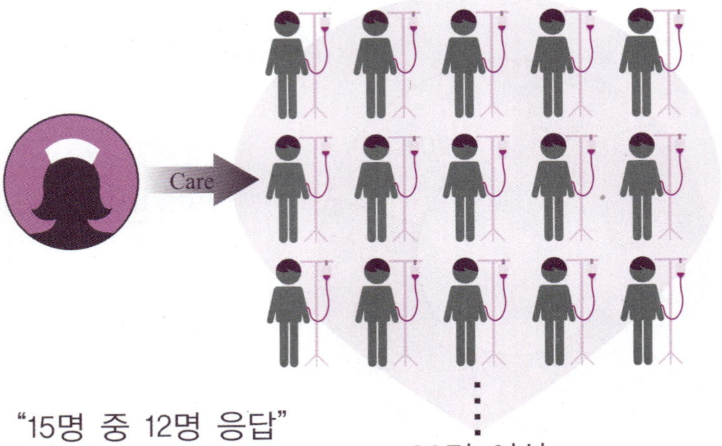

"15명 중 12명 응답"
(80%)

30명 이상

5. 개선 방안

외국사례

	일본	스웨덴
목적	노인의료복지복합체 요양병원 + 요양시설 + 재택 S/V	재가복지센터 노(老)치원
보험	개호보험 (노인 수발보험)	
공통점	노인 요양 서비스 기능 세분화	

5. 개선 방안

개인의 노력

요양시설의 노력

정부의 노력

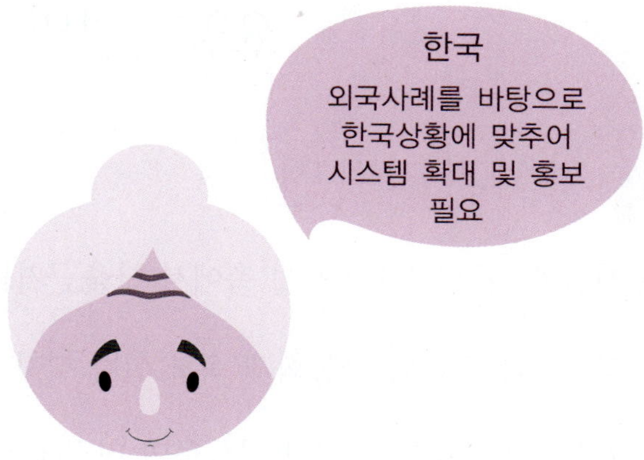
한국
외국사례를 바탕으로
한국상황에 맞추어
시스템 확대 및 홍보
필요

5. 개선 방안

개인의 노력

부정적인 인식 개선 필요

- 노년기는 인생의 한 과정
- 노인요양시설에 대한 고급정보를 나눌 수 있는 시설 네트워크

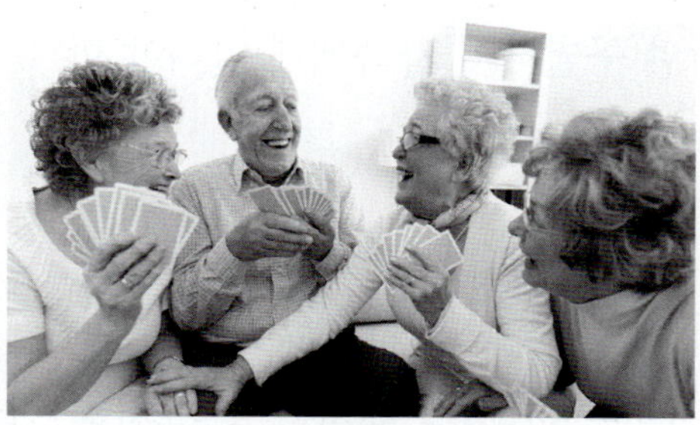

5. **개선 방안**

요양시설의 노력

1. 시설관리측면

- 시설물 파손 시 요양시설 측에서 산출근거를 제시해야 함
- 자동화재 탐지와 자동화재 속보 설비 설치
- 자동식 소화설비를 소방대상물의 면적에 관계없이 설치

5. **개선 방안**

요양시설의 노력

2. 노인관리 측면

- 신체적·정신적·사회적·인지적 능력이 저하된 노인입소자 상담 제공
- 입소자 사망 시 상황 구별하여 가족에게 알려야 함

3. 인력문제 측면

- 요양전문인력을 확보, 육성
- 입소노인 25명당 사회복지사 1명 배치를 통한 사례관리

5. 개선 방안

정부의 노력

제도적 측면

비급여 정보 상세히 제공

보험수사의 상향조정

제도가 선행 → 다른 부문 개선 효과적

5. 개선 방안

요양시설의 인식변화

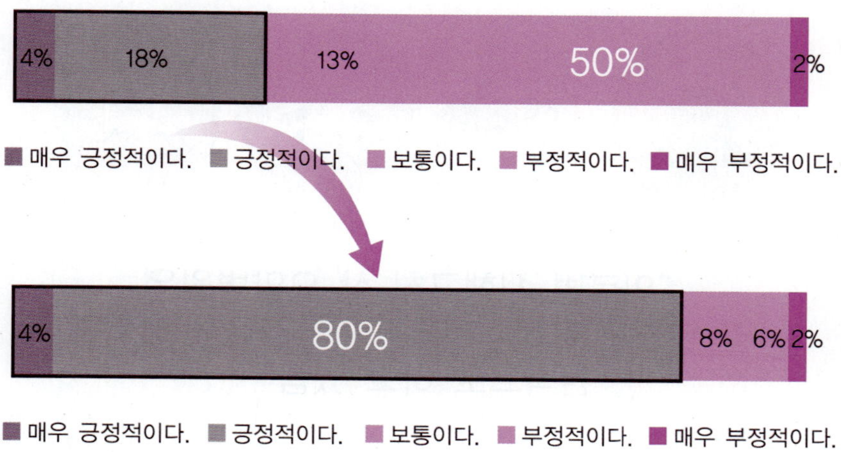

5. 개선 방안

요양시설 이용 의사 변화

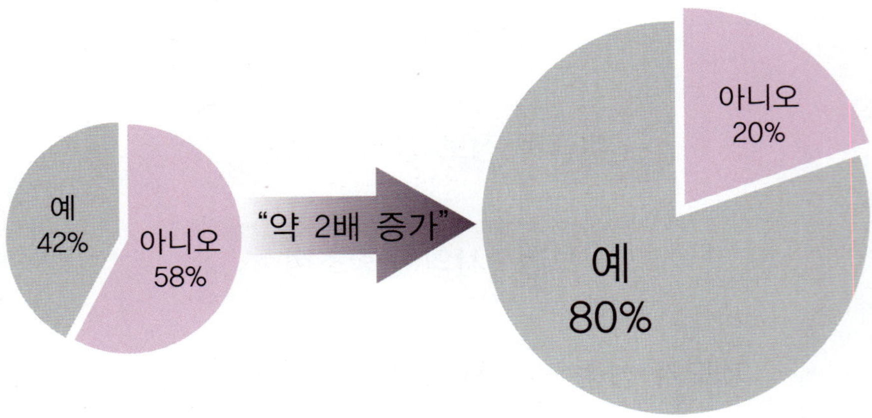

5. 개선 방안

간호사 1명당 환자수 "6명" 전담!

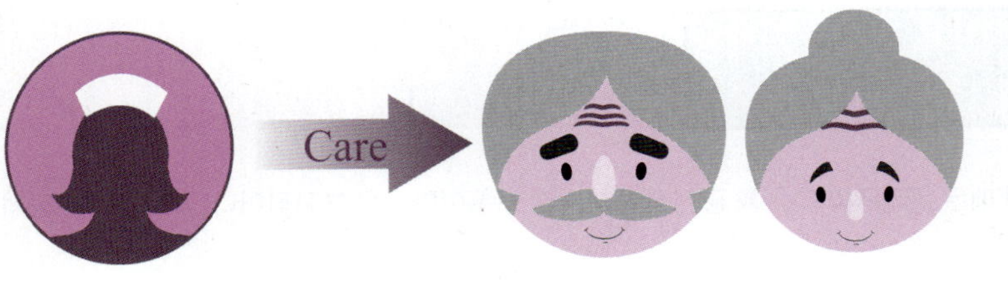

"의료법 시행규칙 상 요양병원은
1일 입원환자 6명마다 1명의 간호사 배치를
원칙으로 하고 있음"

5. 개선 방안

참고 자료

• 논문

노인 요양시설의 문제점 및 개선방안, 한국소비자원.

노인요양시설의 소방안전 개선방안에 관한 연구, 채진, 우성천, 2011.

노인요양시설 운영개선방안, 박태영, 2010.

• 기사

충청 투데이 〈행복한 노후 돕는 '노치원' 어르신들에 든든한 벗 〉, 홍서윤(14.11.12. 제11면)

조선Biz 〈[일본서 배우는 노인의료] 치료와 재활, 요양까지 한번에〉, 임솔(14.10.2)

충청 투데이 〈노인들 행복한 선진국 요양시설 기능 세분화〉, 홍서윤(14.10.2.제3면)

• 서적

의료의 질 관리, 대한의무기록협회, 2013.5

3. 길거리 흡연에 대한 문제점 및 개선점

길거리 흡연에 대한 문제점 및 개선점

목차

1. 설문지 소개
2. 설문지 조사 결과
3. 문제점에 따른 개선점
4. 향후 예상되는 결과

1st. WHAT ?

설문주제와 목적 / 조사대상과 방법 / 설문지 / 조사내용 / 자료분석방법

- 설문주제

  길거리 흡연의 문제점 및 개선점

- 조사목적
  - 길거리 흡연의 문제점 및 규제에 대한 인식과 실태조사를 통해 개선방안 도출
  - 국민의 보건증진과 청결한 길거리 만들기 위한 목적

- 조사대상

  ○○대 학생 흡연자와 비흡연자

- 조사방법
  - 학생들의 길거리 흡연에 대한 인식을 조사하기 위해 ○○대 학생을 대상으로 설문지 배포 → 응답자 자기 기입방식으로 설문지를 회수

- 조사내용
  - 길거리흡연으로 인한 불쾌감과 건강에 영향을 주었는지
  - 흡연자와 비흡연자로 나누어 흡연자가 주로 흡연을 하는 구역과 비흡연자가 간접흡연을 주로 경험하는 곳에 대한 조사
  - 규제의 필요성에 대한 이유와 과태료에 대한 인식과 적정성 등에 대한 조사

- 자료분석방법
  - 엑셀을 이용한 코딩과 분석

2nd. 조사결과

성별

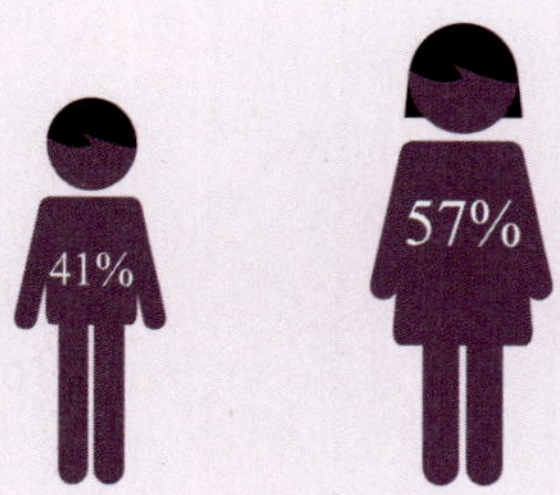

남자 여자

총 80명을 대상으로
남자 34명, 여자 47명이 응답

흡연유무

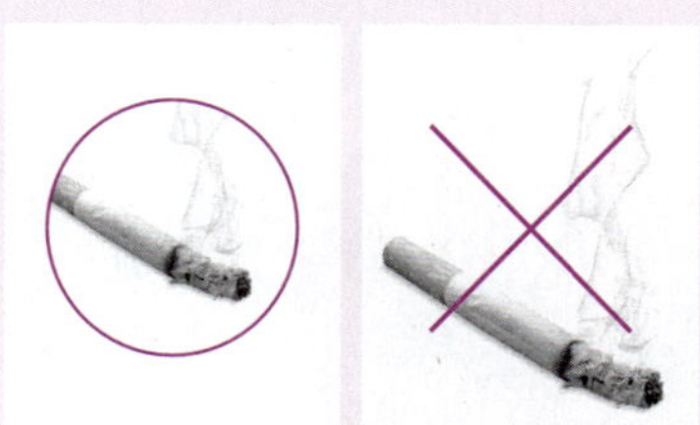

흡연자 비흡연자

총 80명을 대상으로
남자 29명, 여자 52명이 응답

2nd. 조사결과

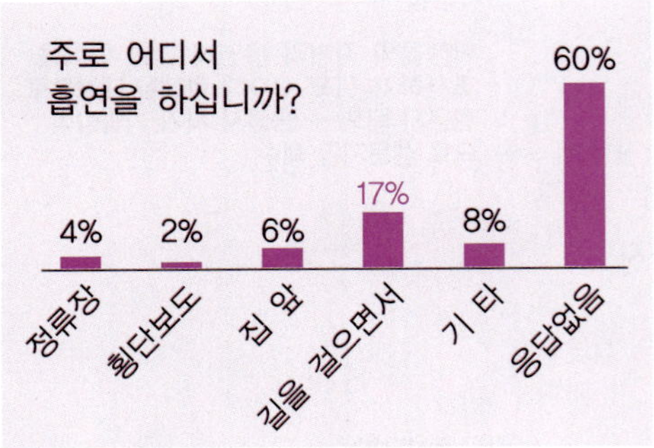

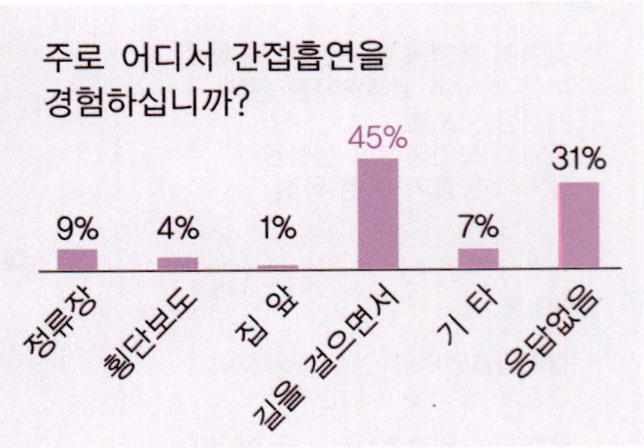

흡연을 많이 하는 곳과 간접흡연을 접하는 곳 모두 "길을 걸으면서" 로 가장 높은 결과

2nd. 조사결과

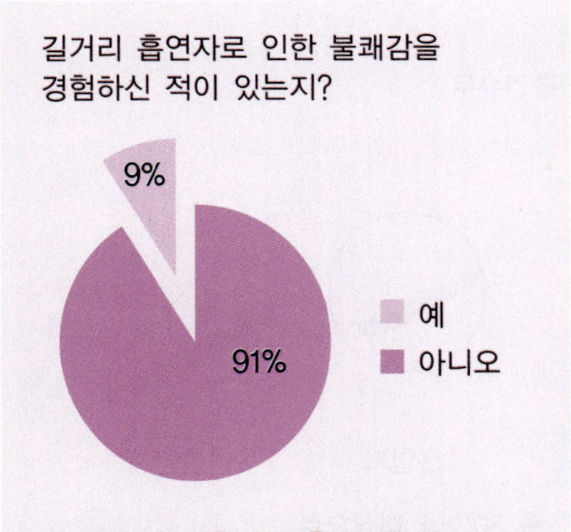

흡연자 및 비흡연자 총 80명 중 74명이 '거리 흡연자로 인해 불쾌감을 느꼈다' 로 대부분응답

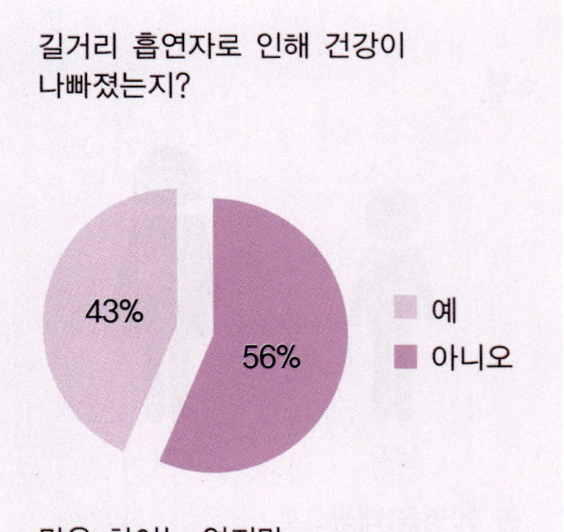

많은 차이는 없지만 건강이 나빠졌다는 응답이 많다.

2nd. 조사결과

길거리 흡연자로 인해 시각적인 불쾌함을 느끼는 것은 무엇입니까?

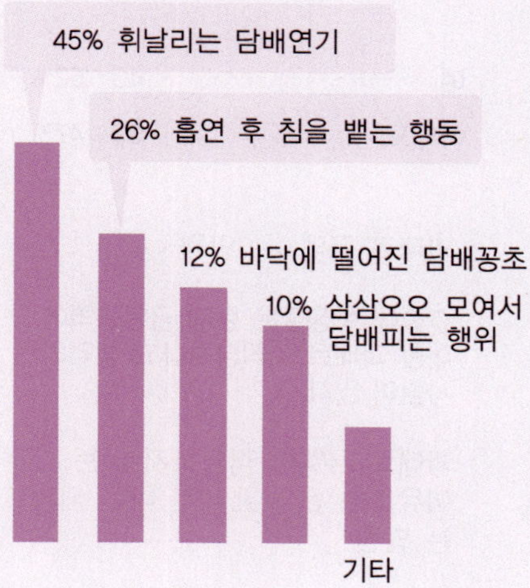

- 휘날리는 담배연기가 45%로 시각적 불편함에 가장 많은 영향을 끼침
- 두번째로 흡연 후 침을 뱉는 행동 26%를 차지
- 바닥에 떨어진 담배꽁초가 12% 삼삼오오 모여서 담배피는 행위 10%로 가장 작은 영향을 받음

2nd. 조사결과

길거리 흡연규제가 필요하다면 이유가 무엇입니까??

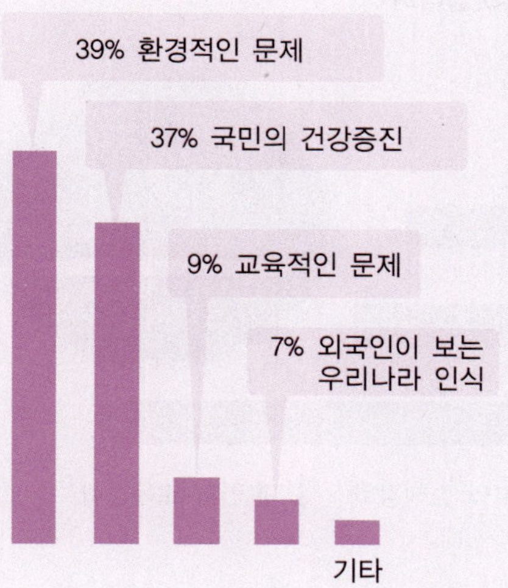

- 환경적인 문제 39% 국민의 건강증진이 37%로 가장 많은 응답을 함
- 교육적인 문제가 9% 차지
- 외국인이 보는 우리나라에 대한 인식이 7%로 길거리 흡연규제가 필요한 이유 중 가장 적은 답변을 얻음

2nd. 조사결과

현재 시행되고 있는 금연구역에 대한 과태료가 적당하다고 생각하십니까?

과태료 금액의 정도

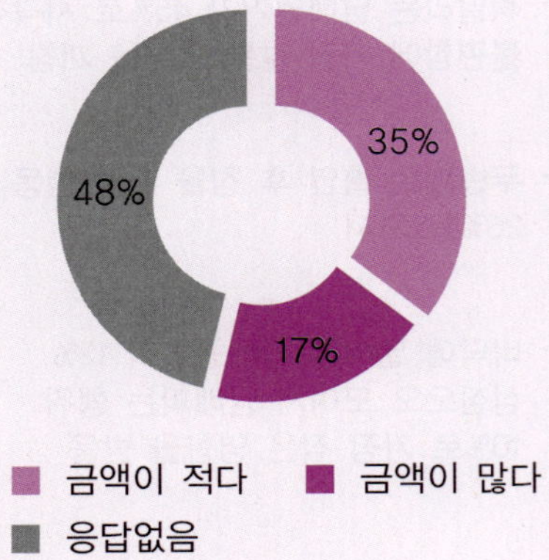

예	43	52%
아니오	39	47%

- 과태료 금액 : 10만원
- ○○내 학생들은 현재 금연구역에 대한 과태료가 적당하다고 생각하는 사람이 많다.
- 과태료 금액이 적당하지 않는 이유로는 돈의 금액이 너무 적다는 답변

2nd. 조사결과

길거리 흡연자를 줄이는 방법은 무엇이라 생각하십니까?

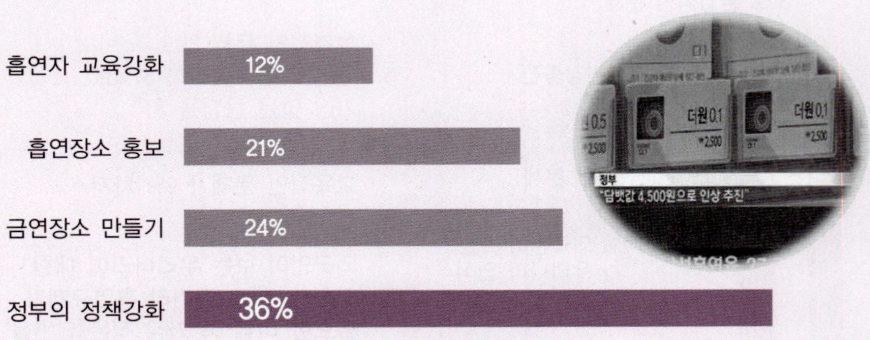

↑ 정부의 정책강화 ↓ 흡연자 교육강화

2nd. 조사결과

흡연자로 인한 피해사례를 들어 보거나
피해를 보신적이 있는지?

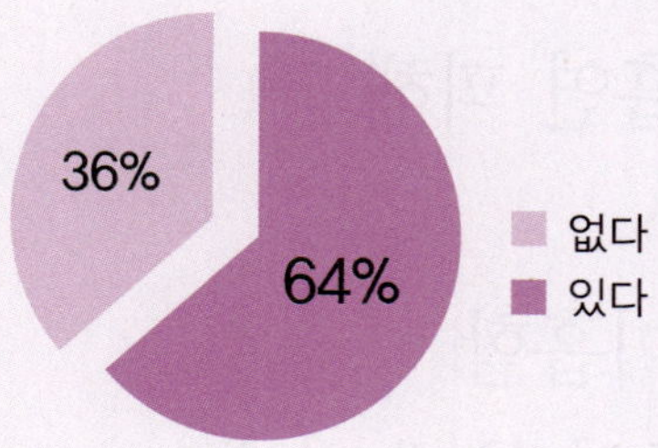

흡연자로 인한 피해사례를 본 적이
있는 경우 64%로 대부분

피해사례는 무엇입니까?

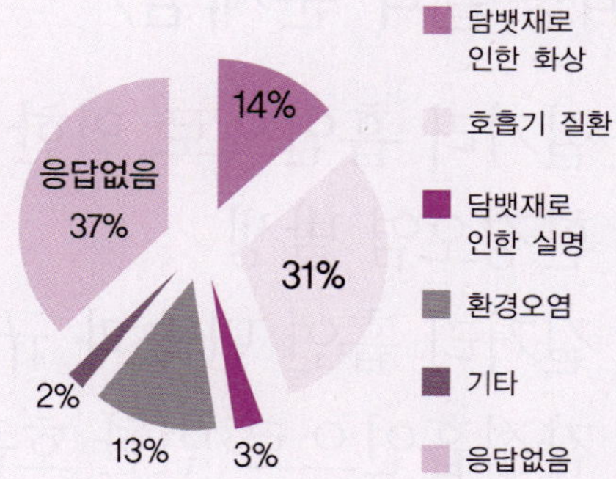

간접흡연으로 인한 호흡기 질환이
30%로 가장 많은 피해를 입음

2nd. 조사결과

흡연단속이 제대로 이루어져 있다고 생각하십니까?

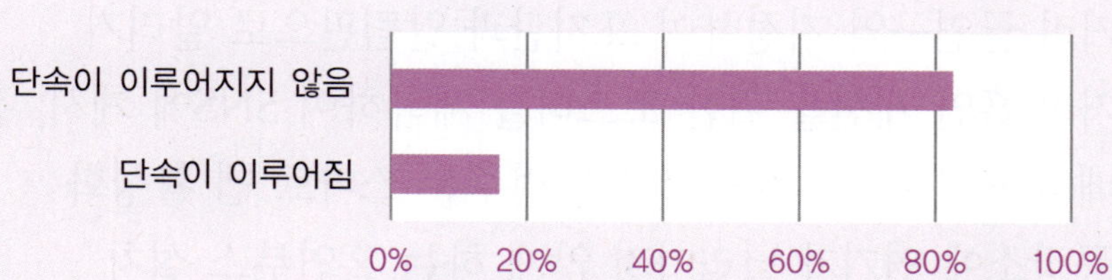

단속이 이루어짐	단속이 이루어지지 않음
15%	81%

· 단속이 제대로
이루어지지 않는다 → 81%

답변으로 이루어져 있다고
생각하는 답변에 비해 월등히 높다

→ 흡연 단속 강화에 집중

2nd. 조사결과

〈최종결과 문제점〉

1. 길거리 흡연으로 인한 간접흡연 피해
2. 환경오염 발생
3. 길거리 흡연 단속과 규제의 미흡함
4. 간접흡연으로 인한 호흡기 쪽의 문제 발생

3rd. 개선안

- 길거리 금연구역 지정하여 표지판과 알림판으로 알리기
- 길거리 흡연 개선을 위한 포스터를 제작하여 SNS에 게시, 홍보
- 담배를 피울 수 있는 공간을 알려주는 스마트 앱 활성화
- 공공장소에 연기가 날라가지 않게 하는 흡연부스 설치
- 비흡연자를 배려하는 흡연문화를 만드는 교육실시
- 길거리 곳곳에 쓰레기통 설치를 확대
- 길거리 청소 활성화

3rd. 향후 예측 결과

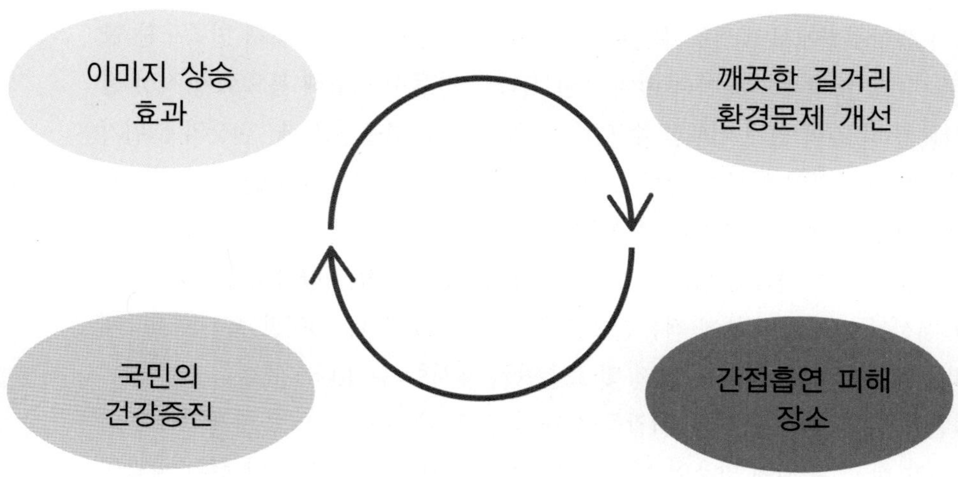

11-3 적정 질 관리실무

본 수업을 통하여 획득한 지식을 바탕으로 팀원들이 창의적인 노력과 협동을 통하여 생활주변에서 발생될 수 있는 문제점 개선 및 비용절감, 고객 만족도를 향상시킬 수 있는 주제를 찾아서 이에 대한 사례를 만들어 발표해 봄으로써 적정 질 관리를 좀 더 깊이 있게 이해할 수 있다. 전공 분야로 진출했을 때, 현장의 분위기를 빠르게 습득하여 이론을 실무로 접목할 수 있으므로 실제 사례를 만들어 적용해 보는 실습은 매우 중요한 부분이라 하겠다.

이러한 질 관리 사례를 발표함으로 달성할 수 있는 목적은 다음과 같다.

질 개선이 필요한 분야에 적용함으로써 고객만족도 등에 기여할 수 있으며, 개선 방안을 토대로 그 분야의 발전 및 표준안을 제시할 수 있다.

일반적으로 의료기관에서 QI활동을 하기 위해서는 우선적으로 주제선정이 이루어져야 하고, 주제에 맞추어 팀을 구성하며, 주제에 관한 조사 및 현황 파악이 이루어진다. 그 다음으로 문제점 개선을 위한 개선안을 제시하여, 일정기간 동안(최소 3개월 이상) 실제 현장에 개선안을 적용한 뒤에 평가를 통하여 QI전후의 성과 측정 및 추가적인 문제를 파악한다. 마지막으로 이 주제에 대한 지속적인 모니터링과 재평가의 형태로 CQI가 이루어지게 된다.

그러나, 학습현장에서는 QI활동의 단계를 현장과 똑같이 적용하는 데는 무리가 있다. 다음에서는 QI실무를 의료현장의 내용을 최대한 반영한 학습현장에서 실시하기 위한 절차를 제시하였다.

1. 주제 선정 및 팀 구성

우선적으로 수행되어야 하는 단계는 주제선정이나 주제선정보다 앞서 팀원이 구성되어야 한다. 학생들이 우선적으로 팀원을 구성하고 난 뒤에 주제선정을 하는 것이 적정한다고 본다.

앞서 진행된 강의의 내용을 토대로 우리 주변에서 해결해야 할 주제들을 색출해 낸다. 주제를 색출할 때는 마땅히 되어 있어야 할 상태와 현 상태와의 차이가 있는 것을 채택한다. 주제를 도출해 내기 위해서는 process 분석, pareto chart, histogram 등을 이용할 수 있다. 그 다음으로 발견된 주제들을 질 관리 도구 활용으로 투표, NTG 등의 방법을 활용하여 최종적인 1개의 주제를 선정한다. 주제는 문제의 시급성, 개선 후 만족도의 정도 등을 감안하여 선정하게 된다.

주제는 상식을 벗어나지 말아야 하며, 관련 법적 내자는 규정을 준수하는 표준 및 기준에 따라서 선정되어야 한다. 다시 말해, 왜 이 주제여야만 하는지에 대한 타당한 이유가 있어야 한다.

일반적으로 의료기반 QI활동을 위한 주제 선정의 우선순위는 다음과 같다.

- 다빈도, 고위험, 고비용, 문제발생 가능성이 높은 것
- QI활동의 효과가 큰 것
- 개선활동의 성공 가능성이 높은 것
- QI활동의 목표에 대한 논란이 적고 의견일치를 보기 쉬운 것
- 관련 데이터를 쉽게 구할 수 있는 것, 즉 계량화된 자료의 수집이 용이한 것
- 너무 장기간 소요되지 않는 것
- 초기에 쉽게 가시적인 성과가 나타날 수 있는 것
- 조직의 가치관에 부합하는 것 등으로 선정한다.

QI팀은 제안한 부서에서 사전에 협의를 거쳐 팀장을 선정한다. 팀장이 선정되면 팀장을 중심으로 간사, 팀원으로 5-8명 정도의 인원으로 구성하면 적당하다. 팀원은 관련 업무에 대하여 잘 알고, 실제로 개선활동에 참여 가능한 사람으로 확보한다.

팀원이 구성되고 나면 팀장은 충분한 대화를 통하여 실현 가능한 기간을 정하고, 단계별로 업무를 분장한다. 5W 1H(who, when, where, what, why, how)에 의해 계획을 명확히 하고, 활동 추진상황을 무엇으로 파악할 것인가를 결정한다. 활동계획서는 Gantt chart를 사용하면 편리하므로 이에 따라 실행한다.

check point

간트 차트(Gantt Chart)

① 미국의 간트(Henry Laurence Gantt)가 1919년 창안한 작업진도 도표
② 조사 진행과정을 시간에 따라 표시한 수직 막대그래프의 한 종류
③ 조사가 시작되는 시점부터 종료 시까지 업무별로 소요시간을 예측하고 각 담당자가 책임지고 진행할 업무를 명확히 표시
④ 질 향상 프로그램 등의 활동계획서에 주로 사용

2. 문제점 도출

선정된 주제를 중심으로 팀원들이 아이디어 도출방법의 기법을 적용하여 다양한 현 상태를 파악한다. 팀원들은 각자 조사 내지는 생각한 내용을 정리하여 주제에 대한 문제점을 도출해 내고, 지속적인 개선 및 유지 방법도 함께 생각해 본다.

3. 현황 및 설문조사

주제와 관련된 문제점을 중심으로 설문을 작성한다. 이때 관련문헌이나 관련분야 전문가 등의 도움을 받아 작성할 수 있다.

주제와 관련하여 무엇이 얼마나 문제가 되고 있는지, 어떠한 영향을 주고 있는지 등을 상세히 파악할 수 있는 설문자료를 만든다.

4. 자료수집 및 분석

설문 및 팀원들의 아이디어 등을 취합하여 자료를 수집하고, 통계 package를 이용하여 분석한다.

이때, 통계방법은 SPSS Excel 등을 사용할 수 있다. 파악된 현상을 철저히 분석하여 어떤 요인이 문제에 큰 영향을 미치고 있는가를 파악하여 분석한다. 이때 팀원 전체가 지혜를 총동원해 문제의 원인을 분석하고 가능한 한 데이터화할 수 있어야 한다.

5. 목표설정 및 개선안 제시

자료 분석을 통해 파악된 결과를 토대로 실제적이고 수행 가능한 목표를 설정한다. 기존의 규정이나 규칙을 위반하지 않고 조직의 가치관에 부합하는 것, 부정적인 부작용을 최소화하는 것, 구체적인 도구로 측정 가능한 목표설정이 이루어져야 한다. 예를 들면, 입원환자의 만족도를 3/4분기까지 현재 수준에서 20% 이상 향상시키거나 향후 6개월 내 수술 취소율을 6% 이하로 감소시키는 것 등이 될 수 있다.

check point

QI팀 운영의 성공비결

① 팀 구성원들이 적극적이어야 한다. QI 워크숍(workshop) 참가, 교육훈련, 추가 근무 등
② 팀은 정기적으로 만나고 참석률이 높아야 한다.
③ QI활동에 알맞은 주제를 선택해야 한다.
④ 구체적인 실행계획이 있어야 한다.
⑤ 정해진 절차에 따라 자료수집을 하여 안건을 정하고 회의록으로 남겨야 한다.
⑥ 팀의 임무완료 목표 날짜를 반드시 정해야 한다.

check point

QI의 실제 예

동남아원자력의학원이 2015년 QI(Quality Improvement) 경진대회를 23일 본관 대강당에서 개최했다고 28일 밝혔다.

올해로 6회 째를 맞은 QI 경진대회는 안전하고 질 높은 의료서비스를 제공하고자 매년 열리고 있으며 올해 모두 25편의 의료질 향상 활동 결과가 접수됐다. 7명의 의료질관리위원회 위원들이 주제선정과 팀 구성, 개선정도, 개선효과 등의 부분으로 나눠 엄격하게 심사를 실했다.

최우수상을 수상한 감염관리실에서는 '수술의 예방적 항생제 사용 개선 활동' 을 펼쳤다. 감염관리실에서는 올 한해 항생제의 오남용과 항생제 내성균 발생을 막기 위해, 적절한 항생제의 선택과 최소한의 기간 동안 사용하는 것을 권장했으며, 그 결과 올해 8월에 건강보험심사평가원으로부터 99.1점이라는 높은 점수로 1등급 평가를 받았다.

check point

QA팀 활동 순서와 방법

순서	단계	적용수법	중점관리사항
1	과제선정	① 문제점 발견 • Control Chart • Case–and–Effect Diagram (Fish–Bone Chart) • Histogram • Check List ② 문제점 분류 • Process분석 • Pareto Diagram • Histogram ③ 문제점 정리 발견된 문제점을 Multivoting을 사용하여 1개 과제 선정	• 내용이 구체적이고, 실천 가능한 문제. • 과제선정의 4원칙을 고려 2~4개월 이내에 개선 가능한 문제 – 전원 참여성 – 해결 가능성 – 업무의 적합성 – 병원 방침의 일치성 • 병원의 방침에 어긋나지 않는 문제 • 현실적으로 해결이 시급한 문제
2	활동계획	① 추진일정 Gantt Chart ② 활동업무 분담	• 실현가능한 기간 설정 • 반드시 지킬 수 있는 계획 수립 • 구체적인 계획 작성
3	현상파악	① 배치, 분석 • 의료기기 위치, 환자 이송 • 시뮬레이션 ② 의료기기 • 사용시간, 사람, 기기 분석 ③ 근무조별 • 의사별, 환자수 분석 • 시간 연구, 방법 분석 ④ 재료, 의료기기 • 사용재료 및 의료기기	• 조사대상을 결정 • 사실 그대로 DATA화 • 최대한 층별, 문제점 도출 • QC수법을 총동원한다. – Pareto Diagram – Control Chart – Scatter Diagram – Graph
4	원인분석	원인분석 • Brainstorming • Case–and–Effect Diagram • Scatter Diagram	• 전 팀원의 IDEA를 총동원한다 • 구체적으로 원인 파악 • 결론을 명확히 한다 • 중요한 요인을 정리
5	목표설정	통계치, 수학적 • 공정능력 (Cp : Process Capability) • 지난 DATA조사 • 병원 목표 • Graph • Pareto Diagram • Histogram	• 목표는 수치에 의해 정량적으로 표기 • 기대치와 결부 활동후 평가할 수 있도록 함 • 목표는 구체적으로 표시 • 목표수가 2~3개 있을 경우 중요도에 따라 목표 설정

순서	단계	적용수법	중점관리사항
6	대책수립	개선안 작성 • 질문법 • 원리분석, 비용분석 • 열거법 • 5W 1H	• 세부적인 업무분담을 통해 Data 관리 등의 업무 명확화 • 모든 항목이 구체적이고 명확하게 수립 혼돈을 일으키거나 중요한 사항이 누락되지 않도록 함
7	대책실시	① 개선안 선택 • 관리 Cycle(P.D.C.A) 실시 ② 개선한 일시 정리 • 문제점, 개선항목, 실시 방법, 담당자, 일정	• 현장, 현물을 중요시한다 • 관리 Cycle에 의해 실행 • 대책항목이 많은 것은 자체 개선이 가능한 것부터 순차적으로 시행
8	효과분석	유형 및 무형효과를 평가 • 표준원가 산출방식 • Run Chart • Control Chart • Histogram • Pareto Diagram	• 경제성을 검토 • 업무의 편이성 검토 • Quality 점검 • 환자의 안전 검토
9	표준화	① 표준의 제정, 개정, 폐지 ② 표준화 할 내용을 작성한다	• 개선사항은 반드시 표준화로 연결한다. • 표준이 될 수 없는 것은 실시사항 또는 준수사항으로 정리한다. • 해당 업무부서 및 담당자에게 변경사항을 통보
10	사후관리	재발방지 • Control Chart • Graph • Check Sheet	• 표준화가 되었다고 안심하지 말고 정기적인 Check 실시 • 별도 관리가 필요한 사항은 점검용 Check-Sheet에 의해 정기적인 확인
11	반성 및 향후계획	① 자기진단 Check List ② 과제 해결중 어려웠던 사항, 부족했던 사항을 반성	• 활동기간 중 발견한 취약점 및 보완이 필요한 사항 정리

부록 *Appendix*

1. 병원신임평가 평가부분 구조
2. 병원신임평가 질 관리부문
3. 의료기관 인증조사
4. 의료기관 인증조사 항목

Appendix 1

병원신임평가 평가부문 구조

대분류	중분류	소분류	부문명
진료지원 부서	I. 병원운영 체계	① 조직관리	병원현황, 조직경영관리, 인적자원관리, 고객만족관리, 의료사회사업, 재난관리
		② 시설관리	시설안전, 설비시스템, 소독 및 세탁, 의료폐기물
		③ 환자안전관리	질 관리, 감염관리, 심폐소생술관리
		④ 진료지원	간호, 약제, 영양, 의무기록/의료정보
	II. 수련지원 체계	⑤ 특수진료지원	분만실, 신생아실, 인공투석실(혈액투석, 복막투석), 수술실, 중환자실(화상치료실 포함), 재활의료부문, 마취부문, 영상의학부문, 진단검사의학부문, 병리부문, 응급진료부문, 핵의학부문
		⑥ 수련행정	의학도서실, 수련교육부문
진료부서	III. 진료부서 체계	⑦ 진료부서	내과, 소아청소년과, 신경과, 정신건강의학회, 피부과, 외과, 흉부외과, 정형외과, 신경외과, 성형외과, 산부인과, 안과, 이비인후과, 비뇨기과, 결핵과, 재활의학과, 마취통증의학과, 영상의학과, 방사선종양학과, 진단검사의학과, 병리과, 가정의학과, 응급의학과, 핵의학과, 직업환경의학과, 예방의학과

Appendix 2

병원신임평가 질 관리부문

〈규정〉

1. 질 관리 활동의 업무 규정이 있다.
   ⓪ 아니오
   ① 예

2. 질 관리 사업 계획서에 다음의 내용이 포함되어 있다.
   해당없음(병원 전체의 질 관리 사업을 하지 않으므로)
   ① **사업 목적** : 질 관리 사업을 통하여 궁극적으로 도달하고자 하는 바를 기술한 전반적인 목적(goal)과 이를 달성 여부를 계량적으로 평가할 수 있는 구체적인 목표(objective) 의미
   ② **질 평가의 대상** : 질적 수준을 평가할 대상 집단(target population) 의미
   ③ **질 평가의 방법** : 자료원, 자료 수집 방법, 평가에 사용한 계량적 지표 등 의미
   ④ **질 평가에 필요한 자원** : 질적 수준 평가에 사용된 모든 인적/물적 자원 의미
   - **현지준비** : 병원 전체 질 관리 활동 결과 보고서
   - **평가목적** : 의료기관은 의료와 의료기관 전반의 서비스 질 향상 활동을 위하여 기획, 조정, 지원하기 위한 체계를 운영함으로써 지속적인 관리를 해야 한다.
   - **평가방법** : 해당병원은 평가전년도 1년 동안 질 관리 사업 결과 보고서를 준비한다.

〈위원회〉

3. 의료의 질 평가 및 개선 활동을 주관하는 위원회(이하 '의료 질 관리 위원회' 라 칭함)에는 다음의 직책 또는 부서의 대표자가 포함되어 있다.
   해당 없음 (위원회가 구성되어 있지 않으므로)
   ① 최고 경영층(원장, 부원장, 기획실장 등 주요 보직자)

② 임상진료 부서(내과, 외과, 산부인과, 소아청소년과 등)

③ 임상검사 부서(영상의학과, 병리과, 핵의학과, 진단검사의학과 등)

④ 특수진료 부서(중환자실, 응급실 등)

⑤ 간호 부서

⑥ 의무기록 및 전산 부서

⑦ 기타 진료지원 부서(약제, 영양 등)

⑧ 일반 관리 부서(원무, 보험, 총무, 인사, 관리 등)

〈현지준비〉

의료의 질 평가 및 개선 활동을 주관하는 위원회 규정 및 회의록

〈평가목적〉

의료와 의료기관 전반의 서비스 질 향상 활동을 위하여 기획, 조정, 지원하기 위한 체계를 운영함으로써 지속적인 관리를 해야 한다.

〈평가방법〉

① 해당 병원은 평가전년도 1년 동안 의료의 질 평가 및 개선 활동을 주관하는 위원회 규정을 준비한다.

② 위원회는 명칭에 무관하게 의료의 질 평가 및 개선 활동을 주관하는 위원회를 '의료 질 관리 위원회'로 간주한다.

③ 위원회가 서류상으로 구성되어 있으나 전년도 회의 실적이 없는 경우에는 위원회가 구성되어 있지 않은 것으로 간주한다.

④ 질 관리 활동에 병원 전 직원의 참여를 촉진하기 위하여 가능한 한 여러 분야가 위원으로 포함되는 것이 바람직하며, 6개 이상 부서의 책임자 또는 대표자가 참여하는 것을 권장한다.

⑤ 위원 1인이 2개 이상의 부서에 해당되는 경우(예 부원장이 외과 의사)는 해당란에 중복하여 기입하도록 하였다.

4. 의료 질 관리 위원회는 정기적 간격으로 회의를 개최하고 있다.

해당 없음(위원회를 개최하지 않으므로)

ⓞ 아니오

① 예(오른쪽 란에 연간 횟수 기입, 단위 : 회/년)

ⓐ 4회 이상

ⓑ 3회 이하

〈평가방법〉

① 해당 병원은 평가전년도 1년 동안 의료의 질 평가 및 개선 활동을 주관하는 위원회 회의록을 준비한다.

② 위원회 회의 개최는 위원회 회의록을 근거로 회의 개최 횟수를 판단하되, 위원회 구성원 과반수가 참석한 경우만을 회의 개최 횟수로 인정한다.

③ 위원회 회의는 정기적으로 개최하는 것을 권장한다.

5. 의료 질 관리 위원회는 질 관리실에 보고된 주제별 및 부서별 질 관리 활동의 진행과 결과에 대하여 보고를 받고 이에 대하여 검토를 하고 있다.

해당 없음(위원회를 개최하지 않으므로)

⓪ 아니오

① 예

〈평가방법〉

① 해당 병원은 평가전년도 1년 동안 의료의 질 평가 및 개선 활동을 주관하는 위원회 회의록의 보고 및 검토 내용을 준비한다.

② 질 관리실이 주관하는 주제별 활동과 각 부서에서 질 관리실에 제출한 부서 내부의 질 관리 활동 진행 및 결과를 위원회에서 논의하는 것을 권장한다.

③ 해당 위원회의 위원 명단(소속, 성명, 위촉 일자 등)을 준비하여야 한다.

④ 회의록에는 회의 일시, 장소, 참석자, 보고 내용, 토의 내용이 기록되어 있어야 한다. 회의록은 위원장이 서명한 후 병원 최고경영층에게 보고하여 결재를 받았음을 확인할 수 있어야 한다.

6. 의료 질 관리 위원회는 회의의 결과를 병원장에게 정기적으로 보고하고 있다.

⓪ 아니오

① 예

ⓐ 4회 이상

ⓑ 3회 이하

〈평가방법〉

① 해당 병원은 평가전년도 1년 동안 의료의 질 평가 및 개선 활동을 주관하는 위원회 회의록의 보고 및 검토 내용을 준비한다.

② 회의록에는 회의 일시, 장소, 참석자, 보고 내용, 토의 내용이 기록되어 있어야 한다. 회의록은 위원장이 서명한 후 병원 최고경영층에게 보고하여 결재받았음을 확인할 수 있어야 한다.

〈인력〉

7. 의료의 질 관리를 담당하는 실무 인력이 있다.

⓪ 아니오

① 예

ⓐ 전임(오른쪽 란에 기입, 단위 : 명)

ⓑ 겸임(오른쪽 란에 기입, 단위 : 명)

〈현지준비〉 병원기구 조직도 및 질 관리 담당자 명단

〈평가목적〉 의료와 의료기관 전반의 서비스 질 향상 활동을 위하여 기획, 조정, 지원하기 위한 체계를 운영함으로써 지속적인 관리를 해야 한다.

〈평가방법〉

① 해당 병원은 병원기구 조직도를 통해 질 관리 실무 직원의 부서 배치를 확인할 수 있는 증빙 자료를 준비한다.

② 질 관리실 '전임'이라 함은 병원의 질 관리 업무 이외에 다른 업무를 겸하고 있지 않은 직원을 의미한다. '겸임'이라 함은 병원의 질 관리 업무와 다른 업무(예 감염 관리, 의무기록 관리 등)를 겸하고 있는 직원을 의미한다.

③ 다수의 직원이 겸임하고 있는 경우는 업무 비중을 고려하여 1인 이상의 전임 직원(full time equivalent) 업무량을 초과하는 경우는 전임으로 인정한다.

④ 병원의 특정 부서(예 간호부, 의무기록실, 임상병리과 등)에 소속되어 병원 전반의 질 관리 업무가 아닌 부서 내의 질 관리 업무를 담당하는 직원은 겸임으로 간주한다.

〈수행〉

8. 주제별 질 관리 활동이 활발하게 이루어지고 있다.

연간 횟수 : __________ 건

해당 없음(주제별 질 관리 활동을 하지 않으므로)

① 연 4건 이상

② 연 3건 이하

〈현지준비〉 주제별 질 관리 활동 결과 보고서

〈평가목적〉 의료기관 전반의 지속적이고 효율적인 질 향상을 위해서는 부서차원의 효율적인 질 향상 활동이 체계적으로 진행되어야 한다. 직원들의 관심과 질 향상을 통해 얻은 성과에 대한 모니터링을 통해 지속적인 개선활동을 유지할 수 있어야 한다.

〈평가방법〉

① 해당병원은 관련된 주제에 대한 평가전년도 1년 동안 질 관리 활동 보고서를 해당 위원회 위원장의 결재를 받아 준비한다.

② 주제별 질 관리 활동은 단일 부서가 아닌 여러 부서가 함께 관련된 주제를 선정하여 수행하는 질 관리 활동을 의미한다. 일반적으로 여러 부서의 구성원이 팀을 구성하여 수행하는 활동이 이러한 범주에 포함된다.

③ 〈예시〉

- 투약 오류 감소 활동 : 진료과, 간호부, 약제부 등 참여
- 혈액 폐기 감소 활동 : 내과, 외과, 혈액은행 등 참여
- 적절한 항생제 사용 활동 : 감염 내과, 다른 진료과, 약제부 등 참여
- 재원일수 단축 활동 : 진료과, 원무과, 전산실, 의무기록실 등 참여
- 의무기록 개선 활동 : 진료과, 간호부, 의무기록실 등 참여
- 의료보험 삭감률 감소 활동 : 진료과, 원무과, 의무기록실 등 참여

④ 의료 질 관리실은 주제별 질 관리 활동이 원활하게 이루어질 수 있도록 지원하며, 활동의 진행 경과를 파악하고 있어야 한다.

9. 해당 부서의 주제별 질 관리 활동은 다음의 내용을 포함하고 있다.

내과계 (주제 :)

외과계 (주제 :)

진료지원부서 (주제 :)

* 각 주제에 따라 내용에 계획, 활동, 평가, 유지관리 포함

〈현지준비〉 평가전년도 1년 동안 질 관리 사업계획서 또는 부서의 주제별 질 관리 활동 결과 보고서

〈평가방법〉

① 해당 병원은 관련된 주제에 대한 평가전년도 1년 동안 질 관리 사업계획서를 준비한다.

② 주제별 질 관리 활동은 단일 부서가 아닌 여러 부서가 함께 관련된 주제를 선정하여 수행하는 질 관리 활동을 의미한다. 일반적으로 여러 부서의 구성원이 팀을 구성하여 수행하는 활동이 이러한 범주에 포함된다.

10. 의료의 질 관리 사업 결과 보고서가 있다.

⓪ 아니오

① 예

〈현지준비〉 의료의 질 관리 사업 결과 보고서 등

〈평가목적〉

의료기관 전반의 지속적이고 효율적인 질 향상을 위해서는 부서차원의 효율적인 질 향상 활동이 체계적으로 진행되어야 한다. 직원들의 관심과 질 향상을 통해 얻은 성과에 대한 모니터링을 통해 지속적인 개선활동을 유지할 수 있어야 한다.

〈평가방법〉 사업 결과 보고서를 확인한다.

Appendix 3

의료기관 인증조사

의료기관인증조사 지속적 질 향상_상급종합병원용 (Ver 2.0)

의료기관인증+조사기준

1. 지속적 질 향상

범주	조사기준
『질 향상 운영체계』	2.1 의료기관 차원의 질 향상과 환자안전을 위한 운영체계가 있다.
『질 향상 활동』	2.2 의료기관의 질 향상 및 환자안전 활동 계획에 따라 개선활동을 수행한다.
『환자안전 보고체계 운영』	2.3 환자안전 보고체계 운영을 위한 계획을 수립하고 관리한다.
『지표 관리체계』	2.4 의료기관 차원의 지표관리를 위한 계획을 수립하고, 이를 수행한다.
『진료지침 관리체계』	2.5 진료지침 개발과 적용을 위한 계획을 수립하고, 이를 수행한다

2. 질 향상 운영체계

1) 기준 2.1

의료기관 차원의 질 향상과 환자안전을 위한 운영체계가 있다.

2) 조사목적

의료기관은 의료기관 전반의 서비스 질 향상 활동과 환자안전 활동의 활성화를 유도하기 위하여 의료기관 차원의 질 향상 활동과 환자안전 활동을 기획, 통합, 조정, 지원하기 위한 체계를 운영함으로써 지속적인 조직문화의 변화를 지향하여야 한다.

3) 조사항목

	조사항목	구분	조사결과
1	의료기관 차원의 질 향상과 환자안전을 위한 조직을 운영한다.	P	□상 □중 □하
2	적격한 자가 의료기관 차원의 질 향상과 환자안전 활동을 관리한다.	P	□상 □중 □하
3	의료기관 차원의 질 향상과 환자안전 활동 계획을 수립한다.	S	□상 □중 □하
4	질 향상과 환자안전 교육 계획을 수립한다.	S	□상 □중 □하
5	질 향상과 환자안전 활동을 위해 필요한 자원을 지원한다.	P	□상 □중 □하

4) 기준의 이해

등급분류	필수

① 질 향상과 환자안전을 위한 조직은 의료기관 차원의 질 향상 활동과 환자안전을 기획, 통합, 조정, 지원하기 위하여 의료기관 전체 차원에서 의료 및 의료기관서비스의 질 향상 및 환자 안전 유도를 위한 목적으로 구성된 위원회와 질 향상 전담부서를 의미하며 다음의 내용을 포함하여 운영한다.

- 위원회 구성
- 위원회 역할
- 정기적 위원회 운영
- 위원회 운영 결과보고
- 질 향상 전담부서의 운영

② 의료기관은 질 향상 활동과 환자안전 활동을 위하여 교육 및 전체적인 관리활동을 수행할 수 있는 질 향상 전담부서를 두고, 적합한 자를 선정한다.

- 실무 수행에 적합한 경력 및 자격
- 질 향상과 환자안전 관리를 위한 전문교육 및 훈련 : 국내외 학회, 질 향상과 환자안전 연수과정
- 정보와 데이터 관리·분석·활용을 위한 훈련

③ 의료기관 전체 차원에서 연간 의료의 질 향상과 환자안전 활동 계획을 수립한다.

- 우선순위에 따른 질 향상과 환자안전 활동의 선정
- 활동 내용
  - 질 향상 활동방법
  - 환자안전 보고체계 운영에 관한 사항

- 지표 선정 및 측정에 관한 사항
- 진료지침 개발 및 관리에 관한 사항
- 교육계획 : 연간 질 향상과 환자안전 교육에 관한 사항
- 질 향상과 환자안전 활동을 위한 의료기관 차원의 지원

• 계획에 따른 성과 평가
• 질 향상과 환자안전 위원회의 검토/승인 및 경영진 보고

④ 의료기관은 직원이 질 향상과 환자안전 활동을 수행할 수 있도록 필요한 교육계획을 수립한다.

○ 교육대상 : 경영진, 신규, 재직 직원
○ 교육주제
○ 일정

⑤ 질 향상과 환자안전 활동을 위해 필요한 자원은 인적 지원, 기술적 지원, 활동 지원금 및 포상금 지급과 같은 행정적 지원 등을 의미한다.

3. 질 향상 활동

1) 기준 2.2

의료기관의 질 향상 및 환자안전 활동 계획에 따라 개선활동을 수행한다.

2) 조사목적

의료기관은 지속적이고 효율적인 질 향상을 위하여 적합한 활동방법을 선택하여 주제를 정하고, 이에 대한 질 향상과 환자안전 활동 수행을 통하여 얻은 성과에 대한 지속적인 개선활동을 유지·관리한다.

3) 조사항목

	조사항목	구분	조사결과
1	우선순위에 입각한 질 향상 활동 주제를 선정한다.	P	□상 □중 □하
2	의료기관에서 선정한 질 향상 활동방법을 사용한다.	P	□상 □중 □하
3	선정된 주제에 따른 통계적 기법과 도구를 사용하여 자료를 분석한다.	P	□상 □중 □하
4	질 향상 활동을 통해 얻은 성과를 지속적으로 관리한다.	O	□상 □중 □하
5	질 향상 활동성과를 경영진에게 보고한다.	P	□상 □중 □하
6	질 향상 활동성과를 관련 직원과 공유한다.	P	□상 □중 □하

4) 기준의 이해

등급분류	정규

① 의료기관의 당해 연도 질 향상 활동 계획의 우선순위에 따라 주제를 선정한다.
- 의료기관 차원의 질 향상 활동과의 일관성
- 주제별 질 향상 활동 계획
  : 문제개요, 핵심지표, 자료수집 및 분석, 개선전략, 개선활동 성과 관리

② 의료기관에서 선정한 질 향상 활동방법을 사용한다.
※ 질 향상 활동방법 예 PDCA, FOCUS PDCA, 6-시그마 및 관련 학회에서 권고하는 방법 등

③ 문제점 파악, 개선방안 도출, 개선효과 평가 등을 위해 통계적 기법과 도구를 사용하여 자료를 수집·분석하고 가능한 근거와 비교하여 목표를 설정한다.
※ 통계적 기법과 도구 예 : 런 차트, 관리도, 히스토그램, 파레토도 등
※ 근거 비교란 타 유사기관, 선진사례 또는 문헌에 근거한 비교를 의미한다.

④ 질 향상 활동을 통해 얻은 성과를 지속적으로 모니터링하여 결과에 따라 개선이 필요한 경우에는 이에 대한 개선활동을 진행하거나 개선활동에 대한 재계획을 수립한다.

⑤-⑥ 질 향상 활동성과를 경영진에게 보고하고, 관련 직원과 공유한다.

Appendix 4

의료기관 인증조사 항목

(출처 : 의료기관평가인증원_급성기병원용 ver.2.1)

장 (Chapter) 범주 (Category)	기준 (standard)	조사항목(Measurable Element)	구분
I. 기본가치체계			
제1장 안전보장활동			
[환자안전]	1.1.1	환자안전을 위해 정확하게 환자를 확인한다.	
		1. 정확한 환자확인에 대한 규정이 있다	S
		2. 의약품 투여 전에 환자를 정확하게 확인한다	P
		3. 혈액제제 투여 전에 환자를 정확하게 확인한다	P
		4. 검사 시행 전에 환자를 정확하게 확인한다	P
		5. 진료, 처치 및 시술 전에 환자를 정확하게 확인한다	P
	1.1.2	의료진은 안전사고 예방을 위해 정확하게 의사소통한다.	
		1. 의료진의 정확한 의사소통을 위한 규정이 있다	S
		2. 구두처방을 수행한다	P
		3. 필요시처방(PRN)의 의미를 관련 직원이 동일하게 이해한다	P
		4. 필요시처방(PRN) 관련 절차를 수행한다	P
		5. 혼동하기 쉬운 부정확한 처방 관련 절차를 수행한다	P
	1.1.3	수술/시술 전 환자안전을 위해 정확하게 확인한다.	
		1. 정확한 환자확인, 정확한 수술/시술명, 수술/시술부위 확인을 위한 규정이 있다	S
		2. 수술/시술부위 표시에 환자가 참여한다	P
		3. 수술/시술부위를 표시한다	P
		4. 수술/시술 전 확인을 수행한다	P
		5. 수술/시술 시작 직전, 팀원 간에 정확한 환자, 부위, 수술/시술 확인 절차를 수행한다	P
	1.1.4	환자안전을 위해 낙상 예방활동을 수행한다.	
		1. 낙상 예방을 위한 규정이 있다	S
		2. 낙상 위험 평가도구를 이용하여 초기 환자평가를 수행한다	P
		3. 낙상 위험 평가결과에 따라 고위험환자에 대한 낙상예방활동을 수행한다	P
		4. 낙상 위험 평가도구를 이용하여 정기적인 재평가를 수행한다	P
		5. 낙상 발생 가능한 장소 또는 부서에서, 낙상 예방활동을 수행한다	P
		6. 낙상 예방활동의 성과를 지속적으로 관리한다	O
		7. 낙상 예방활동의 성과를 경영진에게 보고한다	P
		8. 낙상 예방활동의 성과를 관련 직원과 공유한다	P

장 (Chapter) 범주 (Category)	기준 (stand ard)	조사항목(Measurable Element)	구분
[환자안전]	1.1.5	의료관련 감염을 예방하기 위해 손위생을 철저히 수행한다.	
		1. 손위생 수행을 위한 규정이 있다	S
		2. 올바른 손위생을 수행한다	P
		3. 손위생 수행을 돕기 위한 자원을 지원한다	P
		4. 손위생 증진활동의 성과를 지속적으로 관리한다	O
		5. 손위생 증진활동의 성과를 경영진에게 보고한다	P
		6. 손위생 증진활동 성과를 관련 직원과 공유한다	P
[직원안전]	1.2	직원의 건강유지와 안전을 위한 관리활동을 수행한다.	
		1. 직원 건강유지 및 안전 관리활동을 위한 규정이 있다	S
		2. 직원 건강유지 및 안전 관리활동을 계획한다	S
		3. 직원 건강유지와 안전 관리활동을 수행한다	P
		4. 직원 안전사고 관리 규정이 있다	S
		5. 직원 안전사고 발생 시 보고체계에 따라 보고한다	P
		6. 직원 안전사고를 분석하여 지속적으로 관리한다	O
		7. 직원 안전사고 분석 및 개선활동 결과를 경영진에게 보고한다	P
		8. 직원 안전사고 분석 및 개선활동 결과를 관련 직원과 공유한다	P
[화재안전]	1.3	화재위험으로부터 환자, 직원, 방문객을 보호할 수 있는 화재안전 관리활동을 수행한다.	
		1. 화재 안전관리를 위한 규정이 있다	S
		2. 화재 안전관리 계획이 있다	S
		3. 화재 예방점검을 수행한다	P
		4. 소방훈련을 실시한다	P
		5. 직원은 소방안전에 대해 교육을 받고, 그 내용을 이해한다	P
		6. 금연에 대한 규정이 있다	S
		7. 금연에 대한 규정을 준수한다	P
제2장 지속적 질 향상			
[질 향상 운영체계]	2.1	의료기관 차원의 질 향상과 환자안전을 위한 운영체계가 있다.	
		1. 의료기관 차원의 질 향상과 환자안전을 위한 조직을 운영한다	P
		2. 적격한 자가 의료기관 차원의 질 향상과 환자안전 활동을 관리한다	P
		3. 의료기관 차원의 질 향상과 환자안전 활동 계획을 수립한다	S
		4. 질 향상과 환자안전 교육 계획을 수립한다	S
		5. 질 향상과 환자안전 활동을 위해 필요한 자원을 지원한다	P
[질 향상 활동]	2.2	의료기관의 질 향상 및 환자안전 활동 계획에 따라 개선활동을 수행한다.	
		1. 우선순위에 입각한 질 향상 활동 주제를 선정한다	P
		2. 의료기관에서 선정한 질 향상 활동방법을 사용한다	P
		3. 선정된 주제에 따른 통계적 기법과 도구를 사용한여 자료를 분석한다	P
		4. 질 향상 활동을 통해 얻은 성과를 지속적으로 관리한다	O
		5. 질 향상 활동성과를 경영진에게 보고한다	P
		6. 질 향상 활동성과를 관련 직원과 공유한다	P

장 (Chapter) 범주 (Category)	기준 (standard)	조사항목(Measurable Element)	구분
[환자안전 보고체계 운영]	2.3	환자안전 보고체계 운영을 위한 계획을 수립하고 관리한다.	
		1. 의료기관 차원의 환자안전 보고체계 운영 계획이 있다	S
		2. 직원은 환자안전 보고절차에 따라 보고한다	P
		3. 적신호사건을 관리한다	O
		4. 근접오류을 관리한다	O
		5. 위해사건을 관리한다	O
		6. 보고된 환자안전 사건에 대한 결과를 경영진에게 보고한다	P
		7. 보고된 환자안전 사건에 대한 결과를 관련 직원과 공유한다	P
[지표관리 체계]	2.4	의료기관 차원의 지표관리를 위한 계획을 수립하고, 이를 수행한다.	
		1. 의료기관 차원의 지표관리 계획이 있다	S
		2. 의료기관 차원의 지표를 관리한다	P
		3. 지표관리를 위한 방법을 교육하고, 담당 직원은 이를 이해한다	P
		4. 지표관리 성과를 경영진에게 보고한다	P
		5. 지표관리 성과를 관련 직원과 공유한다	P
[진료지침 관리체계]	2.5	진료지침 개발과 적용을 위한 계획을 수립하고, 이를 수행한다.	
		1. 진료지침 개발과 관리 계획이 있다	S
		2. 진료지침에 따라 환자진료를 수행한다	P
		3. 진료지침의 활용 성과를 지속적으로 관리한다	O
		4. 진료지침 활용 성과를 경영진에게 보고한다	P
		5. 진료지침 활용 성과를 관련 직원과 공유한다	P
II. 환자진료체계			
제3장 진료전달체계와 평가			
[진료전달 체계]	3.1.1	입원수속에 대한 절차를 갖추고 있다.	
		1. 입원수속 절차가 있다	S
		2. 입원 순서배정 절차에 따라 입실관리를 한다	P
		3. 입원이 지연되는 환자 관리 절차를 준수한다	P
		4. 입원 시 환자에게 입원생활안내와 진료비용에 대한 내용을 설명한다	P
	3.1.2	외래 및 응급환자의 등록 절차가 있다.	
		1. 외래환자 등록절차가 있다	S
		2. 외래환자 등록절차를 준수한다	P
		3. 응급환자 등록절차가 있다	S
		4. 응급환자 등록절차를 준수한다	P
		5. 진료일정 및 서비스에 대한 정보를 제공한다	P
	3.1.3	중환자실, 특수치료실 입실 절차가 있다.	
		1. 중환자실 입실을 위한 절차가 있다	S
		2. 중환자실 입실 전 환자 또는 보호자에게 필요성을 설명한다	P
		3. 절차에 따라 중환자실에 입실한다	P
		4. 특수치료실 입실을 위한 절차가 있다	S
		5. 특수치료실 입실 전 환자 또는 보호자에게 필요성을 설명한다	P
		6. 절차에 따라 특수치료실에 입실한다	P

장 (Chapter) 범주 (Category)	기준 (standard)	조사항목(Measurable Element)	구분
[진료전달 체계]	3.1.4	진료의 연속성을 확보하기 위하여 환자 담당 의료진 변경 시 정보를 공유한다.	
		1. 환자 담당 의료진 변경 시 정보 공유를 위한 규정이 있다	S
		2. 전과 시 의료진 간 필요한 정보를 공유하기 위해 의무기록을 작성한다	P
		3. 전동 시 의료진 간 필요한 정보를 공유하기 위해 의무기록을 작성한다	P
		4. 근무교대 시 환자상태에 대한 정보를 공유한다	P
	3.1.5	진료의 연속성을 유지하기 위해 퇴원, 전원 및 의뢰서비스를 제공한다.	
		1. 퇴원 및 전원 절차가 있다	S
		2. 퇴원 결정과정에 환자가 참여한다	P
		3. 퇴원 전에 퇴원요약지를 작성한다	P
		4. 퇴원 시에는 진료의 연속성을 유지하기 위해 필요한 진료정보를 제공한다	P
		5. 퇴원 시 가정간호가 필요한 경우에는 관련 안내를 제공한다	P
		6. 전원 및 의뢰서비스를 제공한다	P
[환자평가]	3.2.1	적절한 진료서비스 제공을 위해 외래환자의 요구를 확인하고, 초기평가를 수행한다.	
		1. 외래환자초기평가규정이 있다	S
		2. 타 의료기관에서 의뢰된 경우, 진료관련 정보를 확인한다	P
		3. 의사는 초기평가를 수행하고 기록한다	P
		4. 의사는 특수환자의 초기평가를 수행하고 기록한다	P
	3.2.2	적절한 진료서비스 제공을 위해 입원환자의 요구를 확인하고, 초기평가 및 재평가를 수행한다.	
		1. 입원환자 초기평가 규정이 있다	S
		2. 의학적 초기평가를 24시간 이내 수행하고 기록한다	P
		3. 간호 초기평가를 24시간 이내 수행하고 기록한다	P
		4. 영양 초기평가를 수행하고 기록한다	P
		5. 특수환자 초기평가를 수행하고 기록한다	P
		6. 입원환자의 의학적 재평가 규정이 있다	S
		7. 입원환자의 의학적 재평가를 수행하고 기록한다	P
		8. 환자평가 기록은 환자 진료를 담당하는 직원과 공유한다	P
	3.2.3	적절한 진료서비스 제공을 위해 응급환자의 요구를 확인하고, 초기평가를 수행한다.	
		1. 응급환자 초기평가 규정이 있다	S
		2. 응급환자 분류체계를 수행하고 기록한다	P
		3. 응급환자의 의학적 초기평가를 수행하고 기록한다	P
		4. 응급환자의 간호 초기평가를 수행하고 기록한다	P
		5. 환자의 초기평가 기록을 환자진료를 담당하는 직원과 공유한다	P
[검사체계]	3.3.1	안전한 검체 획득과 정확한 검사결과를 위하여 운영과정을 관리한다.	
		1. 검체검사 운영 규정이 있다	S
		2. 적격한 자격을 갖춘자가 검체검사를 수행한다	P
		3. 적격한 자격을 갖춘자가 검체결과를 판독한다	P
		4. 검체를 안전하게 획득하는 절차를 준수한다	P
		5. 정확한 검체검사를 위해 사전정보와 검체적합성을 확인하는 절차를 준수한다	P

장(Chapter) 범주(Category)	기준(standard)	조사항목(Measurable Element)	구분
		6. 검사결과를 재확인할 수 있도록 검체보관절차를 준수한다	P
		7. 정도관리를 수행하고 관리한다	P
		8. 검체검사 외부 의뢰체계를 적정하게 활용한다	P
	3.3.2	정확하고 안전한 검체검사 결과를 제공한다.	
		1. 안전한 검체검사 결과보고를 위한 절차가 있다	S
		2. 정확하고 신속하게 검체검사 결과를 보고한다	P
		3. 검체검사의 이상검사결과보고(CVR)를 수행한다	P
		4. 검체검사의 중간결과를 보고한다	P
		5. 보고된 검체검사 결과 변경 시 관련 의료진에게 즉시 보고한다	P
		6. 검체검사 결과보고시간을 관리한다	O
	3.3.3	검체검사실 안전관리 절차를 확립하고,이를 준수한다.	
		1. 검체검사실 안전관리 절차가 있다	S
		2. 검체검사실 안전관리자를 선정한다	S
		3. 직원은 검체검사 안전관리에 대해 교육을 받고, 그 내용을 이해한다	P
		4. 직원은 검체검사 관련 안전 보고체계를 알고있다	P
		5. 검체검사실 직원은 보호구 착용 등 안전관리 절차를 준수한다	P
		6. 감염 및 위험물질을 안전하게 관리한다	P
	3.3.4	환자에게 혈액제제를 안전하고 적시에 제공하기 위해 관리한다.	
[검사체계]		1. 안전한 혈액관리 절차가 있다	S
		2. 혈액제제를 안전하게 보관한다	P
		3. 수혈 전 검사와 환자 혈액검체를 관리한다	P
		4. 혈액제제의 반납, 재고, 폐기를 수행한다	P
		5. 혈액제제 관련 성과를 지속적으로 관리한다	O
	3.3.5	안전한 영상검사를 적시에 제공하기 위한 검사 과정을 관리한다.	
		1. 영상검사 운영규정이 있다	S
		2. 적격한 자격을 갖춘 자가 영상검사를 수행한다	P
		3. 적격한 자격을 갖춘 자가 영상결과를 판독한다	P
		4. 응급환자를 위한 영상검사가 항상 가능하다	P
		5. 안전하고 정확한 영상검사를 위하여 검사 전 준비사항을 확인한다	P
		6. 정확한 영상검사를 위해 사전정보를 확인한다	P
		7. 정도관리를 수행하고 관리한다	P
		8. 영상검사 외부 의뢰체계를 적정하게 활용한다	P
	3.3.6	정확하고 안전한 영상검사 결과를 제공한다.	
		1. 안전한 영상검사 결과보고를 위한 절차가 있다	S
		2. 정확하고 신속하게 영상검사 결과를 보고한다	P
		3. 영상검사의 이상결과보고(CVR)를 수행한다	P
		4. 보고된 영상검사 결과 변경 시 진료하는 의료진에게 즉시 보고한다	P
		5. 영상검사 결과 보고시간을 관리한다	O

장 (Chapter) 범주 (Category)	기준 (standard)	조사항목(Measurable Element)	구분
[검사체계]	3.3.7	방사선 안전관리 절차를 확립하고, 이를 준수한다.	
		1. 방사선 안전관리 절차가 있다	S
		2. 방사선 안전관리자를 선정한다	S
		3. 직원은 방사선 안전관리에 대해 교육을 받고, 그 내용을 이해한다	P
		4. 직원은 방사선 관련 안전 보고체계를 알고 있다	P
		5. 방사선 안전관리 절차를 준수한다	P
		6. 방사성 물질을 안전하게 관리한다	P
제4장 환자진료			
[환자진료 체계]	4.1.1	환자진료가 적정하게 이루어지도록 적시에 치료계획을 세우고 목표를 설정하여 이를 수행한다.	
		1. 의사는 입원환자의 치료계획을 수립한다	P
		2. 의사는 입원환자의 치료목표를 설정한다	P
		3. 의사는 환자의 주요 상태변화에 따라 치료계획을 재수립한다	P
		4. 의사는 환자의 주요 상태변화 경과를 기록한다	P
		5. 간호사는 환자의 주요 상태변화에 따라 간호과정을 기록한다	P
		6. 의료진간 환자 치료계획을 공유한다	P
		7. 환자에게 치료계획에 대한 설명을 제공한다	P
		8. 환자의 상태에 따라 퇴원계획을 수립한다	P
	4.1.2	통합적인 환자진료를 위해 진료과 간 협의진료체계를 갖추고 있다.	
		1. 진료과 간 협의진료 규정이 있다	S
		2. 협의진료 규정에 따라 의뢰한다	P
		3. 협의진료 규정에 따라 회신한다	P
		4. 협의진료 관련 성과를 지속적으로 관리한다	O
	4.1.3	환자의 신체적 · 정신적 안녕을 위하여 적절한 통증관리를 한다.	
		1. 통증관리를 위한 규정이 있다	S
		2. 외래진료 시 통증 평가를 수행한다	P
		3. 입원 시 통증 초기평가를 수행한다	P
		4. 통증평가 결과에 따라 적절한 중재를 수행한다	P
		5. 입원환자 통증 재평가를 수행한다	P
	4.1.4	환자의 치료효과를 높일 수 있도록 적절한 영양을 공급하고 관리한다.	
		1. 영양관리 규정이 있다	S
		2. 환자의 치료목적에 맞게 식사를 제공한다	P
		3. 환자에게 치료식과 관련된 설명을 제공한다	P
		4. 환자에게 영양상담을 제공한다	P
		5. 영양불량 위험환자에 대한 영양관리를 한다	P
	4.1.5	영양집중지원이 필요한 환자를 위하여 협력체계를 구축하고 영양집중지원서비스를 제공한다.	
		1. 영양집중지원관리에 대한 규정이 있다	S
		2. 영양집중지원팀을 운영한다	P
		3. 영양집중지원이 필요한 환자에게 적합한 치료계획을 수립한다	P

장 (Chapter) 범주 (Category)	기준 (standard)	조사항목(Measurable Element)	구분
[환자진료 체계]		4. 치료계획에 따라 영양집중지원 관리서비스를 제공한다	P
		5. 영양집중지원 시행에 대하여 관리한다	P
	4.1.6	환자안전을 위한 욕창예방 및 관리활동을 수행한다.	
		1. 욕창예방 관리 규정이 있다	S
		2. 욕창위험도 평가도구를 이용하여 욕창위험평가를 수행한다	P
		3. 욕창위험평가에 따라 욕창 예방활동을 수행한다	P
		4. 욕창위험도평가도구를 이용하여 정기적인 재평가를 수행한다	P
		5. 욕창이 발생한 환자에게 욕창 관리활동을 수행한다	P
		6. 욕창예방관리활동의 성과를 지속적으로 관리한다	O
	4.1.7	말기환자의 존엄성과 편안함 유지를 위하여 완화의료를 제공한다.	
		1. 완화 의료에 대한 규정이 있다	S
		2. 완화의료 서비스에 대한 정보를 제공한다	P
		3. 완화의료팀을 운영한다	P
		4. 완화의료 서비스에 대한 동의서를 받는다	P
		5. 관련직원은 완화의료에 대해 교육을 받고, 그 내용을 이해한다	P
		6. 환자상태에 따라 치료계획을 수립하고, 완화의료를 제공한다	P
		7. 협의진료 서비스를 제공한다	P
[고위험환자 진료체계]	4.2.1	중증응급환자에게 양질의 의료서비스를 제공한다.	
		1. 중증응급환자를 적시에 치료하는 규정이 있다	S
		2. 의료진간 협력체계를 운영한다	P
		3. 신속진료시스템(Fast Track)을 운영한다	P
		4. 중증응급환자 이송서비스관리 규정이 있다	S
		5. 이송차량의 의약품 및 물품, 의료기기를 관리한다	P
		6. 적격한 자가 이송서비스를 제공한다	P
	4.2.2	심폐소생술이 요구되는 환자에게 양질의 의료서비스를 제공한다.	
		1. 심폐소생술에 관련된 규정이 있다	S
		2. 심폐소생술 팀을 운영한다	P
		3. 심폐소생술을 위한 필요물품 및 의약품을 관리한다	P
		4. 적시에 제세동기를 사용할 수 있다	P
		5. 심폐소생술 성과를 지속적으로 관리한다	O
	4.2.3	수혈 환자에게 양질의 의료서비스를 제공한다.	
		1. 안전한 수혈을 위한 규정이 있다	S
		2. 불출된 혈액제제를 보관하고, 적절한 시간에 환자에게 수혈한다	P
		3. 수령한 혈액제제를 정확한게 확인한다.	P
		4. 수혈 시 부작용 여부를 관찰하고 기록한다	P
	4.2.4	항암화학요법 환자에게 양질의 의료서비스를 제공한다.	
		1. 항암화학요법에 대한 규정이 있다	S
		2. 적격한 자가 항암화학요법을 수행한다	P
		3. 관련 직원은 항암화학요법에 대한 교육을 받고 그 내용을 이해한다	P

장 (Chapter) 범주 (Category)	기준 (standard)	조사항목(Measurable Element)	구분
[고위험환자 진료체계]		4. 환자에게 항암화학요법에 대한 교육을 제공한다	P
		5. 항암제 조제 전후 감사를 수행한다	P
		6. 안전하고 무균적으로 항암제를 조제한다	P
		7. 항암제를 안전하게 투여한다	P
		8. 항암화학요법 시 부작용 여부를 관찰하고 기록한다	P
		9. 항암화학요법 후에 안전하게 폐기한다	P
	4.2.5	감염성질환자 및 면역저하 환자에게 양질의 의료서비를 제공한다.	
		1. 감염성질환 격리를 위한 규정이 있다	S
		2. 감염병 의심 외래환자 관리절차를 준수한다	P
		3. 감염병 환자의 격리에 필요한 적절한 시설과 환경을 갖춘다	S
		4. 감염병 전파경로에 따른 절차를 준수하여 환자를 관리한다	P
		5. 역(보호)격리를 위한 규정이 있다	S
		6. 역(보호)격리 필요 시 절차를 준수하여 환자를 관리한다	P
	4.2.6	신체억제대 사용, 격리 및 강박 시행을 적절하고 안전하게 한다.	
		1. 신체억제대 사용 규정이 있다	S
		2. 신체억제대를 적절하게 사용한다	P
		3. 정신경강의학과 입원환자의 격리 및 강박에 대한 규정이 있다	S
		4. 격리 및 강박을 적절하게 시행한다.	P
제5장 수술 및 마취진정관리			
[수술/시술 관리]	5.1.1	환자평가 결과에 따라 수술 계획을 수립하고 수행한다.	
		1. 수술 전 평가를 기반으로 수술 계획을 수립한다	P
		2. 수술 전에 진단명을 기록한다	P
		3. 수술실 퇴실 전에 수술에 대한 내용을 기록한다	P
		4. 수술 후 평가를 기반으로 24시간 이내에 치료계획을 수립한다	P
		5. 간호사는 수술 후 평가를 기반으로 간호계획을 수립한다	P
	5.1.2	수술 시 환자안전을 보장하기 위한 규정을 수립하고 수행한다.	
		1. 수술시 환자안전 보장을 위한 규정이 있다	S
		2. 수술 전 · 후 환자의 피부상태를 확인하고 기록한다	P
		3. 수술계수(counts)를 기록한다	P
		4. 관련 직원은 수술계수 불일치 시 대처하는 절차를 이해한다	P
		5. 수술 중 채취된 조직표본검체 취급에 대하여 기록한다	P
	5.1.3	환자평가 결과에 따라 시술계획을 수립하고, 시술 시 환자안전을 보장하기 위한 규정을 수립, 수행한다.	
		1. 시술 전 평가를 기반으로 시술 계획을 수립한다	P
		2. 시술 전에 진단명을 기록한다	P
		3. 시술실 퇴실 전에 시술에 대한 내용을 기록한다	P
		4. 시술 후 평가를 기반으로 24시간 이내에 치료계획을 수립한다	P
		5. 간호사는 시술 후 평가를 기반으로 간호계획을 수립한다	P
		6. 시술시 환자안전 보장을 위한 규정이 있다	S

장 (Chapter) 범주 (Category)	기준 (standard)	조사항목(Measurable Element)	구분
[수술/시술 관리]		7. 시술 전 · 후 환자의 피부상태를 확인하고 기록한다	P
		8. 시술 중 채취된 조직표본검체 취급에 대하여 기록한다	P
[마취진정 관리]	5.2.1	진정치료를 안전하게 수행한다.	
		1. 진정치료 규정이 있다	S
		2. 적격한 자가 진정치료를 수행한다	P
		3. 진정 전 평가를 수행한다	P
		4. 진정치료중인 환자를 모니터링하고, 기록한다	P
	5.2.2	마취 전 환자상태를 평가하고, 적절한 마취진료를 제공한다.	
		1. 마취진료 규정이 있다	S
		2. 적격한 자가 마취서비스를 제공한다	P
		3. 마취 전 평가를 기반으로 마취진료 계획을 수립하고 기록한다	P
		4. 마취 유도 직전 환자 상태를 평가하고 기록한다	P
		5. 정규시간 이외에도 동일한 마취서비스를 제공한다	P
	5.2.3	마취진료에 따른 환자의 상태를 지속적으로 모니터링 한다.	
		1. 마취 중 상태를 모니터링하고, 기록한다	P
		2. 회복중 환자상태를 모니터링하고 기록한다	P
		3. 회복실 퇴실기준에 따라 적격한 자가 퇴실을 결정하고, 시행한다	P
제6장 의약품 관리			
[의약품관리 체계]	6.1	안전하고 효율적인 의약품관리체계를 운영한다.	
		1. 의약품관리 규정이 있다	S
		2. 관련 직원이 포함된 의약품관리(약사)위원회를 운영한다	P
		3. 의약품관리(약사)위원회는 의약품관리 사업계획에 따라 수행한다	P
		4. 의약품관리 사업계획에 따른 수행결과를 경영진에게 보고한다	P
		5. 의약품관리 사업계획에 따른 수행결과를 관련 직원과 공유한다	P
[구매선정 및 보관]	6.2.1	필요한 의약품을 적절하게 선정한다.	
		1. 의약품을 선정한다	P
		2. 의약품에 관한 정보를 제공한다.	P
		3. 의약품 재고가 없는 경우 확인하는 절차가 있다	S
		4. 필요한 의약품이 공급되지 않는 경우 확보하는 절차가 있다	S
	6.2.2	모든 의약품을 적절하고 안전하게 보관한다.	
		1. 모든 의약품을 안전하게 보관한다	P
		2. 모든 의약품의 보관 상태를 정기적으로 감사한다	P
		3. 응급의약품의 보관 및 보충사항을 점검한다	P
		4. 마약류는 관련법을 준수하여 안전하게 보관한다	P
		5. 고위험의약품을 안전하게 보관한다	P
		6. 주의를 요하는 의약품을 안전하게 보관한다	P
		7. 의약품의 회수 및 철회 의약품 절차를 준수한다	P

장(Chapter) 범주(Category)	기준(standard)	조사항목(Measurable Element)	구분
[처방 및 조제]	6.3	의약품을 안전하게 처방하고 조제한다.	
		1. 관련법을 준수하여 안전하게 처방한다	P
		2. 적격한 자가 의약품조제 전에 처방전을 감사한다	P
		3. 적격한 자가 의약품을 조제한다	P
		4. 상시적으로 의약품을 조제한다	P
		5. 안전하고 청결하게 의약품을 조제한다	P
		6. 안전한 조제를 위해 조제 후 감사한다	P
		7. 의약품 조제 시 라벨링한다	P
		8. 모든 의약품은 안전하게 운반한다	P
[투약 및 모니터링]	6.4.1	안전하게 의약품을 투여한다.	
		1. 적격한 자가 의약품을 투여한다	S
		2. 의약품투여 시 환자, 의약품명, 투여경로, 용량, 투여시간을 확인한다	P
		3. 고위험의약품 투여 시 주의사항 및 부작용 발생 시 대처방안을 관련직원이 알고 있다	P
		4. 고위험의약품은 다른 의약품과 분리보관하고, 사용 후 즉시 폐기한다	P
		5. 지참약을 관리한다	P
		6. 투약설명을 수행한다	P
	6.4.2	의약품부작용을 모니터링하고 관리한다.	
		1. 의약품부작용 모니터링체계가 있다	S
		2. 의약품부작용 발생 시 절차에 따라 보고한다	P
		3. 의약품부작용보고결과를 분석하여 지속적으로 관리한다	O
		4. 의약품부작용 모니터링 분석결과를 경영진에게 보고한다	P
		5. 의약품부작용 모니터링 분석결과를 관련 직원과 공유한다	P
제7장 환자권리존중 및 보호			
[환자권리 존중]	7.1.1	환자의 권리와 의무를 존중하고, 사생활을 보호한다.	
		1. 환자의 권리와 의무에 대한 규정이 있다	S
		2. 환자의 권리와 의무를 직원들이 알고 있다	P
		3. 환자는 환자의 권리와 의무에 대하여 알고 있다	P
		4. 진료과정에 환자가 참여한다	P
		5. 사생활보호를 위한 환자의 요구를 확인한다	P
		6. 환자의 신체노출을 보호한다	P
		7. 환자의 개인정보를 보호한다	P
	7.1.2	취약환자의 권리와 안전을 보장한다.	
		1. 취약환자의 권리를 보호하기 위한 규정이 있다	S
		2. 직원은 관련법에 따른 학대 및 폭력피해자를 위한 보고 및 지원체계를 알고 있다	P
		3. 직원은 신생아와 소아환자의 유괴를 예방하는 절차를 알고 있다	P
		4. 직원은 의사소통이 어려운 환자를 위한 지원체계를 알고 있다	P
		5. 직원은 장애환자의 편의를 위한 지원체계를 알고 있다	P

장 (Chapter) 범주 (Category)	기준 (stand ard)	조사항목(Measurable Element)	구분
[불만고충 처리]	7.2	환자의 불만 및 고충을 관리한다.	
		1. 환자의 불만 및 고충 관리 규정이 있다	S
		2. 환자는 불만 및 고충관리 절차를 알고 있다	P
		3. 불만 및 고충사항을 처리한다	P
		4. 환자의 불만 및 고충관리 성과를 지속적으로 관리한다	O
		5. 환자의 불만 및 고충관리 성과를 경영진에게 보고한다	P
		6. 환자의 불만 및 고충관리 성과를 관련 직원과 공유한다	P
[의료사회 복지체계]	7.3	의료사회복지체계를 수립하고 운영한다.	
		1. 의료사회복지체계가 있다	S
		2. 직원은 의료사회복지서비스 의뢰 가능대상 및 의뢰절차에 대하여 알고있다	P
		3. 의료사회복지서비스를 제공한다	P
		4. 지역사회 요구도를 반영한 의료 사회복지 서비스를 제공한다	P
[동의서]	7.4	환자 및 보호자에게 동의서를 받는다.	
		1. 진료동의서에 대한 규정이 있다	S
		2. 수술/시술 동의서를 받는다	P
		3. 마취 및 진정동의서를 받는다	P
		4. 혈액제제 사용동의서를 받는다	P
		5. 고위험의약품 사용동의서를 받는다	P
		6. 조영제 사용동의서를 받는다	P
[임상연구 관리]	7.5	임상연구를 안전하게 수행하고 관리한다.	
		1. 임상연구 관리에 관한 규정이 있다	S
		2. 임상연구 목록을 관리한다	P
		3. 적격한 자가 임상연구를 수행하고, 관리한다	P
		4. 임상시험(심의)위원회를 운영한다	P
		5. 임상연구 참여에 관한 정보를 제공한다	P
		6. 대상자에게 임상연구에 대한 정보를 제공하고, 피험자의 동의서를 받는다	P
		7. 이상반응 발생시 보고하고 처리한다	P
		8. 연구관련 자료의 기밀과 보안을 유지한다	P
[장기이식 관리]	7.6	장기기증 및 이식과정을 관리하는 체계가 있고, 이를 적절하게 운영한다.	
		1. 장기기증 및 이식과정에 대한 규정이 있다	S
		2. 장기기증 및 이식과정의 정보를 제공하고 환자 및 보호자의 동의서를 받는다	P
		3. 장기기증 및 이식절차를 수행한다	P
		4. 관련 직원은 잠재 뇌사자가 발생한 경우, 신고하는 절차를 알고 있다	P

장 (Chapter) 범주 (Category)	기준 (stand ard)	조사항목(Measurable Element)	구분
III. 지원체계			
제8장 경영 및 조직 운영			
[경영관리 체계]	8.1	경영진은 합리적인 의사결정을 하고, 체계적인 계획 하에 의료기관을 운영한다.	
		1. 의료기관 운영에 관한 규정이 있다	S
		2. 의사결정조직을 구성하고, 정기적으로 운영한다	P
		3. 의사결정을 전달하는 조직을 구성하고, 정기적으로 운영한다	P
		4. 경영진은 교육에 관한 계획을 승인하고 결과에 대해 알고 있다	P
		5. 경영진은 예산에 관한 계획을 승인하고 결과에 대해 알고 있다	P
		6. 정책과 절차를 승인하는 조직(회의체)을 운영한다	P
		7. 새로운 진료행위 도입을 승인하는 조직(회의체)을 운영한다	P
		8. 경영진은 위탁서비스를 관리한다	P
[의료기관 운영]	8.2	의료기관의 최고책임자는 미션을 승인하고 공표함으로써 기관의 운영방향을 공유한다.	
		1. 미션(사명)이 있다	S
		2. 미션을 이행하기 위한 활동을 수행한다	P
		3. 미션을 공지한다	P
		4. 직원은 미션을 알고, 그 내용을 이해한다	P
[부서운영]	8.3	부서장은 부서의 업무범위를 정의하고 체계적으로 운영한다.	
		1. 부서장은 부서의 업무범위를 정의한다	S
		2. 부서의 운영계획이 있다	S
		3. 부서 운영계획에 따라 업무를 수행한다	P
		4. 부서장은 업무수행 내용을 평가한다	P
[의료윤리 경영]	8.4	윤리위원회를 운영한다.	
		1. 생명존엄성 관련 윤리위원회를 운영한다	P
		2. 직원의 윤리적 문제 관련 위원회를 운영한다	P
제9장 인적자원관리			
[인적자원 관리]	9.1.1	인사관리체계를 갖추고 적절히 운영한다.	
		1. 인사관리를 위한 규정이 있다	S
		2. 인사계획을 정기적으로 수립한다	S
		3. 환자안전과 질 향상을 위하여 인력요구도를 확인한다	P
		4. 인사계획에 따라 직원을 모집한다	P
		5. 인사계획에 따라 인력을 배치한다	P
		6. 인사관리 성과를 지속적으로 관리한다.	O
		7. 인사관리 성과를 경영진에게 보고한다.	P
	9.1.2	의사(전문의)의 환자 진료 수행에 필요한 자격요건과 진료권한을 승인하고 평가한다.	
		1. 의사의 진료권한을 승인하고 관리하는 규정이 있다	S
		2. 의사의 개별 진료 권한에 대한 정의서가 있다	S
		3. 진료권한은 필수적인 내용을 포함하며, 의료기관 규정에 맞게 검토하고 재설계한다	P
		4. 진료권한 정의서에 의거하여 정기적으로 평가한다	P
		5. 평가결과를 경영진에게 보고하고 진료권한에 반영한다	P

장 (Chapter) 범주 (Category)	기준 (stand ard)	조사항목(Measurable Element)	구분
[인적자원 관리]	9.1.3	직원에 대해, 업무 수행을 위해 필요한 자격요건과 직무를 확인하고 평가한다.	
		1. 직원의 자격요건과 직무를 확인하고 관리하는 규정이 있다	S
		2. 자격요건과 직무에 따른 직무기술서가 구비되어 있다	S
		3. 직무기술서는 필수적인 내용을 포함하며, 의료기관 규정에 맞게 검토하고 재설계한다	P
		4. 직무능력은 직무기술서에 의거하여 정기적으로 평가한다	P
		5. 직무능력 평가결과를 인력관리에 활용한다	P
	9.1.4	직원의 인사정보를 관리한다.	
		1. 인사정보체계를 구축한다	S
		2. 의사의 인사정보를 관리한다	P
		3. 간호사의 인사정보를 관리한다	P
		4. 기타인력의 인사정보를 관리한다.	P
[직원교육]	9.2	직원에게 지속적인 교육 및 훈련을 제공한다.	
		1. 교육체계를 구축한다	S
		2. 직원의 교육 요구도를 파악한다	P
		3. 교육요구도에 의해 연간계획을 수립한다.	P
		4. 신규직원 교육을 제공한다	P
		5. 직원의 직무수행에 필요한 필수교육을 제공한다	P
		6. 직원의 직무수행에 필요한 특성화교육을 제공한다	P
[의료인력 적정성]	9.3	법적 의료인력 기준을 준수한다.	
		1. 의사인력 법적기준을 준수한다	S
		2. 응급실 전담의사 법적기준을 준수한다	S
		3. 간호인력 법적기준을 준수한다	S
		4. 응급실 간호인력 법적기준을 준수한다	S
		5. 중환자실 간호인력 법적기준을 준수한다	S
		6. 기타 의료인력에 대한 법적기준을 준수한다	S
제10장 감염관리			
[감염관리 체계]	10.1.1	감염예방 및 관리를 위한 조직을 구성하여 운영한다.	
		1. 감염 예방 및 관리를 위한 규정이 있다	S
		2. 감염 예방 및 관리를 위한 위원회를 구성하여 운영한다	P
		3. 감염관리실을 설치하고 감염업무 담당 인력을 배치한다	P
		4. 적격한 감염관리인력이 배치되어 있다	P
	10.1.2	감염예방 및 관리를 위한 프로그램을 운영한다.	
		1. 감염발생 감시프로그램이 있다	S
		2. 감염위험평가를 수행한다	P
		3. 감염발생 감시 활동계획을 수립하고 감시활동을 수행한다	P
		4. 감염관리 목표(Goal)와 계획에 따라 개선활동을 수행한다	P
		5. 감염관리 성과를 지속적으로 관리하고 정보를 공유한다	P

장 (Chapter) 범주 (Category)	기준 (standard)	조사항목(Measurable Element)	구분
[감염관리 체계]	10.1.3	감염예방을 위해 감염관련 교육을 시행한다.	
		1. 감염관련 교육에 대한 규정이 있다	S
		2. 계획에 따라 의료기관 직원에게 감염관련 교육을 시행한다	P
		3. 위탁서비스 및 입점업체 직원, 실습학생 등에 대한 감염관련 교육 시행여부를 확인한다	P
		4. 환자, 보호자(간병인 포함) 및 방문객에게 감염관련 교육(홍보)을 시행한다	P
	10.1.4	의료기구와 관련된 환자의 감염관리 활동을 수행한다.	
		1. 의료기구 관련 감염관리 규정이 있다	S
		2. 호흡기 치료기구 관련 감염 관리를 수행한다	P
		3. 유치(인공)도뇨관 관련 감염 관리를 수행한다	P
		4. 혈관 내 카테터 관련 감염관리를 수행한다	P
		5. 의료기구 관련 감염관리 성과를 지속적으로 관리한다	O
		6. 의료기구 관련 감염관리 성과를 경영진에게 보고한다	P
		7. 의료기구 관련 감염관리 성과를 관련 직원과 공유한다	P
	10.1.5	의료기구의 세척, 소독, 멸균과정과 세탁물을 적절히 관리한다.	
		1. 의료기구의 세척, 소독, 멸균과정에 대한 감염관리 규정이 있다	S
		2. 사용한 기구의 세척 및 소독을 수행한다	P
		3. 멸균기를 정기적으로 관리한다	P
		4. 멸균물품을 관리한다	P
		5. 세척직원은 보호구를 착용한다	P
		6. 세탁물 관리에 대한 감염관리 규정이 있다	S
		7. 세탁물을 적절하게 관리한다	P
[부서 감염 관리]	10.2.1	부서별로 적절한 감염관리 활동을 한다.	
		1. 부서별 감염관리 규정이 있다	S
		2. 중환자실 감염관리를 수행한다	S
		3. 내시경실 감염관리를 수행한다	P
		4. 인공신장실 감염관리를 수행한다	P
		5. 재활치료실 감염관리를 수행한다	P
		6. 신생아실 감염관리를 수행한다	P
		7. 분만실 감염관리를 수행한다	P
		8. 조혈모세포이식치료실 감염관리를 수행한다	P
		9. 치과외래 감염관리를 수행한다	P
	10.2.2	응급실에 대한 적절한 감염관리를 수행한다.	
		1. 응급실 감염관리 규정이 있다	S
		2. 응급실 내원 환자 및 내원객의 감염관리를 수행한다	P
		3. 감염예방을 위해 응급실 시설과 환경을 관리한다	P
		4. 직원감염을 예방하기 위해 감염관리 규정을 준수한다	P
		5. 응급실 성과를 관리한다	O

장 (Chapter) 범주 (Category)	기준 (stand ard)	조사항목(Measurable Element)	구분
[부서 감염 관리]	10.2.3	수술장 감염관리 활동을 수행한다.	
		1. 수술장 감염관리 규정이 있다	S
		2. 수술기구의 멸균과 소독을 관리한다	P
		3. 마취기구의 멸균과 소독을 관리한다	P
		4. 수술장의 환경을 관리한다	P
		5. 수술장 인력의 마스크, 보안경, 복장의 착용을 관리한다	P
		6. 수술장의 오염세탁물 및 의료폐기물을 관리한다	P
	10.2.4	시술장 감염관리 활동을 수행한다.	
		1. 시술장 감염관리 규정이 있다	S
		2. 기구의 멸균과 소독을 관리한다	P
		3. 시술장의 환경을 관리한다	P
		4. 시술장 인력의 마스크, 보안경, 복장의 착용을 관리한다	P
		5. 시술장의 오염세탁물 및 의료폐기물을 관리한다	P
	10.2.5	조리장에서 발생할 수 있는 감염을 관리한다.	
		1. 조리장의 감염관리 규정이 있다	S
		2. 식재료를 관리한다	P
		3. 조리장 기구 및 장비를 관리한다	P
		4. 조리장 환경을 관리한다	P
		5. 직원의 개인위생을 관리한다	P
제11장 안전한 시설 및 환경 관리			
[시설환경 안전관리 체계]	11.1	시설 및 환경과 관련된 안전관리를 수행한다.	
		1. 시설 및 환경안전에 대한 규정이 있다	S
		2. 의료기관 차원의 시설환경안전관리위원회를 운영한다	P
		3. 의료기관 차원의 시설 및 환경안전에 대한 계획을 수립한다	S
		4. 시설 및 환경안전 관련 업무 구분 및 책임자를 선정한다	S
		5. 시설 및 환경안전 관리에 대해 직원을 교육한다	P
		6. 직원은 시설 및 환경안전 사고 발생 시 보고체계를 알고있다	P
		7. 시설 및 환경안전 사고 발생시 경영진에게 보고한다	P
		8. 계획에 따라 시설 및 환경의 안전을 관리한다	P
[설비 시스템]	11.2	설비시스템에 대한 감시체계를 구축하고 관리한다.	
		1. 설비시스템에 대한 감시체계가 있다	S
		2. 전기설비 안전관리를 수행한다	P
		3. 급수설비 및 수질감시 관리를 수행한다	P
		4. 의료가스 및 진공설비 안전관리를 수행한다	P
		5. 실내공기질 관리를 수행한다	P
[위험물질 관리]	11.3	위험물질 관리를 위한 절차를 설계하고 수행한다.	
		1. 위험물질 안전관리 절차가 있다	S
		2. 유해화학물질 목록을 정기적으로 관리한다	P
		3. 유해화학물질 안전관리를 수행한다	P
		4. 의료폐기물 안전관리를 수행한다	P

장 (Chapter) 범주 (Category)	기준 (standard)	조사항목(Measurable Element)	구분
[보안관리]	11.4	환자의 안전을 위한 보안체계를 갖추고 운영한다.	
		1. 환자안전을 위한 보안체계가 있다	S
		2. 환자안전을 위한 통제구역을 지정하고 모니터링 한다	P
		3. 병문안 관리 규정에 따라 병문안객을 지속적으로 관리한다	P
		4. 직원은 보안사고 발생시 보고체계에 따라 보고한다	P
[의료기기 관리]	11.5	의료기기를 정기적으로 점검한다.	
		1. 의료기기의 안전관리 계획이 있다	S
		2. 의료기기(심의)위원회를 운영한다	P
		3. 적격한자가 의료기기 안전관리를 수행한다3.	P
		4. 의료기기 목록을 관리한다	P
		5. 의료기기를 예방점검 한다	P
		6. 철회 의료기기는 절차에 따라 회수한다	P
		7. 관련 직원은 의료기기의 안전관리에 대해 알고있다	P
		8. 의료기기 관련 운영에 대해 경영진에게 정기적으로 보고한다	P
[재난관리]	11.6.1	지역사회에서 발생할 수 있는 재난상황에 대한 관리계획을 수립하고 훈련한다.	
		1. 재난관리계획이 있다	S
		2. 지역사회에서 발생생가능성이 높은 재난에 대해 파악한다	P
		3. 재난관리 계획에 따라 모의훈련을 수행한다	P
[유행성 감염병 대응 체계]	11.6.2	지역사회와 의료기관 내부에서 발생할 수 있는 유행성 감염병 발생 상황에 대한 관리계획을 수립하고 이를 대비한 훈련을 시행한다.	
		1. 유행성 감염병 발생시 대응을 위한 표준메뉴얼이 있다	S
		2. 유행성 감염병 발생을 인식하기 위한 경보체계가 있다	S
		3. 유행성 감염병 관련 신속한 의사결정과 진행을 위한 대응팀이 구성되어 있다	S
		4. 유행성 감염병 진료를 위한 시설과 의료진을 확보한다	S
		5. 감염병 유행에 대비한 표준메뉴얼에 따라 대응체계 점검, 재난훈련을 시행한다	P
제12장 의료정보/의무기록 관리			
[의료정보/의무기록 관리]	12.1	의료정보/의무기록에 대한 규정을 수립하고, 관리한다.	
		1. 의료정보/의무기록 관리 규정이 있다	S
		2. 의료정보/의무기록 관리위원회를 운영한다	P
		3. 적격한 자가 의료정보/의무기록 관리를 수행한다	P
		4. 의무기록 수정, 추가기록 등 정정관리를 수행한다	P
		5. 의료정보/의무기록의 접근을 제한하고 관리한다	P
		6. 의무기록 사본 발급을 관리한다	P
		7. 의무기록 대출, 열람 및 반납을 관리한다	P
		8. 금기약어 및 금기기호를 관리한다	P
		9. 의무기록 관리의 성과를 지속적으로 관리한다.	O
		10. 의무기록 관리 성과를 경영진에게 보고한다	P
		11. 의무기록 관리 성과를 관련직원과 공유한다	P

장 (Chapter) 범주 (Category)	기준 (standard)	조사항목(Measurable Element)	구분
[의무기록 완결도 관리]	12.2	의무기록의 작성을 완결한다.	
		1. 의학적 초기평가 기록을 작성한다	P
		2. 간호 초기평가 기록을 작성한다	P
		3. 경과기록을 작성한다	P
		4. 간호기록을 작성한다	P
		5. 수술/시술 기록을 작성한다	P
		6. 마취기록을 작성한다	P
		7. 동의서를 작성한다	P
		8. 전과기록을 작성한다	P
		9. 퇴원요약을 작성한다	P
		10. 주진단명 및 진단코드를 기록한다	P
		11. 표준화된 질병(시술)코드를 사용한다	P
[의료정보 수집 및 정보공유 활동]	12.3	의료정보의 수집, 생성 및 활용을 위한 체계를 운영한다.	
		1. 자료와 정보를 수집하여 활용하는 규정이 있다	S
		2. 환자진료를 지원한다	P
		3. 교육, 연구 및 질 관리를 지원한다	P
		4. 경영관리를 지원한다	P
		5. 보건정책기관에 정보를 제공한다	P
[개인정보 보호 및 보안]	12.4	개인정보 보호 및 보안을 위한 체계를 운영한다.	
		1. 개인정보 보호 및 보안에 관한 규정이 있다	S
		2. 개인정보 보호 책임자와 실무담당자를 선정한다	S
		3. 개인정보 보호를 위한 보안체계가 있다	S
		4. 접근통제구역에 대한 출입을 관리한다	P
		5. 정보시스템 접근 통제 및 접근 권한을 관리한다.	P
		6. 정보시스템 접속기록을 보관하고 관리한다.	P
IV. 성과관리체계			
제13장 성과관리			
[환자안전 지표]	13.1	환자안전 지표를 관리한다.	
		1. 환자 확인 관련 지표를 관리한다	O
		2. 의사소통 관련 지표를 관리한다	O
		3. 수술, 침습적 시술 관련 지표를 관리한다	O
		4. 낙상관련 지표를 관리한다	O
		5. 손위생 수행 관련 지표를 관리한다	O
		6. 욕창 관련 지표를 관리한다	O
		7. 카테터 관련 혈류감염 지표를 관리한다	O
		8. 카테터 관련 요로감염 지표를 관리한다	O
		9. 인공호흡기 관련 폐렴 지표를 관리한다	O

장 (Chapter) 범주 (Category)	기준 (standard)	조사항목(Measurable Element)	구분
	13.2	환자안전과 질 향상을 위한 질환영역의 지표를 관리한다.	
		1. 폐렴(CAP) 관련 지표를 관리한다	O
		2. 뇌졸중 관련 지표를 관리한다	O
		3. 급성 심근경색증 관련 지표를 관리한다	O
		4. 예방적항생제 관련 지표를 관리한다	O
		5. 혈액투석 관련 지표를 관리한다	O
		6. 암 관련 지표를 관리한다	O
	13.3	환자안전과 질 향상을 위한 진료영역의 지표를 관리한다.	
		1. 환자평가 관련 지표를 관리한다	O
		2. 협의진료 관련 지표를 관리한다	O
		3. 심폐소생술 관련 지표를 관리한다	O
		4. 진단검사 관련 지표를 관리한다	O
		5. 영상검사 관련 지표를 관리한다	O
		6. 병리검사 관련 지표를 관리한다	O
		7. 마취 및 진정 관련 지표를 관리한다	O
		8. 혈액제제 관련 지표를 관리한다	O
		9. 모성 및 신생아 관련 지표를 관리한다	O
		10. 사망률 관련 지표를 관리한다	O
		11. 의약품사용 관련 지표를 관리한다	O
		12. 의무기록 관련 지표를 관리한다	O
	13.4	효율적인 기관 운영을 위한 관리영역의 지표를 관리한다.	
		1. 이용도 관련 지표를 관리한다	O
		2. 재무관리 관련 지표를 관리한다	O
		3. 인사관리 관련 지표를관리한다	O
		4. 직원교육 관련 지표를 관리한다	O
		5. 직원안전 관련 지표를 관리한다	O
		6. 환자만족도 관련 지표를 관리한다	O
		7. 직원만족도 관련 지표를 관리한다	O

참고문헌 LIBRARY

- 건국대학교 병원, "건국대병원 QI 활동 보고서" , 2015.
- 건강보험심사평가원, "요양급여의 적정성 평가업무 운영규정" , 2016.
- 건강보험심사평가원, "2016년 요양급여의 적정성 평가계획" , 2016.
- 김영랑 외 공저, "의료의 질 관리", 대한의무기록협회, 2015.
- 김영배, "의료 QA학", 현문사, 2010.
- 김은경, 장현숙, "Critical Pathway–이해와 실무적용", 한국보건산업진흥원, 2001.
- 김주영외, "보건의료통계분석", 고문사, 2013.
- 김현이, "적정진료관리", 현문사, 2008.
- 남태희 외, "의료정보관리학", 메디시언, 2012.
- 대법원, 사법연감, 2009.
- 대한병원협회, "병원신임평가기준", 2012.
- 대한병원협회, "의료의 질 향상 참고자료", 대한병원협회.
- 박운제, "의료의 질 향상 지침서", 고려의학, 2013.
- 법제처, "종합법령정보", 2015.
- 병원협회, 의료의 질 향상 활동.
- 보건복지부, "의료법 및 의료법 시행규칙", 2016.
- 보건복지부 고시, "요양급여의 적정성평가 및 요양급여비용의 가감지급 기준"
- 서영호, "e비즈니스시대의 경영정보시스템", 한경사, 2004.
- 오지영 외 공저, "의료의 질 관리", 보문각, 2012.
- 의료기관평가인증원, "2주기 의료기관인증 조사기준(병원용)", 의료기관평가인증원, 2014.
- 의료기관평가인증원, "2주기 의료기관인증 조사기준(상급종합병원용)", 의료기관평가인증원, 2014.
- 의료기관평가인증원, "2주기 의료기관인증 조사기준(종합병원용)", 의료기관평가인증원, 2014.
- 이상영 외 3인, "의료분쟁조정중재제도 활성화를 위한 정책과제와 대책", 한국보건산업연구원, 2012.
- 이성란, "적정진료보장", 청구문화사, 2008.
- 인천의료원, "의료환경의 변화와 QA 경영", 인천의료원, 2001.

- 장상우, “환자중심 병원경영관리”, 고려의학, 1995.
- 장효강·임정도, “의료 질 관리”, 현문사, 2011.
- 정용엽, “원격의료의 민사책임 및 법제개선에 관한 연구”, 경희대 박사학위논문, 2005.
- 천자혜, “적정진료보장”, 고문사, 2013.
- 한국의료분쟁조정중재원, 2014년도 의료분쟁 조정·중재 통계연보, 2015.
- 한국의료분쟁조정중재원, 의료분쟁조정제도 시행 2주년 세미나, 2014.
- 한국의료질향상학회지, 한국의료질향상학회, 2009.
- 한국QI간호사회, “QI 실무자에게 배우는 질 향상 활동지침서”, 이노맥스, 2010.
- 한국QI간호사회, “QI 활동지침서 개정판”, 효일문화사, 2002.
- 홍준현·부유경, “의무기록정보관리학”, 고문사, 2015.
- LIG손해보험6시그마연구회, “6시그마 혁신을 혁신하라”, 리드리드출판, 2008.
- Jan Mainz, *Defining and classifying clinical indicators for quality improvement*, nternational Journal for Quality in Health Care 2003; Volume 15, Number 6: pp. 523–530.
- Richard E. Thompson, *Patient Care Audit*, *Illinois Hospital Association* 1976.

참고 사이트

- 병원신임평가센터 http://www.kha.or.kr/sinim
- 의료기관평가인증원 http://www.koiha.or.kr
- 일본 의료기능 평가기구 http://jcqhc.or.jp
- 임상의료지침 정보센터 http://www.guideline.or.kr/contents/index.php?code=051
- 임상진료지침 정보시스템 http://www.cpg.or.kr
- 한국의료분쟁조정중재원, http://www.k-medi.or.kr
- 한국의료질향상학회 http://www.kosqua.net
- ACHS http://www.achs.org.au
- JCI http://www.jointcommissioninternational.org
- TJC http://www.jointcommission.org

찾아보기

ㅇ

ㅈ

ㅊ

ㅋ

ㅌ

ㅍ

ㅎ

INDEX

NEW 적정진료보장 [개정판]

2015년 9월 10일 초 판 발행
2016년 9월 13일 개정판 발행

저 자 남영희/권현주/윤인희
김은엽/류효선/최경연

발행인 주 병 오

발행처 메디시언

경기도 파주시 회동길 209
파주출판문화정보산업단지

영업팀 (031)955-7566 · 7577
편집디자인팀 (031)955-7731
F A X (031)955-7730
홈페이지 www.ji-gu.co.kr
이메일 jigupub@hanmail.net

ISBN 979-11-86739-26-6

값 26,000원

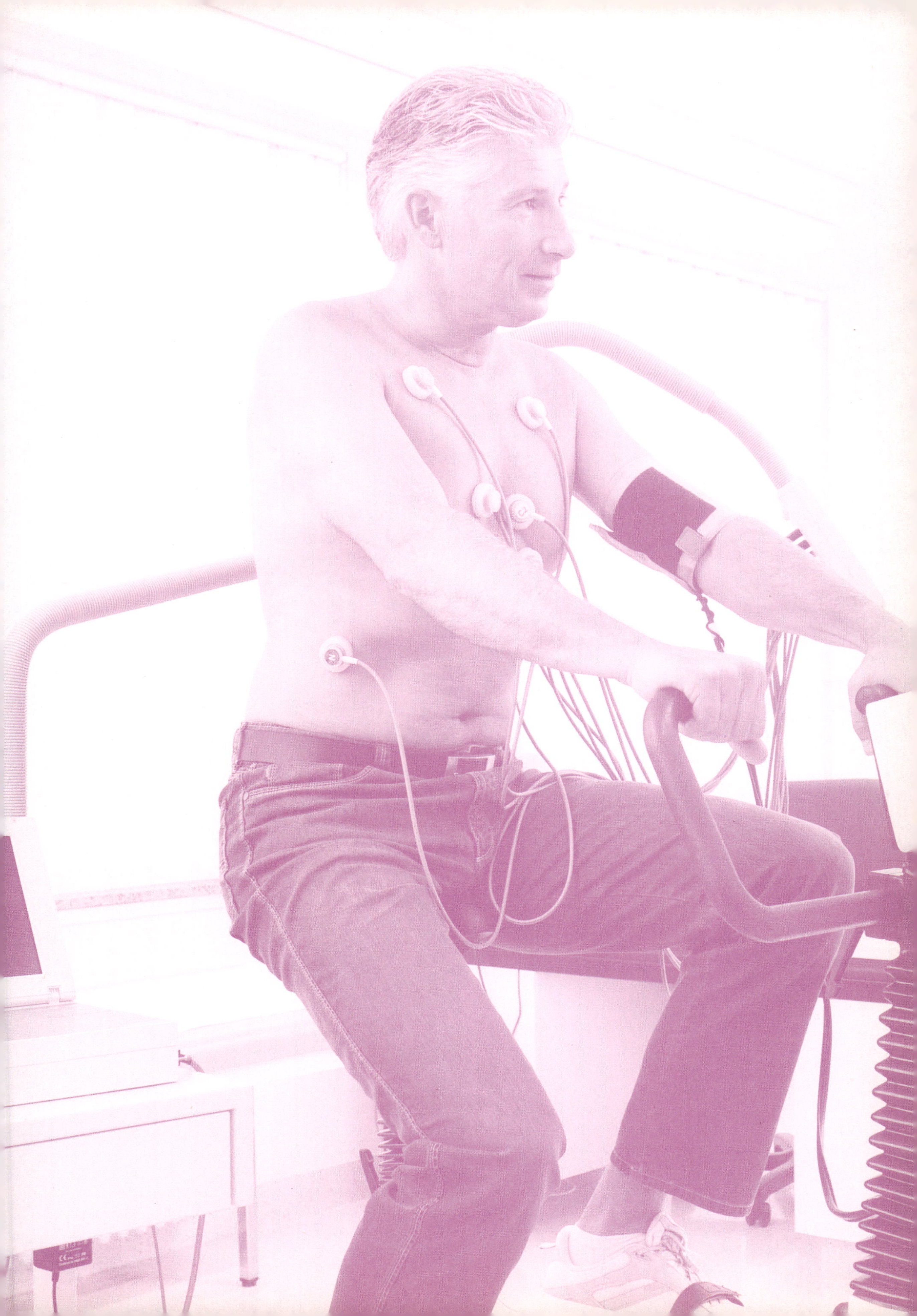